두개천골요법 플러스

SER 체성·감성 이야기

John E. Upledger, D.O., O.M.M.
CST-Brain 연구소 김선애 옮김

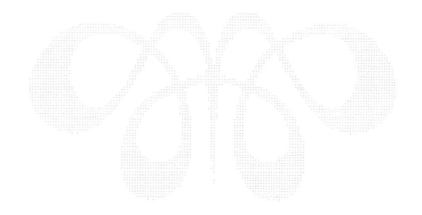

알아두기

의학지식은 끊임없이 변화하고 있다. 우리의 지식을 넓혀주는 새로운 연구와 임상실험들로서 약물치료와 치료법에서의 변화는 불가피하다.

이 책의 작가와 편집자는 출판규격에 따라 완벽한 정보를 제공하기 위해 신뢰할 만한 자료를 참고했다. 그리고 작가, 편집자, 출판업자, 또는 이 작업에 참여한 다른 사람들은 여기에 포함된 정보를 보증하지 않고, 이 책의 정보를 사용함으로 해서 생긴 어떤 과실에도 책임이 없다. 독자들은 여기에 소개된 정보를 각자의 특별한 상황에 가장 알맞도록 다른 정보와 함께 확증하도록 하여야 한다.

이 책에 나타난 몇몇 명칭과 패턴, 그리고 등록된 그림은 그 사실을 일일이 언급하지 않더라도 사실상 특허명이나 상표로 등록되었다. 그러므로 특허명의 언급 없이 이 명칭을 사용하는 것은 저작권에 위배된다.

머리말 - Richard Grossinger

John Upledger가 나에게 이 책의 소개를 요청했을 때, 우리는 이상적으로 의학 분야에서 더 인지도가 있는 사람을 원한다. "우선 나는 출판업자이지 신빙성을 줄 만한 전문가가 아닌데다가 John은 이미 내 책 중 한권의 도입부를 적어서 우리가 한통속이라고 비난을 받을지도 모른다."고 생각했다.

하지만 이런 생각을 뒤로 하고 나는 이 책의 도입부를 쓸 수 있게 된 것이 나에게는 큰 선물이고 영광이라고 생각한다.

John Upledger는 진실한 사람이다. 그는 유행성 질병의 대중치료 뿐 아니라 대체의학분야와 의학 영역의 중심에서 버젓이 자리잡고 있는 엉터리 의사quakery들이 넘쳐나는 이 시대의 진정한 치료사a healer이다. 그는 또한 우쭐대거나 자화자찬하는 사람들 사이에서 정직하고 맑은 영혼을 가진 사람이며, 궤변가들 사이에서 천리안을 가진 현자이다. 그러니까 내 말은 그는 순전히 지적이거나 이론적으로 의견이나 독점적인 권리를 주장하지 않는다는 것이다. 그는 정의하기 어려운 자연 세계의 단서와 신호,여기 지구상에 사는 유기적 조직체를 관찰하고 따른다. 대중적인 견해와는 달리 경험주의적 치료는 물리학과 생화학의 고정된 사고방식에서부터 멀리 떨어진 영역이다.

전통적인 대중요법의 성향과 인습적이지 않은 신념을 모두 가진 수많은 의사들이 있다. 그들은 질병 등이 신체의 구성 원자재(또는 정신)에서 어떻게 고착화되고 기능을 하는지, 질병이 어떻게 발생하는지, 그들이 어떻게 증명되고 다루어져야 하는지를 우리에게 말해준다. 대증치료의 입장에 있는 사람들은 병원균 벡터의 박멸과 분열된 조직을 굳히는 것을 지적한다. 그들의 치료법은 보통 수술과 약물처방이다. 대체 보완적인 입장의 사람들은 에너지 혼합과 개인의 한계를 초월한 힘을 언급한다. 그들은 진실된 긍정성, 양자역학적 극소량, 호흡, 철학적 원형, 그리고 손으로 하는 기술을 사용해 치료한다. John Upledger는 이들 양쪽의 입장에 있다.

그는 이러한 치료방법들의 기원이나 유래에 개의치 않고 계속 전승되어 이어지는 어떤 패러다임이나 기술에 대해서 마음을 열고 수용하는 경험주의적 입장으로 남아 있다. 즉, 그가 전통 중국의술이나 아유르베다(인도의 고대의학 장수법)의 방법으로 에너지 영역과 근본적인 힘을 활용함에도 불구하고, 그는 세포체와 조직병리, 검사와 기술적인 수술개입을 똑같이 존중한다는 것이다. 그는 정통의학 분야를 고수하는 것만큼 새로운 시대의 치료사들과 심령술사들의 증가를 무비판적으로 동의하지 않는다. 그래서 그는 우주의, 심령의, 그리고 본능적인 모든 존재와 힘이 개별적이면서도 집단적으로 개개인의 건강에 영향을 미치는 인간계에서 작용한다고 생각하며, 고정관념에 얽매인 훈련받은 과학자와 의사 사이에서 좀 이상한 위치에 있다.

Upledger는 사실상 매우 잘 훈련된 의사이다. 해부학anatomy, 외과surgery, 신경정신병학neuropsychiatry, 그리고 약학pharmacy의 국제 올림픽 경기가 있다면 그는 아마도 가장 최근의 의과대학 졸업생과 연구의사들과도 접전을 벌일 것이다. 그는 또한 법규범과 경제규범에 조화를 이루고 충실히 확인된 질병 범주와 치료법 안에 머무르는 HMO(미국 건강보험-Health Maintenance Organigation)의 의사들보다 더 결과지향적이다. 그의 강점은 우리 시대에 그가 가장 위대한 이론가라는 사실에도 불구하고 이론보다 결과를 더 중시한다는 것이다. (그가 전인적인 치료법을 제안하면서, 그는 남녀노소 모두가 참여하는 동안 다양한 해부와 수술을 시행하고, 생명을 위협하는 상태를 진단하고 치료하는 의사의 입장으로 그렇게 하였으나, 지난 수십년간 일반 대중 의료를 그만두게 되었다). 이 책에 소개된 혁신적인 방법들

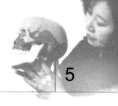

은 일전에 그가 많이 했던 의학적 연구업적과는 확연히 구별이 된다.

그가 국제건강기구The National Ingtitute of Health(대체의학부)에서 상담원 일을 그만둔 점에 있어서는 매우 주목할 만한 일이다. 왜냐하면 그는 그가 만족하도록 치료가 잘 되는 방법을 위한 임상실험을 궁리하는 것을 도와주는 것에 시간을 낭비하고 싶어 하지 않았기 때문이다. 그는 몇몇 주요 방식의 통계상이나 일상 증거가 당장에 다다를 수 없을 것이라는 것과, 너무나 많은 아픈 사람들이 도움을 필요로 할 때, 적정한 치료계획만을 궁리하고 있을만한 시간적 사치를 부릴 수 없다는 것을 알았다.

대신에 그는 사회에서 더 무시당하는 종양환자Torture나 심적 외상후 스트레스 장애PTSD를 가진 재향군인과 자폐증Autism과 다운증후군DOWN SYNDROME에 걸린 병원에서 갓 태어난 아기나 유아들과 같은 사회적 희생자들을 위해 혁신적인 치료 기술을 이끌어내는데 시간을 투자했다. 돌고래와 치료작업을 같이 하면서 그는 또한 종을 넘나들면서 TRANS-SPACIES치료를 하는 프로토콜을 선도해서 의인주의Anthropomorphism(동물에게 사람의 심리적 활동에서 유추하여 동물의 활동을 이해설명하고자 하는 입장-역자주)의 장벽을 극복하려 하였으며, 이 지구에 인간들만이 홀로 존재한다는 것을 강하게 비난하였다.

정통 의학계는 요즈음 열화학 비트thermochemical bits(-정보전달의 최소단위)와 더 작아지는 규격에 맞는 인간 유기체the human organism(그리고 그 생명자체)를 개념상으로 재편성하는 진단과 치료 프로그램을 역설한다. 임상의학자나 연구가는 가장 모던하고 그들이 분자수준에 참여할 때, 앞에서 말한 첫 번째 이유와 가장 가깝다고 여긴다.

게다가 심지어 전통적이고 효과적인 대중요법allopathic treatment조차도 병리학pathology이라는 용어 자체에 대한 공격으로 제한되었다. 이런 패턴은 방해받거나 기계적으로 다시 프로그램화 되지 않는다면 엔트로피적이고 피할 수 없는 것이라 생각된다.

질병은 유전자 결정론이나 분자 숙명론의 이유로 종종 치료될 수 없거나 해결될 수 없다고 여겨진다. 게다가 잠재성을 가진 대중요법 조차도 병리학적인 공격앞에서는 제한적일 수 밖에 없다.

인간의 존재는 단순한 무작위 저장소와 분리적, 외인성 병이 되었다. 우리의 감각과 우리의 생물학적 기능 사이에 유대는 끊어졌다. 본질적으로 비활성에 무감각적인 티끌로 그들이 포함하는 (그들의 대사를 지휘하는) 분자나 세포는 모두 바뀔 수 없다.

이런 치료법은 전적으로 부족한 마음과 정신, 그리고 부족한 항상성 에너지 과정, 상조적인 재통합의 생활 형태를 의미한다. 고도의 과학기술 하나만이 진보라고 생각했던 시대에, 의료업계에 꼭 필요한 구조적인 기반과 전체적인 관점의 모든 치료가 현미경으로 볼 수 있는 세포 이하의 단계로 내려가지 않고, 유기체를 미개척된 원자부분으로 하였기 때문에 의심쩍어했다.

치료가 전체관적인 치료법holistic treatments(약초나 촉진, 감정형태, 생명 에너지 모드 중 어느 쪽이든)에서 일어났을 때, 그들은 오해나 플라시보 효과의 덕으로 돌려졌다.이것은 플라시보Placebo의 전반적인 오해나 모든 치료법에 있어서의 중요역할이라는 결과를 나타내게 되었다.

최근 대중매체에 영향력이 있는 CNN의 창업자인 Ted Turner와 NBC의 C.E.O.인 Bob Wright는 이런 말로 John Upledger를 설명하고 있다. "그는 대부분의 사람들이 보기 전에 먼저 명백한 것을 본다. 우리 모두는 같은 그림을 보지만, 그는 당신이 보지 못한 것을 본다. 그가 이것을 본 뒤에야 모든 사람들도 그것을 분명히 알게 된다."

John Upledger가 본 것은 무수한 신체적인 감정적인 인식적인, 그리고 개인의 한계를 넘는 요소들이 한점으로 모여들어 인간 영역을 창조해 내는 초월적 범위의 세계다. 이런 요소들은 거의 서로의 견해에서 적어도 심각한 의학관계로 생각되지 않는다. 그들은 초물리 에너지와 잠재의식과 비의식의 코드와 현실에서 유리된 지식을 포함한다. (여기서 나는 Upledger박사의 위치를 단순화하거나 그를 경솔히

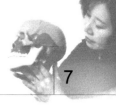

믿는 사람으로 만들지 않도록 조심하고 싶다). 하지만 Upledger는 그 자체로 초염동적이거나 차원을 건너뛰는 주장을 했다. 그는 그들만의 언어(그들이 정확히 그들 자신을 나타내는 언어)로 인간 유기체의 말로 표현된(혹은 말로 표현되지 않은) 전달을 받아들였고, 그 내재하는 현자의 목소리를 따랐다. 그는 유기체의 실제 신호와 내부목소리가 더 완벽하게 체계화되고, 생명의 기계적이고 단순히 열역학적인 관점에 근거해서 강요된 모든 외면적인 해석보다 우리가 생명이라고 부르는 고대의 네트워크에 깊숙이 묻혀 있다고 생각한다.

　Upledger박사는 너무나 명확하고 단순해서 못보고 지나칠 수 있지만, 너무 근본적이라서 동시대 패러다임의 바깥 영역에 있다. 그는 세포와 조직의 말을 듣고, 적절하게 반응하려고 한다. 그가 듣는 것은 의학적으로 심리적으로 그리고 아마도 샤머니즘적(가장 최고의 감각으로)으로도 정보를 받는다. 그는 기꺼이 회의론적이고 이전에 존재했던 신념 시스템을 잠시 옆에 놓아두고, 그가 도와주고 있는 환자에게 일어나는 그 무엇에 반응할 것이다. 그는 부당한 추측이나 신화에 관여하지 않는다.

　Upledger박사는 매우 기본적이고 원칙적인 사람이다. 환자의 신체 그 유기체는 그에게 무엇이 진행되고 있는지를 말해주고, 그는 자신이 할 수 있는 한 최선을 다해 반응한다. 분명하고 명백한 것을 엄밀히 보고 편견 없이 자연적인 결과를 따르는 것은 안타깝게도 의학이나 과학 두 세계에서 거의 일어나지 않는다.

　치료양식의 선택, 치료와 궁극적인 개인의 자유의 입장에서 사람들을 잘 살게 하고, 그들의 유기체에 유연성과 스트레스에 대응하는 힘과 그들의 고유성을 보전하는 다른 외부공격을 방어조절하는 힘을 주는 것은 매우 중요하다. 우리는 우주의 수수께끼를 풀 수 없거나, 이 "목소리"가 존재인지 인간 실체적의 원형인지 프로이드의 상징인지 암시인지, 또는 심지어 망상인지 정확히 알 수 없다.

　한번은 세션중에 내부 목소리의 신뢰성에 의문을 제기하자, 어플레저는 나를 살짝 치면서 "흠-그거 ! 나를 놀리는거죠?" 하였다.

만약 이것이 발생하는 동안에 증상이나 말로써 나타나게 된다면, 환자와 의사 모두에게 가장 잘 전달하는 바로 그 치료장소에서 확실하게 시작 될 것이다. 우리가 지금 당장 다시 태어나고 또 태어나거나, 혼자서 살아가는 사회-생물학적 로봇이 되거나, 독단적인 삶을 결정할 필요는 없다. ("오, 가엾은 인간이여, 당신은 아직 깨닫지 못했군요…") 무엇보다도 먼저 방해없이 듣는 것의 의미를 기꺼이 잘 받아들이기 위해 요구되는 존경심을 당신이 치료중인 그 유기체the organism에게 주는 것은 필수적이다.

John Upledger는 기본적인 원리에 따라 일한다. "당신 자신은 당신이 해결하려하는 문제의 일부가 되지 말라" 대부분의 의사는 이 문제에 대해 생각조차 하지 않는다. 왜냐하면 그들은 생활 형식과 사회에서 신진대사의 항상성을 함께 두어 지식의 더 넓은 영역을 눈여겨 보지 않기 때문이다. 그들이 몸과 마음에 있는 선천적인 치유력(내부 치료사)과 저항 매듭(에너지 낭포)의 연계를 통해 중대한 실책을 그르치는 동안, 대부분의 의사들은 수술적, 약학적 수준에서 솜씨좋게 결점이 없도록 하는 시늉만 한다. 그러면 환자의 그 신체 세포조직들은 어떤 장비부품을 제공하고 만드는 사람(수술 의사)의 지시에 따라서, 그리고 자신의 고유한 이론적인 감각에 따라서 그 상태로서의 가장 "올바르게correctly" 바뀔 것이다. 하지만 그 이후 삶의 환경은 어지럽게 된다. 그래서 그 인위적 치료법은 스스로 안정시키거나 문제의 본질을 가라 앉히지는 못한다.

이것은 지속되고 퍼지고 스스로 변화하는 치료로 이끄는 방식으로 유기체the organism의 숨겨진 지식 속으로 스며들지 못하게된다.

Upledger의 치료법은 적어도 유기체the organism의 언어로 이야기해서 마음에서 우러나오는 지속되는 대화를 시작한다.

의학의 목표는 지나치게 엄격하거나 잘못된 유기체의 구조/믿음을 독창적으로 분열,해체시키고, 삶의 형성이 몸body과 마음mind과 영혼sprit에 좀 더 상조적인 방법synergitic fashion으로 창조적으로 다시 유기적으로 재편성되어야 한다. 치료의 장애물은 신선한 에너지

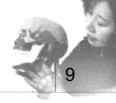

와 변환을 요구하는 신진대사와 저항 사이에 종종 알 수 없는 결속으로 고정된 신체 조직의 비가동성에 있다. 서로 의사소통하는 세포의 언어는 조직과 유기체의 건강 기능에 관여하고 있다. 하지만 그 의사소통 시스템이 약학의 개입이나 생체공학(다친 조직에서 복원해야 할 부위의 세포가 자라도록 줄기세포를 이식하는 것과 같은)에 의해서 반드시 간파되는 것은 아니다. 모든 세포가 다양한 효능을 가지고, 홀로그램으로 투영된 전조에서 생기기 때문에 모든 세포들은 잠재적인 줄기세포이다. 모든 세포가 내부 치료사를 불러내는 데 치료상으로 응답할 수 있다. 모든 세포는 몸과 마음의 신호를 보내는 복잡한 네트워크에서 다시 완전해질 수 있다. 창조적인 대화, 특히 말보다 한 번의 어루만짐(또는 말도 함께)은 유기체 시스템과 생활형성을 함께 해 내부 치료사를 촉진하는 생물학적인 코드를 재배열 할 수 있다. 어 플레저에게 그것은 모든 것을 포함시키는 것을 의미한다.

수술용 메스scalpel뒤에 숨겨진 의도, 메스로 나타나는 의사의 숨어있는 협의사항과 생각, 마취상태에 있는 환자나 말을 할 수 없는 신생아에게서 나온 표현과 신화와 신념 시스템은 환자의 의식에만 있는 것이 아니라 무의식의 차원에도 있다. 이것은 사치와 미신이 아니다. 의학은 몸과 마음, 물질과 에너지, 형태와 의미 사이의 말로 표현할 수 없는 소립자의 결합수준에 접근하는 그들만의 언어를 제안한다.

그런 점에서 체성·감성 풀어주기 SER의 모습에서 현대화된 샤머니즘a modernized shamanism은 유기체와 의식의 모든 수준을 지배하는 상징화된 실재를 이해하면서 인체물리의학physical medicine과 생체공학biotechnology보다도 천 년 정도는 앞서 있는 것 같다might be millennia ahead. 그렇지 않으면 세포와 세포기관을 만드는 감각을 가진 자발적인 생명체는 지구생물권에서 발생할 수 없다.

이것이 Upledger가 지금 보는 그 무엇이고, 그것을 모든 사람들도 언젠가 보게 될 것이다. 만약 인간들이 생명체의 변형과 유물주의적 물질 만능주의가 팽배하여 이 지구를 파괴하지 않는다면……

John Upledger는 의학과 과학의 새로운 시대의 새벽에 서있다. 그는 과학이나 형이상학적 시스템 적용에 기대기보다는 오히려 거리에서 배운 지혜나 특유의 지적 감수성등으로 집합적인 정보인식의 급소를 잘 읽어낸다. 그는 마침내 열역학법칙the laws of thermodynamics과 세포 대화cellular dialogue, 하이젠베르그의 불확정성 원리Heisenberg`s principle of uncertainty, 신 다윈니즘new-Darwinian과 유전자 결정론genetic determinis, 카오스 이론chaos theory등은 우주생물권의 비자율성 자기복제 시스템self-constructing systems of autononomous agents이나 초끈 이론superstrings같은 요소들을 포함해서 초 심리적 현상psi phenomena(텔레파시와 염동작용telepathy & telekinetics)과 업보karmic와 윤회 철학reincarnational philosophy, 프로이드의 무의식the Freudian unconscious, 꿈dreams, 챠크라chakras, 경락meridians, 무형의 지식discarnate intelligence, 우리를 살아있고 유니크한 인간으로 만드는 독특한 감성the unique poetry과 인간 내면에 대한 통찰insights과 함께 해야한다는 것을 발견하였다.

이것은 생물이 살고 번영하는 실제 우주의 과학을 창조하는 유일한 방법이다. 그렇지 않으면 불모의 기계 로봇과 별의 폭발과 세계적인 폭발과 현재와 미래의 생활 양식에 상상할 수 없을 정도의 끔찍함이 될 것이다.

Upledger는 우주가 크고 현명하며, 결국에는 지속될 것이라고 믿고 있는 충분히 낙천적이고, 자부심이 강한 사람이다. 또한 그는 각자 개인의 전체적인 우주관을 바꿀 수 있는 유일한-한 사람만으로도 전체의 차이를 만들 수 있다는 성과를 거둔-깨어있는 사람이라고 할 수 있다.

이력
Richard Grossinger

Grossinger는 인류학 박사이며, 저명한 출판인이다. 『Planet Medicine』, 『Origins;Planet Medicine』, 『Modalities』, 『The Night Sky;Embryogenesis』, 『Species, Gender, and Identity;and Embryos, Galaxies, and Sentient Beings』, 『How the Universe Makes Life』를 포함해 많은 책을 저술한 작가이다.

그의 체성·감성 풀어주기에 대한 추가적인 글은 많은 기고가 있으나 『Planet Medicine』, 『Embryogenesis』 이 두 권의 책과, Don Hanlon Johnson과 Ian J. Grand 둘이서 출간한 『The Body in Psychotherapy』 에 나오는 정신분석과 체성감성치료법에 있는 그의 평론등에도 SER-SomatoEmotional Release 내용이 자세히 설명되어 있다.

한국어판을 펴내며

　우리는 21세기 최첨단 시대에 살고 있다. 인터넷 세상이 되고 보니 그 속에 정보가 넘쳐난다. 나만의 공간으로 빠져들며 이기적이고 독선적이며 편협하고 경쟁적으로 세상사는 것에 지치고 내게 주어진 것들에 감사할 줄 모르며 너무 쉽게 많은 것들을 얻으려고 한다. 인간의 능력을 최대한 활용하고 있는 시대, 무엇이든 넘쳐나는 시대에 과연 우리들은 행복한 삶을 살고 있는 것일까?

　보는 것도 많고 듣는 것도 많아서 자꾸만 채우려고 하니 아무리 채워도 만족하지 못한다. 이 미련한 마음이 바로 스트레스이다. 환경적 스트레스…, 육체적 스트레스…, 정신적 스트레스…, 이것들이 서로 복합적으로 밀려오니 어느 순간부터 우리가 만들어 낸 것들에게 갇히고 말았다. 이러한 만족하지 못하는 인위적인 삶은 그 중심이 차가운 물질문명이다. 그것들로부터 벗어나기도 쉽지 않게 되었다. 마음속에 가득한 욕심을 덜어내며 소욕지족(小慾之足)의 자연스런 삶이 당연히 인간 중심의 삶이다. 물질문명이 아니라 인간 중심이라는 말은 우리들의 몸과 마음이 가장 평안하고 고요하며 최상의 자리에 놓이는 삶인 것이다. 자연적인 삶으로 되돌아 가기위해서 먼저 알아야 할 것이 있다. 그것에 대한 실마리가 이 책에 담겨져 있다.

　〈체성·감성 이야기 SomatoEmotional Release〉의 출간으로 인간의 몸에 대한 소중한 마음과 인격체로서의 숭고한 깊이를 확인할 수 있기를 바란다. 인간을 가장 황폐화시키고 비인간적으로 몰아가는 것은 질병이다. 질병 가운데서도 현대의학으로 치유할 수 없을 정도로 사람을 괴롭히는 심각한 질병들, 이것 때문에 모든 인간의 삶이 무미 건조해진다. 질병이 우리들에게 말하고자 하는 메시지가 무엇인지를 알아야 한다. 삶의 방향은 올바른 것인지, 지금 어디쯤 가고 있는 것인지, 그냥 세월만 보내다가 가는 것은 아닌지 등에 대해서 깊은 자아성찰이 필요하다.

〈체성·감성 이야기 SomatoEmotional Release〉는 그렇게 발생한 질병에 대한 근원적인 물음을 제기하고 있다. 책에서도 말하고 있듯이 인간이 태어나던 순간에 우리가 미처 생각지도 못한 엄청난 일들이 시작되고 있다는 사실을 주목해야 한다. 체성·감성 릴리즈SER란 신체 조직세포에 억압된 감성을 풀어주는 것으로써 완전한 치유의 지름길이다. 먼저 존 어플레저 박사가 젊은 시절부터 어떻게 임상치료를 해 왔으며 두개천골요법CranioSacral Therapy을 발견해 가는 과정들이 실제 경험을 통한 보석같은 내용들로 담겨져 있다.

두개천골요법 CST이란 처음에 미국에서 시작되었으며, 이미 100년 이상의 역사를 가지고 있다. 근본 원리는 두개골과 천골사이의 두개천골 리듬과 뇌척수액의 흐름을 원활하게 하고, 두개골 봉합면의 유착을 해소하며, 뇌기능장애와 자율신경계의 균형을 조절하는 고차원의 정밀수기의학(Manupulative Medicine)이다. 특히, 신경계와 내분비계 그리고 면역계를 통합조절해 주는 자연치유력 증강법이다. 1970년대에 미국 미시간 주립대 교수이자 정골의사인 존 어플레저 박사가 생체역학 연구를 주도하고 환자들을 치료하면서 진정한 자아를 발견하고 완성해가는 평생동안에 겪은 진솔한 삶의 과정이 생생하게 전해진다. SER은 두개천골요법CST의 일부이며, 물리적 신체적 영역이 아닌 현대의학의 대중치료로는 접근하지 못했던 영적 영역에 도전하고 있다. 의사로서의 이론과학적 접근법을 버리고 자신의 경험철학적인 순수의식 세계를 찾아가는 온화하고 부드러운 자연과학을 선택했다. 아니 그 둘 사이의 경계에 있다. 그것은 환자의 완전한 치유에 최상의 목표를 두고 있기 때문이다.

책의 전반부(제1장~제4장)에서는 두개천골요법 기본이론, 에너지낭포 개념, 벡터/축 이론 정립,치료적 연상과 대화기법, 동양의학의 입문, 침술의 임상경험, 심령과학의 접근등을 설명하고 있다. 기초지식이 없는 일반독자들은 다소 딱딱한 내용일수도 있겠다. 그렇다면 책의 후반부(5장 이후)부터 읽어도 무방할 것이다. 현대의학 대중치료의 문제점을 어플레저 박사는 동양한의학을 통해서 해결하고 있다. 질병 치료의 방법에는 동·서양의 구별이 따로 없는 것이다. 또한이 책은 존 어플레저 박사의 〈인체와의 대화〉, 〈뇌의 탄생〉에 이어서 현대의학으로도 병명도 알 수 없는 수많은 이름없는 병들에 대하여 그 근본원인에 대한 훌륭한 정보를 제공하고 있다. 행복한 삶을 지켜주는 수호천사와 만남을 통해서 비밀 금고속에 감춰진 것같은 정보들을 제공하며 수많은 사람들의 삶의 갈증을 풀어주고 있다. 지금당신의 질병이 근본적으로 어디서부터 온 것인지를 알게 된다면 세상을 더 많이 이해하고 사랑하는 마음이 더욱 커질 것이다.

인간중심의 삶을 회복하는데 고학력이나 권력이나 명예도 아무런 필요가 없다. 그냥 질병이 말해주는 것을 깨닫고서 자신의 삶의 방향을 재 정립해야 하는 것이다. 여기에 SER이 근원적 해법을 제공하고 있다. 이제 우리들의 의식도 변해야 하는 것이다. 〈체성·감성 이야기 SomatoEmotional Release〉으로 오래된 현재의 근원적인 물음을 제기하면서, 병명도 알 수 없는 병들에 대한 그 해결책을 CST로 제시하고 있는 것은 눈에 띄는 대목이다. 두개천골요법CST의 위력은 이미〈인체와의 대화〉, 〈뇌의 탄생〉을 통해서 알려진 바가 있으며 국내에서도 <두개천골요법-김선애 저>, <에너지 전송-김선애 저>이 출판되어, 그 중요성을 인식하기에 이르렀다. 두개천골요법의 세계는 부드러움이 가득한 세계이다. 인체에 전혀 부작용을 주지 않으면서 근원적인해결에 접근해 가는 고차원 과학의 세계를 들여다 보는 일이다.

두개천골요법CST은 고차원 정밀 과학세계에 속한 섬세하고 심층적인 예술Art이자 과학Science이다. 이 책의 추천사에서 Richard Grossinger는 두개천골요법/SER이야말로 현 시대의 인체물리의학과 생체공학보다 더 1,000년을 앞서가는 치료법이라고 말하고 있다.

이 책을 읽는 독자들은 누구나 놀라지 않을 수 없을 것이다. 자연의학의 깊이가 이렇게 깊은 것을 알게 되면 세상을 바라보는 자신의 눈높이가 어느 정도인지 알게 해 줄 것이다. 그리고 주어진 자신의 삶을 좀 더 겸허한 자세로 살아가게 되리라고 믿는다.

그리고 책의 후반부(제5장 이후)에는 치료경험사례와 어플레저 연구소의 실제 치료경험담, 환자의 수기들이 많이 있으니 난치병으로 고생하는 가족들도 모두다 힘을 얻기를 바란다. 이 한 권의 책을 통해 수많은 분들이 자신의 삶이 다시 행복해지기를 바란다. 분명 우리는 그렇게 되리라 믿는다. 국내에만 300만 명이 넘는 사람들이 아픔과 장애로 고통 받고 있다. 국가적으로도 30조원의 비용이 이들 때문에 발생한다니 감히 놀라지 않을 수가 없다. 수많은 난치병 환자들과 장애우들의 가족 여러분에게 크나큰 위로와 도움이 될 것이다. CTS는 뇌동맥류, 뇌출혈, 수술직후를 제외하고는 어떤 경우에도 시술이 가능하다. 지난 20년여 동안 나 자신의 실제 임상 경험을 바탕으로 자신있게 말 할수 있다. 질병을 고치려면 우선 병의 근본원인을 자신이 먼저 알아야 한다. 이제 의식 있는 사람들이 스스로 굳게 닫힌 마음의 창문을 열어야 할 시기가 되었다. 인간의 영적성장에 대해서 스스로 깨달아야하는 순간이 다가온 것이다. 주저하며 망설이기에는 우리들에게 주어진 삶의 시간들이 너무도 짧다.

두개천골요법은 입으로 떠드는 학문이 아니라 실제 임상결과로 말하는 사랑의 실천의학이다. 진실로 사랑과 자비를 베풀고자 한다면 몸으로 실천하는 방법을 배워야 한다. 이것이 바로 누구나 이 책을 읽어야 하는 이유이다. 〈체성·감성 이야기 SomatoEmotional Release〉의 출간으로 많은 분들이 이 책을 통해서 자신의 건강 회복과 영적 성장에 한 걸음 다가서기를 바란다…….

2012. 6. 대치동에서 김 선애 올림

Contents

서 문 Introduction

두개천골요법CST의 전반적인 소개
An Overview of CranioSacral Therapy

이 책에서는 신체에 내재된 억눌린 감정들을 경감시킬수 있는 종종 드라마틱한 치료효과를 보인 방법들을 사용한 특정 개인의 이야기와 사건들을 이야기할 것이다. 오늘날 우리는 SomatoEmotional Release(SER) 체성·감성 풀어주기 요법이라는 치료법을 알게 되었다. 이 체성·감성 풀어주기 치료법은 우리가 1970년대 후반에 두개천골요법CST 연구를 통해서 발견된 치료법중 하나이다. 두개천골요법은 사실상 계속해서 생겨나는 다양한 치료방식의 가지tree들의 근본중심에 있는 나무몸통trunk인 셈이다. 우리는 이제 체성·감성 풀어주기법과 같은 많은 치료법들에 대해서 기술할 예정이다. 하지만 두개천골요법CST를 이해하기 위해서는 몇가지 내용을 알아둘 필요가 있다. 그래서 두개천골요법이 무엇인지, 이것의 해부학상의 기초는 무엇인지, 이것을 행하는 원리는 무엇인지 그리고 CST의 적용에 대한 기본적인 원리는 무엇인지에 대해 서술 할 것이다. 그리고나서 체성·감성 풀어주기 요법에 대해 자세하게 그 깊이를 설명하도록 하겠다.

두개천골요법(CST-CranioSacral Therapy)은 육체와 정신과 마음이 잘 조화되도록 촉진하여서 체내의 모든 시스템이 실질적으로 기능하는 것을 강화하기 위해 부드럽게 최소한으로 관여하는 방법이다. 이것이 일반적으로 알려진 주장이지만, 나는 이것이 어떻게 해서 나오게 되었는지를 알려주는 방향으로 독자들에게 도움이 되고자 한다. 두개천골요법이 무엇인지 그리고 이것이 왜 우리 생활의 여러 방면에서 영향을 미치는지를 알기 위해서 우선 두개천골시스템에 대해서 조금은 이해하고 넘어가야 한다.

두개천골시스템은 생체 뇌기능을 조절하는 장치라고 최근에 밝혀진 생리학 체계이다. 이것은 뇌척수액(C.S.F.)의 생산, 재흡수와 조절등의 역할을 한다. 뇌척수액은 뇌에서 분비되고, 뇌와 신경계를 위해 유동적인 내부환경을 제공한다. 두개천골시스템의 해부학상 부위는 뼈구조와 수막과 수막형태를 지지하는 시스템과 수막과 매우 관련있는 다른 결합조직들과 뇌척수와 이것과 연관있는 모든 구조들로 형성된 시스템이다.

뇌척수막 시스템은 뇌와 척수조직 모두를 감싸고 있는 반폐쇄적 수력학체계이다. 이것은 3겹의 수막으로 구성되어 있다. 가장 바깥의 수막은 경뇌막dura mater이라고 불린다. 이것은 견고하고 물에 강하다. 가장 안쪽에 있는 수막은 연막pia mater이라고 하는데, 이것은 뇌와 척수조직의 모든 곡선을 따라서 감싸며 그것들과 접촉하고 있는 표면을 보호하는 것으로, 혈관이 많이 분포되어있다. 중간에 위치한 수막은 지주막Arachnoid이라하며, 거미줄 모양을 하고 있다. 이 미끄러운 수막은 경뇌막과 연막 사이에 위치하고 있다. 뇌척수액은 서로 관계를 가지고 움직이는 동안, 각각의 층 사이에서 흐르면서 윤활유 역할을 한다. 이런 층이 어느 한곳에 단단히 붙어있게 된다면 고통이 생길 것이다. 고통이 느껴지는 곳은 뇌척수가 서로 응고되었거나, 신경이 그 뭉친 지역에서 조여 있을때 발생한다. 고통은 체내의 한 곳에서 더 넓게 퍼질 수 있다.

이와같이 뇌척수액(C.S.F.)이 자유롭게 흐르지 못하게 되어서 기능장애나 고통이 발생한 곳을 찾아내는 것이 두개천골 치료사의 일이다.

Anterior   Anterior

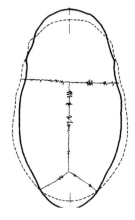 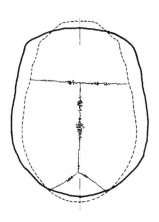

그림 0-1A 신전(Extention)된 상태의 두개골   그림 0-1B 굴곡(Flexion)된 상태의 두개골

두개천골시스템the CranioSacral Therapy은 신경계the nervous system, 근골격계the musculoskeletal system, 혈관계the vascular system, 림프계the lymphatic system, 면역체계the immune system, 내분비계the endocrine system(-호르몬 생산 시스템) 그리고, 호흡기계the respiratory system와 깊게 연관되어 있고, 서로에게 영향을 주고 받는다. 그래서 두개천골요법을 모든 치료방법의 근본중심인 나무몸통trunk이라 하는 것이다.

두개천골시스템이 우리의 인체 해부생리학의 너무나 많은 면에 너무나 밀접하게 관련되어 있는 두가지 이유는 두개골과 천골사이에 나타나는 특정한 박동a special pulse이나 움직임motion characteristic 이다. 또한 두개-천골사이 경막의 이러한 움직임이 근막 fascia(신체와 그 기관과 조직의 모든 내부를 감싸는 결합조직의 얇은 막)으로 전달 되어가는 이 운동의 상호 대화통로the communication이다.

두개천골운동은 살아있는 동안 계속해서 주기적으로 움직인다. 이것은 사람이나 다른 영장류, 개과 동물, 고양이과 동물 그리고 거의 대부분의 척추동물에게서 나타난다. 이것은 호흡과 심혈관활동과 연결된 운동과는 무관하다.

　이것은 거의 대부분 쉽게 머리나 천골에서 느낄수 있다. 훈련과 기술의 발전으로 이 운동은 숙련된 사람에 의해서 몸의 어느 부분에서든지 찾을 수 있다. 두개천골운동은 1분에 6~12번 사이의 주기로 안정된 운동이다. 이것은 너무 안정되어서 이런 범위의 밖에서 생긴 변화를 두개천골요법 치료사들만이 비정상적인 증거로 사용한다. 이런 주기적인 활동은 부드럽게 흔들리는 동작으로 천골에서도 나타난다. 이 동작은 머리에서 미묘한 넓어짐과 좁아짐의 동작으로 느껴질 수도 있다. (그림 0-1A와 B 참조)

　두개골의 넓어진 모습을 두개천골체계의 굴곡(Flexion)이라고 부른다. 굴곡작용이 일어나는동안 모든 뇌골격체계는 바깥쪽으로 회전한다. (그림 0-2 참조)

　두개골의 좁아짐은 신전(Extention)이라고 부른다. 이 상태에서 머리는 좁아지고 모든 신체는 안쪽으로 회전한다. (그림 0-3참조)

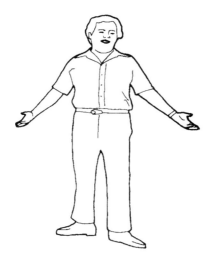 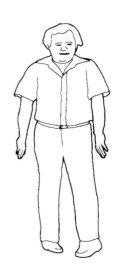

그림 0-2 만성적 굴곡(Flexion) 상태의 체형　　그림 0-3 만성적 신전(Extention) 상태의 체형

한 상태의 끝에서 다음 상태의 시작 사이에서 각각의 순환기에는 애매한 중립부분a neutral zone이 있다. 이것은 생리학적 힘이 반대 동작의 상태로 가기 전에 약간의 멈춤으로 섬세한 두개천골 전문가들에 의해 느껴질 수 있다.

조금 움직일 수 있는 근막은 머리부터 발끝까지 끊임없이 뻗어있는 결합조직에 얇게 막을 씌우고 있으며, 신체와 내장의 모든 구조를 감싸고 있다. 두개천골의 주기운동은 몇몇 구조에 의해 신경시스템을 통해서 근막에 규칙적으로 전달될 것이다. 근막은 우리 몸의 모든 장기를 감싸고 있기 때문에, 두개천골운동의 상태는 모든 장기에 의해 서로 영향을 주고 받을 수 있다.

어떤 특정 부분에서 근막의 이동성이 감소 되는 것은 병이 발생한 장소를 찾는데 도움으로 작용될 수 있다. 이러한 부위들은 근막의 운동성의 부족이 나타나기 때문이다.

두개천골치료사는 정도rate, 크기amplitude(세기strength), 균형 symmetry (또는 예를들면 굴곡이 왼쪽보다 오른쪽다리에서 더 클 동안의 회전)과 질적quality인 두개천골의 주기운동the craniosacral rhythm을 잡아낸다. 정도나 균형에서 벗어났음은 곧 비정상임을 나타낸다. 치료사는 문제가 있는 두개천골 시스템의 제한된 위치를 알아내는 것을 가능하게 하는 정보를 익히는 것과 환자를 다루는 터치를 하는 방법을 훈련한다. 이러한 방법으로 징후와 전조되는 정보의 양을 얻는 것은 치료사의 두개-뇌신경 해부학과 뇌신경생리학, 정신신경 내분비학, 정신신경면역학, 유전학, 정신생리학, 대뇌생리학 등의 전문기술 습득에 따라서 각기 다르며, 수많은 시간을 투자한 두개천골 임상경험을 통해서 그 차이는 분명하게 나타나게 된다.

역사
History

두개천골치료법은 1870년대 미국 미주리주 Andreu Still박사에 의해 창시된 정골의학(Osteopathy)에서 기원하며 William G.Sutherland의 연구에서 생겨났다. 1900년대 정골의학대학의 학생으로 공부하던 동안, Sutherland는 사람 두개골의 해부학적 설계모형에 열정적으로 빠지게 된다. 그는 일반 성인의 두개골은 경화에 의해 단단하게 붙어있고 그래서 움직일수 없다고 배워왔음에도 불구하고, 그는 그 두개골이 움직일 수 있게 만들어진 것처럼 느꼈다. 그러던 어느날, 해부학 실습시간에 Still박사에게 사람의 측두골이 마치 생선의 아가미처럼 움직이는 것 같다고 하자, 스틸박사는 Sutherland에게 흥미를 갖고서 계속 연구해 보도록 지시하였다. 그 후 Sutherland는 독창적인 장치를 개발하게 되었다. 이 장치는 스스로 그 자신만의 두개골을 공부하는것을 가능하게 했고, 두개골이 정말 움직인다는 사실을 충분하게 보여주었다. 그는 시체의 두개골 봉합선(두개골의 여러 뼈들 사이의 이음새)을 결합시켰다. 그 당시 해부학자들에 의해 연구된 두개골들은 시체의 두개골이었기 때문에 그들은 자연적으로 두개골이 움직일 수 없다고 믿었다. 하지만 살아있는 두개골은 시체의 경우와는 완전히 다르며, 봉합선이 경화되어있지 않고, 뼈들은 미세하게 움직인다는 이론을 발표하였다. (그림 0-4A와 B참조)

Sutherland가 그의 두개골 움직임motion으로 유명해지자, 그는 사람들의 두개골을 부드럽게 만지는 것으로 특별한 다른 것을 실험하기 시작했다. 곧 그는 1분의 주기적인 두개골 움직임을 느낄 수 있었다. 곧 그는 또한 두개골의 움직임motion과 동시에 발생하는 천골에서의 움직임이 서로 관계가 있음을 발견했다. Sutherland는 경뇌막의 연속체에서 시작되는 동시발생이라고 발표했다. 경뇌막은 척수관을 따라 연결되어, 관의 형태로 있다. 이것은 두개골 뒤쪽의 바닥부분에

위치한 후두부에서 약간의 뼈 결합으로 천골에 연결한다. 그리고나
서 그는 두개골의 중추로써 접형골의 뼈를 배치한 모형을 발전시켰
다. 그 접형골은 나비모양의 뼈다. 그것은 두개강의 밑부분과 두개골
옆의 관자놀이 바로 앞부분과 눈의 가장자리에서 뒤쪽으로 자리잡고
있다. (그림 0-5참조)

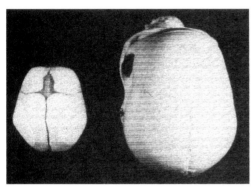

그림 0-4A 신생아와 성인의 두개골 봉합면 모습

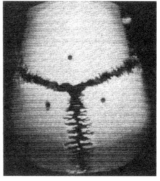

그림 0-4B 관상봉합면과 시상봉합면의
분해된 모습

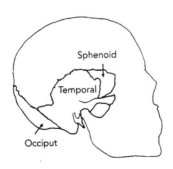

그림 0-5 후두골, 측두골, 접형골의 상호 관련성

Sutherland는 접형골이 뇌척수액의 순환과 두개골 내부에서 수막조직 작용에 응하여 움직인다고 제시했다. 그는 이 모든 움직임 motion의 기원이 뇌속의 뇌실 시스템의 주기적인 수축과 팽창 작용 때문이라 생각했다.

그러나, 우리의 연구는 주로 1970년대에 뇌 움직임에 대한 주기적 운동성의 다른 견해를 가지고 이런 모델을 지지해왔다. 우리는 우리가 "Pressurestat Model"이라고 부르는 대안적인 설명을 제안한다. 이 형태에서 뇌는 사실상 팽창과 수축을 하지 않는다. 반대로 이 모델은 내부유체의 힘에 수동적으로 반응한다. 우리는 뇌척수액이 두개골안에서 정맥혈로 돌아가 재흡수 되는 것보다, 뇌 공동 시스템 내에서 뇌척수액의 생산이 더 빠르다고 가정한다. 그래서 유체생산이 주어진 시간동안 이루어질 때, 이것은 압력의 높은 출발점에 다다른다. 뇌척수액 생산의 상한선 압력점에 이르렀을 때, 뇌척수액의 생산이 항상 멈추게 된다. 또한 하한선 압력점에 다다르면, 유체생산은 다시 시작된다. 이런 식으로 주기적인 유체압력의 상하운동이 이루어진다. 차례대로 이것은 반폐쇄적 수력학 체계를 구성하는 경계선에 주기적인 변화를 가져온다. 즉, 동시성을 가진 주기적인 움직임은 두개골, 경뇌막, 천골, 근막 그리고 사실상 몸의 모든 곳에서 일어난다.

두개천골 치료사는 이 시스템 안에서 제한되고 막힌 부위를 알아내기 위해 두개천골리듬을 어루만진다. 그리고 그것을 풀기 위한 일련의 섬세한 방법들이 있다. CST의 실제훈련은 과학이며, 또 하나의 예술이다. 이것의 효과는 두개천골 전문가의 예민한 감도와 두개천골의 움직임이 말하는 것을 즉시 읽어내고, 치료하는 그 순간에 직관적으로 응답하는 그들의 능력에 달려 있다. 그것은 개개인의 환자들 상태의 특징을 읽어내는 전문적인 감성이나 경험 그리고 훈련에 기초를 두고있다. 기본적인 방법은 규칙적으로 움직이는 두개천골시스템을 잘 이해하고 찾아내며, 환자와 일체화하는 기술인 것이다.

두개천골리듬 조절기술

Techniques for Modyfying CranioSacral Rhythm

앞서 말했듯이 우리는 두개천골시스템은 살살 다루는 것이지 억지로 힘을 쓰는것이 아니다. 치료사가 불규칙성이나 제한, 막힘 등을 인지하면 새로운 길을 찾아서 그 비정상적인 상태를 통해서 두개천골리듬을 되돌리려하지 않도록 한다. 그러한 방법은 두개천골 시스템에 불규칙한 운동성만을 인위적으로 첨가시키는 것이다.

두개천골시스템은 사실상 그들만의 제한이나 막힘과 불규칙성을 바로잡는 방법이 있다. 이것이 두개천골리듬이 몇초에서 몇분간 지속되는 멈추는 상태인 still point(정점)이다. 치료사들은 종종 그 시스템이 정점에 도달할 수 있도록 도와준다. 이것을 still point induction(정점으로의 유도)라고 부른다. still point는 신체의 다양한 곳에서 발생할 수 있다.

발을 통해서 치료를 하는 한 방법이 있다. 치료사들은 발 뒤꿈치를 자신의 손에 받치고 외부순환(굴곡상태), 중립으로 복귀, 내부순환으로 이탈(신전상태) 등에 일치시킨다. 이제 왼쪽 발을 오른쪽보다 더 멀리 외부로 회전시킨다. 그리고 외부로 쉽게 확장한 것처럼 안쪽으로 강제 회전시키지 않는다. 이런 완전하지 못한 상황을 바꾸기 위해 치료사는 가장 편하게 움직일 수 있는 가장 먼 지점으로 각각의 발의 동작을 따라한다. 이 시점에서 치료사들은 자신들의 손을 움직일 수 없게 만들어서 중립으로 돌아오지 못하도록 한다. 치료사들은 밖으로 회전시켜 돌아오지 못하게 더 누르지 않는다. 시스템의 남은 부분은 중립으로 돌아오고 작은 힘으로도 내부 회전하려한다. 치료사들이 이 움직임을 포착했을때, 그들은 그 움직임에서 느슨함을 잡아내고 다음을 따른다. 이런 과정이 수차례 반복된다면, 발은 매 시간마다 약간 더 멀리 회전할것이다. 결국 모든 두개천골시스템은 운전정지, 즉 완전히 멈춰버릴 것이다. 이것이 정점 Still Point이다.

이 정점은 보통 두개천골운동의 전체적인 불규칙성에 의해 나타난다. 이 시스템은 떨고, 요동치거나 동요할것이다. 정점에 임박하게 되면, 그 환자는 고통이 악화되거나, 지금은 가라앉아 있지만 예전에 느꼈던 고통을 다시 경험하게 될 것이다. 그 환자는 깊은 호흡패턴이나 근육의 떨림, 한숨, 통증, 약간의 땀이 나타나는 변화도 또한 느낄 것이다. 이러한 현상들을 Wobbling이라 한다. 하지만 정점의 순간 동안 모든 것은 안정된다. 고통은 사라지고 호흡은 매우 편하게 된다. 근육의 긴장은 눈 녹은 듯 없어진다. 정점이 끝나면, 두개천골시스템은 보통 더 균형잡히고 더 넓어진 폭으로 그 운동을 다시 시작한다.

두개골이나 천골에서 정점의 유도는 발에서보다 더 빨리 영향을 받는다. 하지만 이것은 더 큰 예민함을 필요로한다. 두개골에서 정점 Still Point으로 유도하는 기술을 CV-4라고 부른다.(그림0-6A와 B참조)

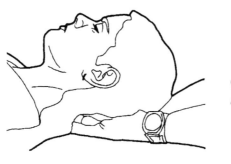

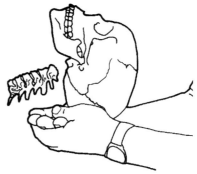

그림 0-6A CV-4 Hand Position   그림 0-6B CV-4와 두개골 압박부위

이 과정은 뇌의 네번째 뇌실을 약간 압박하는 형태이다. 환자의 두개골을 치료사의 손 위에 올려놓는다. 치료사는 따로 압박을 가하지 않고, 환자의 두개천골시스템이 힘을 주어 두개골의 확장은 제한된다. 환자의 두개천골 시스템은 확장하려는 힘을 공급하려 한다. 치

료사는 단순히 그 힘을 제한한다. 이것은 두개골 안의 압력을 증가시킨다. 그리고 모든 이용 가능한 다른 방법으로 방향전환을 유도한다. 두개골 내에서 뇌척수액의 반폐쇄적 수력학 체계를 생각해보기 바란다. CV-4기술은 내부 유체의 움직임과 교류를 촉진시킨다. 이것은 횡격막 활동과 호흡작용에도 영향을 미친다. 그리고 교감신경계의 긴장을 현저한 수준으로 풀어주는 것 같다. 나는 스트레스를 받은 환자의 긴장을 풀어주기 위해 종종 이 기술을 사용해왔다. 자율신경계(생리학적 과정의 조절 신경시스템)의 기능활동의 향상은 언제나 정점 Still Point유도의 결과로 예측할 수 있다.

기초적인 원리와 적용범위
Basic Principles and Range of Application

두개천골 치료법은 확고한 생리학적 사실, 연구 진행 과정과 전에 언급했던 다양한 두개천골 기술들의 발견에 기초한다. 하지만 이것의 효과는 해부학적이고 생리학적인 정보와 두개천골 시술자의 능력에 훨씬 더 영향을 받는다. 치료사와 환자의 관계는 매우 중요하다. 나는 이 두개천골요법의 개요에 대하여 두개천골치료법의 일반적인 원리와 그들이 이 관계에 어떤 영향을 미치는지에 대해 말함으로 해서 결론짓고 싶다. 나는 또한 이것이 고통을 줄일 수 있도록 도와 줄 수 있는 범위에 대한 몇가지 생각을 적을 것이다.

두개천골치료법CST을 정확하게 연구하기 위해서는, 치료사들은 환자에게 놓인 문제를 풀기 위해 무엇인가를 해야 하는 것처럼, 환자들의 건강상의 문제의 근본적인 원인을 아는 데 필요한 모든 정보를 믿어야만 한다. 따라서 병이 생긴 원인의 이해와 정보를 찾아내기 위해서는 치료적 차원의 영적 친밀관계를 유지하는 것부터 시작하는 것이 두개천골요법 치료사의 책임과 목표가 되었다. 체성·감성 풀어주기와 같은 두개천골요법과 이 훈련에서 이러한 정보 자체가 "내부

치료사"라고 부르는 것을 통해 이용 가능하게 되었다. 내부 치료사는 환자 자신에 대해 모두 알고 있는 환자 자신의 관점이다. 숙련된 두개천골치료사는 치료 중 내부 치료사의 작용을 이끌어내고 그와 함께 접촉할 수 있다. 이 책의 본문 내용을 통해 내부 치료사가 치료작업에 어떻게 참여하는지를 분명히 알게 되길 바란다.

치료적 차원의 영적관계를 발전시키기 위해, 치료사는 예전부터 있어왔던 고통 완화방법을 제공함으로 해서 중심적인 문제를 덮는 것이 아니라 근본적인 문제를 다루는 것을 도와 줄 의도임을 환자의 내부 치료사에게 알려주어야 한다. 내면 깊이 감추어진 근원적인 문제는 명확한 것이며 반드시 해결되어야만 한다. 환자의 내부 치료사는 이것을 알고 치료사를 받아들일 것이다. 만약 한 증상이 치료되었지만 더 깊은 문제가 해결되지 않았다면, 이 깊은 문제는 또 다른 증상을 일으킬 것이다. 이것은 이런 증상이 환자의 깊은 곳에서부터 도움을 요청하는 것과 같다. 신체적이고 감정적이거나 정신적인 것이 중심 문제일 것이다. 두개천골 치료사는 환자가 이 문제를 찾아내도록 도와주기 위해 내부 치료사와 관계를 확립해야 한다. 더 깊은 문제가 해결된다면, 치료사의 약간의 도움으로 이 증상은 사라지게 될 것이다.

물론 모든 징후의 원인이 깊은 곳에 있는 것은 아니다. 어떤 것은 단순하게 우연히 발견되기도 한다. 하지만 두개천골치료법에서 우리는 모든 증상과 고통이나 병이 이상한 사고나 전염 등과 같은 단순한 것일지, 더 깊은 곳에 있는 문제의 목소리인지 아닌지를 결정하는 연구를 해야 한다고 생각한다. 내부 치료사는 이 질문에 대한 답을 알고 있기 때문에, 일단 상호간에 신뢰관계가 성립이 된다면, 내부 치료사는 외부 치료사와 이 정보를 기꺼이 공유할 것이다.

우선 두개천골 요법은 두개천골 시스템이 스스로 교정을 쉽게 할 수 있도록 부드럽고 차분하게 손을 사용한다. 이런 어루만짐은 내부 치료사에게 외부 치료사의 사랑과 신뢰 그리고 진심어린 헌신을 전달하기 위해 사용된다. 이 사랑, 신뢰와 헌신적인 힘을 가장 깊숙히 숨겨져 있는 문제의 치료가 가능하도록 돕기 위해 어떠한 조건없이 제공한다.

일단 이 신뢰가 성립되면, 두개천골 치료사는 또한 환자의 몸과 내부 치료사로부터 제공받는 정보를 믿어야 한다. 안믿는다면 정보는 오지 않게 될 것이다. 이것은 내부 치료사가 치료사를 거부하는 것과 같다. 이런 경우 치료사는 두개천골 시스템으로 표면상의 유기조직의 일을 할 수 있을 것이다. 하지만 신뢰가 쌓일 때까지는 내면의 깊은 문제에는 다다를 수 없을 것이다. 나는 두개천골 치료사가 특정 증상을 항상 같은 한 두가지 원인으로부터 생겨난다고 생각해서는 안된다고 생각한다. 각각의 환자 또는 심지어 한 환자 안에서 발생하는 각각의 증상은 개별적인 경우이다. 같은 증상이 항상 또는 종종 같은 원인에서 발생한다는 예상은 매우 잘못 이끌어 낼 경우가 있을 수도 있다. 특히 치료사가 두개천골 요법을 사용하는 경우, 흔히 있듯이 매우 미묘한 몸동작 신호에 의지하고 있을때라면 더욱 그렇다. 만약 치료사들이 신호가 발견 되기만을 기다렸다면, 그때 나타난 신호는 단지 치료사의 착각일 수도 있다. 오히려 몸이 평가를 끝냈을 때, 환자의 진술을 모르는 것이 더 나을 수도 있다. 내가 전에 치료한 환자와 세션을 다시 시작했을 때, 나는 이전에 알았던 것을 기억하려 하지 않았다. 나는 언제나 매 세션 시작 때마다 그 상황을 새롭게 평가한다. 내가 재평가때 만약 이미 내가 고정관념을 가졌다면, 나는 나를 다른 방법으로 나를 벗어나게 할 새로운 방법을 찾아 냈을 것이다. 각각의 세션에서의 처음 평가 후에 새로이 발견한 환자의 변화 기록과 고통 등을 이전에 알아 두었던 것과 통합하는 데는 많은 시간이 걸렸다.

대부분 일반적인 대증치료에서 얻어지는 정보와는 성격에 반대되기는 하지만 이런 고정관념을 깨는 것은 매우 중요하다. 다음에 이어질 이야기는 내가 지금 어떤 말을 하고 있는지에 대한 적절한 예가 될 것이다.

1966년 나는 플로리다 주에 있는 Clearwater 해변가에서 훈련을 하고있었다. 어느날 저녁 나는 한 모텔에서 걸려온 전화를 받았다. 내가 도착했을 때는 오후 9시였다. 한 부인이 매우 심한 두통으로 침대위에 누워 있었다. 그녀의 남편은 북쪽에서 매우 평판이 좋은 병원의 의사로부터 받은 진단서를 나에게 보여주었다. 그 진단서에는 환자가 심각한 편두통을 앓고 있다고 적혀 있었다. 그 진단서에는 그 병을 치료하기 위해서 강력한 종합 마취제인 데메롤Demerol을 50~75mg정도 주입하라고 적혀 있었다. 그 부인을 검사하면서 나는 그녀가 편두통이라기 보다는 뇌종양이 아닌가 하는 의심이 들기 시작했다. 나는 3~4분정도 검사를 마친 후에 부인의 고통을 줄이기 위해 데메롤을 투여했다. 그 주사는 고통 완화에 조금 도움을 주었다.

나는 부인을 입원시켜야 한다고 남편을 설득하기 시작했다. 그는 마침내 동의했고, 우리는 응급차를 타고 병원으로 이송하였다. 하지만 그 부인은 그날 밤 사이에 사망했다. 부검에서 그녀는 악성 뇌종양을 앓고 있음이 밝혀졌다. 아마도 그녀는 편두통의 희생자였을 것이다. 그때 나는 아무리 평판이 좋은 병원일지라도, 이전의 진단을 모두 믿지 않기로 결심했었다.

사실상 두개천골 요법이 고통을 줄이는데 도움을 주는 방법에는 딱히 정해진 것은 없다. 이 두개천골 요법은 항상 몸 전체를 조절하며 모든 시스템의 유체운동을 증강improves fluid movement 시킨다. 그 결과 두개천골요법CST의 역할은 세포에게 전할 영양분의 공급, 독소의 제거, 조직에서 나온 노폐물 처리, 조직과 장기에 신선한 혈액전달, 질병을 발생시키는 박테리아와 바이러스에 대항하는 신체의 자연적 치유 능력의 증가에 의한 면역세포의 활성화, 중추·자율신경계의 강화, 내분비 호르몬·신경전달 물질의 조절 운송, 두개 내 압력저하, 후두부 과긴장 해소, 그리고 뇌척수액의 생산·배출과 전달 등의 많은 기능을 강화시킨다.

그래서 두개천골요법을 적용해서는 안되는 유일한 상황은 위와 같은 결과가 어떤 이유로 바람직하지 않은 경우이다. 그것은 수술직후, 뇌동맥류, 뇌출혈 등의 경우이다. 그 이외는 모든 경우에 시술이 가능하다.

　이제 우리는 체성·감성 풀어주기의 정의, 역사, 훈련법등을 살펴
볼 것이다.

제 1 장

SER개념의 전개
The Evolution of a Concept

체성·감성 풀어주기(SER)는 사람의 무의식 속에 잠재되어 있고, 신체soma
속에 억압되고 고립되어 있었던 감정의 표현이다.

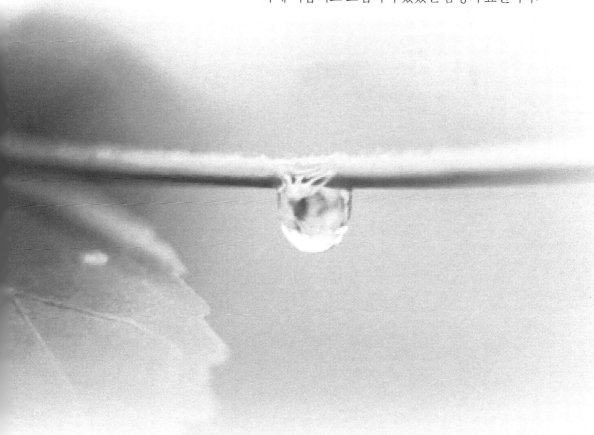

정의
Definition

체성·감성 풀어주기(SER)는 사람의 무의식 속에 잠재되어 있고, 신체soma속에 억압되고 고립되어 있었던 감정의 표현이다.

'soma'는 그리스말로 신체라는 뜻이다. 우리의 목적을 위해 우리는 신체정신구조the body psyche로서의 soma에 대해 생각할 것이다. SER과정 중 관찰을 통해 신체의 특정 기관, 부위나 내장에 종종 나타나는 신체적·감각적 충격Physical and emotional trauma의 힘이나 기억의 독자적인 이상정체를 찾아내는 것이다.

SER의 과정은 치료자와 환자 간의 실질적 의사소통에 의해 시작된다. 이것은 매우 중요하고 의미있는 행위이며, 환자의 신체 특정부위에 일정시간 동안 이상을 손 전체를 접촉하고서 상호간에 인체와의 대화(Hands-On Communication)를 나누는 일이다. 그 어루만짐의 의도와 취지는 의식적이거나 아니면 비의식적으로 행해진다.

SER과정에 참가했거나 이 과정을 지켜본 정신과 의사나 최면술사는 이것을 종종 신체정신요법Body Psychotherapy에 비유한다. 임상실험에서 화나 두려움이 또는 죄의식과 같은 생리학적으로 부정적인 감정에 의해 조절되는 원인에 반해서, 최초에 조직세포에 기억되고 복제되어 대부분의 신체적으로 유지되는 외부 또는 내부 충격과 억압된 감정들이 나타날 수가 있다.

비의식 The Nonconscious

비의식이라는 단어는 환자가 의식적으로 아는 것이 아니라, 신체적이거나 정신적인, 또는 영혼적인 어떤 과정을 통한 상황을 나타내기 위한 의미로 이 책 전반에서 사용된다. 이 용어는 심리학의 무의식Unconscious과 잠재의식Subconscious이라는 용어와 겹치기 않도록 하기위해 만들어졌다. 비의식은 우리가 모르는 자신의 내면중 가장 깊은 곳에서 가장 얕은 곳까지 우리 삶의 모든 면을 가리킨다.

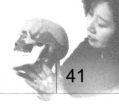

나는 수백번의 SER과정에서 개인적인 관찰이나 참여를 통해 장기나 조직, 각각의 세포들이 기억 또는 감정적인 능력이나 지능을 가졌을 것이라고 가정했다. 조직세포에 저장된 감정과 고통을 풀어주기는 보통 SER 치료 중이거나 혹은 24~48시간안에 환자의 의식적인 깨달음으로 경험하게 된다. 조직의 기억과 연관된 지난 사건의 의식적인 회상은, 그때가 아니라면 SER과정의 짧은 시간 내에 대부분 갑자기 알게된다. SER을 할 때 의식적으로 조직과 관련된 감정을 경험하는 것과 SER이 끝난 이후에라도 나중에 실제 사건을 회상하는 것은 환자에게 흔히 있는 일이다.

체성 · 감성 풀어주기의 발견
The Discovery of SomatoEmotional Release

1970년대 후반에 나는 미시간주 제네시군에 있는 자폐증을 위한 지역센터의 주요 연구자로 활동했다. 이 연구는 자폐증 치료에 두개천골요법을 이용하도록 하는데 중점을 두었다. 그 당시 Zvi Karni 박사와 함께 연구중이었고 인체의 전위에 따라 치료적 접촉과 손끝으로 다루는 순서가 미치는 영향을 성공적으로 측정하고 있었다. 나는 이런 연구와 동시에 개인직인 환자도 돌보고 있었다.

자폐아의 연구
Research with Autistic Children

자폐아와 일하는 첫 해에는 신체검사와 두개천골 평가와 구조검사 같은 그들의 특징적인 행동과 성격을 관찰하는 것에 초점을 두었다. 우리는 또한 혈액, 소변, 머리카락 검사를 했다. 우리 연구에는 26

명의 아이들이 실험에 응했다. 우리는 매우 고립된 그들만의 세계에 조금이라도 접근하기 위한 우리의 시도를 통해 그 아이들의 응답을 연구했다.

우리는 부드럽고 좋은 의도를 가진 치료적 접촉이 그들의 입장에 가장 적합하다는 것을 알아냈다. 또한 이렇게 부드럽게 어루만짐으로 해서 정점Still point으로의 유도가 자폐아와 긍정적인 관계를 성립하는데 도움을 준다는 것도 알게 되었다. 우리의 팀은 늘 변화하고 관심있고 헌신적인 대학원생과 나와 Dianne L. Upledger(나의 아내)와 Jon D.Vrede-voogd로 구성되어있다. 이런 학생 중 몇몇은 미시간 주립 대학의 Osteo-pathic(정골의학) 대학 출신이고, 몇몇은 건강관리 대학과 관계있는 학생들이다. 우리 모두는 실험에 참여하면서 좋은 의도의 치료적 접촉의 가치와 잠재력을 알게 되었다.

이 연구계획의 2년차에는, 우리는 다양한 치료 접근법을 연구하기 시작했다. 우리는 환자와 보호자와의 영양에 대한 상담을 했다. 우리는 빛, 온도, 습도에 의한 자연적 환경을 변경했다. 우리는 더 깊은 호흡을 끌어내기 위해 산소 90%와 이산화탄소10%의 흡입요법을 사용했다. 우리는 다양한 형태의 치료적 접촉을 이용하였는데, 그중에서도 마지막으로 우리는 각각의 아이들에게 일주일에 한번씩 두개천골요법 CST을 적용했다.

몇 년 뒤에는 환자의 증상에 개입해서 알 수 있는 것 보다 관찰로 인해 배우는 것이 더 많다는것을 확신했다. 내 접근법이 항상 옳은 것은 아니었다. 개인적인 일반 진료와 응급실에서 있었던 10년동안, 나는 솜씨좋은 "개입자Invader"였다. 다행스럽게도, 나는 어느 정도 내 생각을 조절해서 자폐아와의 두개천골 연구에서 90%관찰자 Observer와 10%의 개입자 Invader가 되었다.

우리 연구 중 대부분의 자폐아들의 경과는 다음과 같이 진행되었다.

우선 아이들과의 신뢰관계의 형성이 필수적이었다. 우리는 우리의 손으로 아이들을 어루만지고 난 후 그들을 정점 Still Point으로 유도하는 과정을 통해 끈기있고 침착하게 그런 관계형성을 이어갔다.

우리는 종종 무릎이나 어깨, 발이나 팔에서 정점 Still Point을 유도했다. 우리는 아이들이 있기 원하는 그리고 그들이 그들의 몸을 어루만질 수 있게 허락할 만한 신체 부위들을 연구했다. 가끔 한 자폐아는 거의 예외없이 그를 어루만질 때에 우리 중 단 한 사람만을 허락했었다. 하지만 결국 우리 중 3~4명이 동시에 그 아이를 어루만지게 될 수 있었다.

종종 이런 자폐아들은 다른 사람의 어루만짐을 허용했지만, 유독 한 사람의 어루만짐에만 격렬히 거부했었다. 이런 반응으로 만지는 사람의 의도의 힘을 알게 된다. 그 자폐아들은 치료사의 의도와 태도를 분명히 알아볼 수 있었다.

치료사와 치료 탐색자 Therapist/Facilitator & Therapeutic Facilitator

체성·감성 풀어주기로의 올바른 접근과 유도를 강조하기 위해 치료사와 치료 탐색자라는 용어를 결합시켰다. 우리는 두개천골 요법을 시술하는 사람들은 환자의 타고난 치유 역량과 과정을 본질적으로 촉진하고 있다는 것을 알고 있다. 그 치료사는 각각의 환자를 유일무이한 경우로 보고, 그들이 가지고 있는 문제 또한 독립적이고 유일하다고 받아들인다. 또 모든 사람의 내부에는 그 문제가 어디서 왔는지 이 문제가 더 깊은 문제를 일으킬지 아닐지, 그리고 이 문제를 어떻게 하면 가장 잘 해결할 수 있는지에 대한 몸의 모든 문제를 파악하고 있는 현자가 있다는 개념을 받아들인다. 두개천골 요법을 시술하는 사람의 역할은 내부에 존재하는 현자와 치료자가 서로 융합되게 하는 것이다.

연구 물리학자인 Neil Mohon과 함께한 대화에서 우리 모두는 복합적이고 질적으로 다른 에너지 영역을 가진다고 제시했다. 에너지 영역 측정장치를 사용하는 Mohon의 연구는 모든 인간이 50가지 정도의 각각의 다른 에너지 영역을 가진다는 결과를 발표하였다. 에너지들이 끌어당기는 힘과 내뿜는 힘이 있기 때문에, 그는 가장 성공적인 치료사는 사람의 보다 더 큰 범위로 이끄는 에너지 영역을 가진다고 제시하였다. 즉, 성공적인 치료사의 에너지 영역은 가장 최소한의 반발력을 가진다는것이다. 우리는 애완용 강아지 같은 예민한 유기체에게 무의식적으로 이끌림을 당하거나 물러나게 될 것이라는 것을 안다.

이것은 발산된 에너지때문 일 것이다. 자폐아들은 이와 같은 예민함을 가질것이다. Mohon도 동의했듯 나도 일단 치료사가 그들의 에너지 영역의 잠재성을 알았다면, 그들은 그것을 의도나 예측을 통해 수정할 수 있다고 생각한다.

수차례의 실험을 통해 정점 Still Point으로의 성공적인 유도 후에 자폐아들은 보통 협조적으로 되고, 치료대 위에서 그들 자신의 의지로 반드시 드러누운 자세를 취하게 된다는 것을 알았다. 그후 나는 그 아이들의 두개골을 부드럽게 어루만지며 연구를 계속했었다. 집중이 너무 중요하기 때문에 나는 언제나 그 아이들을 사랑한다는 마음에 집중한다. 나는 치료 기간에 팔 다리를 잡게 하기위해 네 명의 조수를 천천히 투입하곤 했다. 마침내 우리 다섯명은 각각의 두개천골 치료 기간동안 협조적인 자폐아를 치료했다. 대부분 치료세션은 20분 정도 걸렸다. 이제 치료시간이 더 길고 더 빈번한 두개천골 치료세션은 드라마틱한 결과를 만들어 왔다는 것을 알고 있다.

우리가 각각의 아이들을 치료할 때 이전의 약간의 두개골 풀어주기 후에 우리는 항상 두개골 봉합부위의 엄격한 제한을 우연히 만나는 것처럼 보였다. 내가 얼마나 많은 종류의 제한이 두개봉합선에서 생기는지를 더 완전히 인식하기 시작한 것은 이런 아이들과 일하는 동안에 있었다. 그들의 두개골 봉합면들은 두개저 바닥층의 성공적인 감압이 있기 전에 먼저 충분히 이완되어야 한다는 것이었다.

CST/SER 치료후, 이런 감압된 아이들에게서 거의 즉시 자기학대와 자기 파괴적인 행동이 거의 중지되었거나 많이 감소되었다. 이 아이들이 자발적으로 그들의 머리를 벽에 부딪치거나 그들의 손목이나 손을 물어뜯거나 그들 몸의 일부에 흠을 내는 것을 멈추었다. 이것은 자기를 때릴 이유가 더 이상 존재하지 않음과 같다.

이런 극단적인 행동 변화를 위해 몇몇 실행 가능한 가설을 발전시킬 수 있다. 내가 가장 관심을 가졌던 가설은, 그런 아이들의 압축되

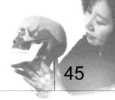

고 제한된 두개골의 봉합부위가 그들의 두개골 안에서 깊고 제어할 수 없는 고통을 유발한다는 것이다.

첫 번째 방법은 머리를 벽에 부딪치고 엄지손가락을 입천장에 넣어 누르는것(이것은 엄지손가락을 빼는것으로 잘못 이해할 수 있음)은 두개골 봉합부위의 제한을 풀기 위한 반사적인 시도가 될 수 있다는 것이다. 손목을 물어뜯거나 살에 흠집을 내는 것은 아마도 고통의 문 가까이에서 엔돌핀 생산을 향상시키기 위함이거나, 제어할 수 있는 고통으로 제어할 수 없는 고통을 대신하는 시도일 것이다. 아마도 이런 가능성들은 영향력이 있을 것이다.

이런 성공적인 두개저 바닥층의 전후감압과 자기학대 행동의 감소나 중지는 다음으로 매우 놀랄만하고 좋은 결과를 낳았다. 압착풀기 이후에 두개골 안에서의 몇몇 뼈의 엄격한 옆으로의 압착이 있음이 명백해졌다. 이런 사건이 발생한 것은 뼈의 감압을 위한 두가지 시도를 통해 이루어졌다. 우선 우리는 측두부 뼈의 감압을 위해 "귀 잡아당기기 Ear Pull"방법을 고안했다. 이것은 귀를 부드럽게 잡아당김으로 해서 두개골의 측두골을 이용하는 방법이다.

두 번째 방법은, 아이들의 몸이 독자적으로 움직이는 것이다. 즉 팔이나 다리가 각각의 마음을 가지고 있는 것처럼 움직이는 경향을 보여줄 것이라는 것이다. 우리는 이런 움직임을 제지하기 보다는 따라가기로 했다.

이런 자연발생적인 신체 움직임이 계속 발생하는 동안, 측두뼈의 감압은 불가능해 보였다. 이것이 내가 귀를 부드럽게 잡아당기는 이유다. 귀는 측두골의 결합조직에 의해 붙어있기 때문에 그것은 이치에 잘 맞았다.

나는 처음에 측두골을 감압하는것에 성공하지 못했지만, 측두의 감압을 위해 부드럽게 그 연구를 계속 했을 때, 지속적으로 유도되는 부분과 몸의 움직임이 계속해서 증가했다. 이 치료절차의 단계에서 방금 설명한 미묘한 움직임 성향을 제외하고는 자폐아는 보통 깊은 완화상태였고, 몸도 매우 이완상태였다. 이런 미묘한 움직임은 몸의 일부분을 우리 중 누군가가 잡았을 때만 발생했다. 그들은 보통 사지에서 시작해서 몸통, 목, 머리까지 퍼졌다. 우리가 미묘한 움직임을 따라 갔을때 우리는 의도된 몸의 움직임에 극도로 민감해져 있었다.

우리의 신체적인 도움이 없는 경우에는 움직임이 멈췄다. 치료사의 어루만짐이 신체의 움직임 과정을 시작하는데 필요한 에너지를 만들어내는 것 같았다. 과정의 연속은 아이들의 몸의 움직임을 제지하거나 지도하는 것 없이 미묘한 몸의 움직임과 중력을 거스르는 힘을 따르는 우리의 능력에 좌지우지된다. 우리의 능력이 향상되면, 자폐아들의 움직임은 모든 것이 잠잠해지는 마지막 지점처럼 보이는 위치로 더욱 더 다가가는 것 같았다. 이 위치를 우리는 후에 "치료지점therapeutic position"이라고 불렀다. 이 지점의 끝은 해부학적으로 정상이거나 완전히 비정상일 수도 있다.

나는 아이들의 발이 완전히 뒤쪽을 가리키는 것을 기억한다. 약 180도로 회전했었다. 그 아이는 자기 자신의 의지로 회전했고, 그 자세가 편하다고 말했다(후에 두개천골요법을 받고나서 그는 그 자세를 할 수 없었다.).

우리는 다른 방법이 없었기 때문에, 그 자세인 상태에서 몸을 통해 어루만짐으로 풀어 주었다. 그의 몸이 마치 열려 있는것 같았다. 근육이 부드러워지면, 근막과 결합 조직도 늘어 났다. 그리고 유체와 에너지가 더 자유롭게 흐르면 그 아이는 울었다. 우리가 관찰하는 동안, 몸전체의 풀어주기 움직임은 끝지점으로 갔다.

이런 아이들과 일하면서 우리는 다양하게 변화하는 반응들을 보았다. 어떤 아이들은 조용히 울거나 큰 소리로 흐느꼈다. 다른 아이들은 두려움이나 화, 좌절감 등을 표출했다. 신체 풀어주기 과정을 하는 동안, 표면상의 표현과 마음의 표현은 몇분 간 계속 되었다. 풀어주기 과정이 거의 끝났을 때, 아이들의 얼굴에서 나타난 표정은 일반적으로 더 평온해지거나 유쾌해졌다. 일단 시작하면, 이런 경우가 진찰하는 동안 각각의 아이들에게 한번이나 그 이상 발생하는 것 같았다. 다음 실험에서 풀어주기는 더 이상의 자연적으로 발생하는 몸동작이

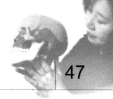

발생하지 않게 될때까지 점차적으로 덜 격해졌다. 나는 여전히 특정 막힘과 신체의 긴장의 완화와 우리가 관찰 해 온 감정 사이에 어떤 관계가 있는지 그럴듯하게 설명할 수 없다.

다른 사람에 대한 사랑과 애정을 표현할 수 없는 것은 자폐아의 특징이다. 신체 긴장의 완화와 감정표현을 한 후 이런 자폐아들은 일반적으로 다른 사람에세 애정을 표현하기 시작한다. 자폐아의 또다른 특징은 사회적인 접촉을 기피한다는 것이다. 이런 CST풀어주기를 따르면, 이런 아이들은 사교적인 행동을 표시하고 반 친구들과 같이 놀기 시작한다고 한다.

우리는 이러한 것을 그때는 몰랐지만, 나중에 생각해보니 체성·감성풀어주기 방법의 도입부에 참여했고, 연구 관찰한 것이었다.

생체전기 측정의 이용
The Use of Bioelectrical Measurements

자폐증에 대한 연구를 하는 동안, 나는 Karni박사와 함께 환자의 몸에 잠재되어 있는 전기의 변화 측정이 다양한 치료방법과 관련이 있는지 없는지를 알아보기 위해, 개인적으로 연구하고 있었다. 우리는 침술의 효과와 접골요법 조작의 다양한 방법과 나중에 전위에서 두개천골요법이라 불리는 것을 조사 했다.

우리는 처음에 서로 각자 연구를 시작했었다. 미시간주립대학교 생물역학부에서 연구임상학자로 몇 달 선배와 함께 나는 생물역학부에서 Karni박사와 다섯명의 임상학자, 22명의 박사와 함께 토론을 했다. 여러해 동안 나와 다른 임상학자들은 어떤 큰 동작도 없이 환자들에게 손을 대고 있는 몇 초 동안에 우리와 환자들 사이에 있는 에너지 전달에 대해 개인적으로 알아내고 있었다. 그 부서가 맡은 일은 이런 전무했던 관측결과를 자세히 조사하고 측정하는 것이었다.

우리는 매 수요일 아침마다 실험 구상의 전문가를 의장으로 두고 회의를 가졌다. 이번 회의에서 나는 실제 치료과정 중에 치료사와 환자 사이에서 발생하는 에너지 교환을 측정하기 위해 노력한 것을 이야기했다. 처음에는 내 의견이 정중히 거절 당했었다. 나는 발표할 때 이 연구가 가능함을 주장했고 결국 웃음거리가 되었다. 나는 내가 웃음거리가 되는걸 좋아하지 않아서 어쩌면 그 문제가 이 물리학자들과 전문가들에게는 너무 어려워서 이 일에 달려들 수가 없는것이 아니냐는 말을 넌지시 꺼내면서 단호한 입장을 취했다. 이런 태도로 Karni박사의 반응을 얻게 되었다. 그 박사는 적어도 이 문제에서 내가 어리석은 착각을 하고 있다는 것을 증명하기 위해 나와 함께 오래도록 일하는 것에 동의했다. 우리는 연구를 시작했다.

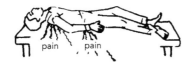

A. 고통을 겪고 있는 환자

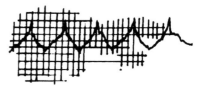

고통을 겪는 동안의 전위(그래프)

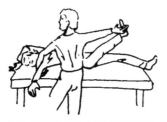

B. 환자의 몸은 치료지점으로 움직인다. 두개천골리듬은 멈춘다. 치료사는 두개천골리듬이 다시 시작될 때까지 치료지점을 잡고 있다.

C. 두개천골리듬이 시작되고 몸은 몸이 가리키는 모든 지점으로 움직이게 한다. 필요하면 "B"과정을 반복한다.

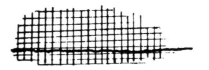

두개천골리듬이 멈춘 동안의 전위

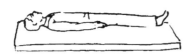

D. 고통이 사라진다. 몸은 원래 상태로 돌아온다.

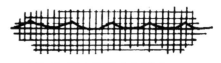

전위는 부드럽고 일정하게 움직인다.

그림 1-1 신체지점과 전기적 현상과 고통경감의 상관관계

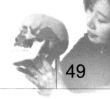

Karni박사가 처음에는 단지 임상환자들의 관찰자로 왔다. 나는 생물역학부에서 전문가로 연구중이었으며, 내 임상환자의 대부분은 오랫동안 고통을 겪은 사람들이다. 우리는 보통 그런 고통이 시작된 곳은 신경근육골격이고 거의 어떤 부상이나 충격과 관련있다고 생각했다. Karni박사는 환자의 몸이나 신체부위에서 환자의 주관적인 고통 감각이 제거되거나 감소하는 지점을 포함한 대부분의 치료법에 대하여 이야기했다. 나는 이 지점에서 환자의 움직임을 멈추게 했다. 효과가 다 되었음을 알려주는 특정 신호가 올 때까지 환자를 잡고 있었다. 그리고 나서 나는 환자의 몸을 원상태로 돌려놓고, 어떤 직접적인 기술이 막대기처럼 뻣뻣해 움직이지 않는 관절을 움직이게 할 수 있는지 없는지를 확인했었다.

환자를 교정한 후에 더 필요한 것은 없었다. 몇 시간 동안의 관찰이 끝난 후, 질문 시간에 나와 Karni박사 간에 논쟁이 있기는 했지만, 우리는 몸 안의 전위의 측정에 대해 생각해 보기로 했다.

이런 접근은 인체가 원래 피부로 둘러싸인 전도성의 유체와 조직의 자루라고 간주했다(후에 우리는 피부 내에서 특수화 된 아주 작은 전도체로써 근막을 볼 수 있었다). 이 모형에서 피부는 외부에 있는 것과 내부에 있는 것 사이에서 절연체의 역할을 한다. 피부를 제어하는 방법으로 안이나 바깥으로 지나가는 전기에너지의 흐름을 허락하는 밸브와 같은 경혈점에 침을 놓는 것을 생각했다. 때때로 이런 밸브는 바늘이나 다른 외적 자극을 주는 수단으로 조절하는 것이 필요했다. 침술의 목적이 반드시 피부를 통해 전기 에너지를 이끄는 것이라고 가정하지는 않았다.

피부를 신체의 구성요소 사이에 있는 전위 차이를 유지하는 절연체로 생각하고, 정전위 측정에서 근육조직에 의해 생기는 전기소음은 보통 무시했다. 하지만 그 자체에서 나오는 소음량의 측정이 유용한 지표라는 것을 알았다. 즉 우리가 환자의 고통 경감이 이루어지는 신체위치에 다다를 때까지 전기활동의 소음이 높았다. 치료 중 이 지점에서 전기소음은 갑자기 사라지고 전기활동의 기선은 기록장치에서 0쪽으로 갔다. 조직 풀어주기 과정과 같이 이것은 평탄하게 흘렀고 거의 0에 가까워졌다.

우리가 환자의 몸에 손을 댄 상태에서 치료지점에서 멀어지면, 전위그래프의 기선은 0에서 높아져 갔고, 몇몇 전기활동의 소음 같은 것은 다시 생겼다. 이런 소음은 우리가 치료지점을 알아내고 고통경감을 얻기 전과 같이 드물게 나타났다.

많은 연구와 관찰, 논의와 토론 후에 나는 마침내 Karni박사에 의해서 환자가 고통의 경감을 경험해 온 지점을 발견한 특정 생리학적 단서에 비의식적으로 의지하고 있었음을 깨닫게 되었다. 그 지점에서 두개천골리듬은 갑자기 멈추었다. 잠깐의 멈춤 뒤에 두개천골리듬은 다시 돌아왔고, 나는 조직의 완화와 내가 잡고 있었던 신체부분의 흥분의 안정과 유체와 에너지의 흐름을 느낄 수 있었다. 이런 미묘한 현상이 나타났을 때, 나는 신체가 편안하도록 적절히 움직여서 신체를 재구성했다.

그리고 신체지점과 고통과 전위의 변화부 안에서 일제히 발생하는 현상으로 몇몇의 경우에서 볼 수 있는 일련의 결과를 관찰했다. 우리는 이런 변화하는 상호의존성을 시험해 보기 위해 서로 많은 연구를 했다. Karni박사는 나에게서 어떤 단서도 없이 내가 치료상의 안정을 위해 올바른 위치를 찾았다고 생각했을 때 기록장치에 표시를 했다. 그는 연구실 한쪽 구석에 환자 쪽과 내 반대쪽에 생체전기 측정기기와 그의 기록 장치를 볼 수 있는 화면을 설치했다. 그는 내가 무엇을 하는지 볼 수 없었고 나도 그와 그의 기록을 볼 수 없었다. Karni박사는 단순히 전위그래프의 기록을 보고서 내가 무엇을 느끼는지, 환자와 무엇을 하는지 구별할 수가 있었다. 그는 또한 고통경감이 줄었을 때를 정확히 환자에게 말했다. 우리는 이렇게 계속해서 연구했었고, 지금까지도 친구로 지내고 있다.

기록장치는 피부 내에 있는 전위의 정도를 순식간에 볼 수 있게 했다. 우리는 두개천골리듬이 멈췄을 때 발생하는 전위의 변화와 고통경감이 나타났을 때 전위를 볼 수 있었다. 그래서 전위그래프는 치료사가 고통의 경감을 불러 일으키는 것 같아 보이는 특정 치료지점에 얼마나 머물러 있어야 할지를 말해 줄 수 있었다.

그런데 이후 문제점들이 불가피하게 생겨 났다. 왜 특정 신체부위는 이전에 몇 년 전부터 시작 되었고, 힘든 증상이 오랫 동안 지속 되었던 상황을 어떻게 제거할 수 있는 것일까? 다른 의문점도 있었다. 우리가 치료지점에 손을 얹을 때, 어떤 방법에 의해서 두개천골리듬이 갑자기 멈출까? 어떻게, 그리고 왜 이런 현상들과 관련해서 전위의 변화가 있을까?

우리는 치료지점과 고통경감의 문제를 우선 연구하기로 결정했다. 우리가 제시한 에너지 낭포의 개념을 아는 것으로 이 문제의 답을 추구할 수 있었다.

에너지 낭포:제시된 모델
Energy Cysts:A Model is Suggested

내가 언급했듯이 Karni 박사는 환자의 신체 특정 부위를 비틀거나 다른 방법으로 어떻게 해서든 고통 경감을 유도하는 지점으로 환자를 도와 주는 것을 깨닫게 되었다. 종종 고통경감은 계속해서 이어졌다. 어떻게 이런 일이 일어날까? 이 관찰은 신체의 일부 지점에서 고통경감은 조직을 부드럽게 하고 동시에 몸 전체를 안정시킨다는 것을 보여 주었다. 이것은 또한 호흡 횟수의 감소와 신체를 통하는 유체와 에너지 흐름의 명백한 증가와 열이 내리는 현상을 만들어 냈다. 우리가 왜 이 정확한 지점을 치료지점 Theraputic Position으로 부르게 되었는지 명백 해졌다. 각각의 경우에서 두개천골 리듬은 멈추었고, 전위의 변화는 우리가 이 지점을 찾았을 때 생겨났다. 우리는 왜 이런 지점이 이 모든 일을 만드는지 알고 싶었다.

Karni박사는 양자학을 발견한 사람 중 하나인 20세기 초반의 위대한 물리학자 에르빈 슈레딩거 Erwin Schrdinger의 연구를 나에게 알려주었다. Schrdinger박사는 엔트로피와 네겐트로피의 개념을 이끌었다. 우리들의 물리학 논의는 충격을 받은 부상은 부상자의 신체로 에너지가 주입된다는 생각으로 이끌었다. 예를 들어 계단에서 떨어질 때 척추베이스에서 타격을 입을 수 있다. 계단 또한 척추베이스로부터 타격을 받은 셈이다. 하지만 계단은 움직일 수 없고 충돌의 에너지가 그것을 통해 빠져 나간다. 우리가 이제는 알게 되었지만, 척추베이스 조직에서 매우 다른 것들이 발생 한다. 또 다른 예는 강도가 내리치는 망치로 머리에 타격을 받는 것이다. 위의 두 경우에서 에너지는 부상자의 몸으로 들어 온다. 첫 번째 경우에는 고정된 계단에 의해서이고, 두 번째 경우는 강도의 손에 들려있던 움직이는 망치에 의해서이다. 에너지량과 에너지의 앞쪽으로 가는 힘은 신체조직의 효과를 약하게 함으로 해서 에너지침투를 균형 있게 한다.

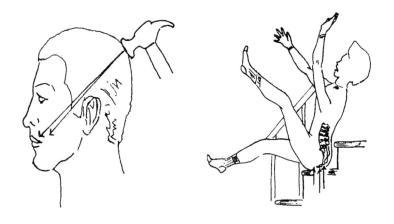

그림 1-2 화살표는 충격을 경험하는 동안 에너지가 몸으로 들어갈 때, 에너지가 들어가는 방향과 장소를 나타냄, 본문참조

이렇게 약하게 하는 효과는 외상의 에너지 경로에서 조직의 밀도나 점도에 관계있다. 만약 충격을 약하게 하는 효과가 없다면, 부상의 에너지는 부상자의 몸을 통해 곧바로 들어 올 것이고 곧 다른 곳으로

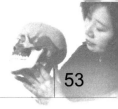

나오게 될 것이다. 이런 현상은 발생하지 않는다. 신체조직에는 밀도가 있고 그것이 약하게 하는 효과를 제공한다. 이 침투의 거리는 힘의 정도와 탄성 그리고 조직의 밀도와 관계가 있다. 이것은 K가 상수로 있는 다음의 공식에 따라 나타난다.

$$\frac{\text{외부에너지}}{\text{조직밀도}} \times K = \text{충격파 침투거리}$$

부상자가 멈춰 있는 계단이나 망치와의 충돌에서 받은 에너지는 주어진 거리로 각각의 몸으로 침투할 것이다. 이 침투거리는 타격의 양과 비례하고 침투하는 조직의 타입에 좌우된다. 즉, 힘이 크면 클수록 더 깊이 침투하고, 조직이 더 빽빽하게 모여 있으면 침투에 대한 저항성은 더 커진다. 부상 에너지가 멈추는 지점은 위의 공식으로 계산된다.

실제로는 이 부상에너지가 몸에 직선 궤도로 침투한다는 것을 기억하라. 이것은 코너를 돌지 않는다. 하지만 에너지 역시 다량의 덩어리로 나누어져서, 사실상 에너지는 말하자면 정확히 별개의 패키지로 나누어 진다. 게다가, 몸 자체는 충돌하는 중에도 움직이고 있을 것이다.

예를들어 충돌에서 진짜 충격을 1초에 1/5정도 받는다. 그리고 몸 안으로 들어오는 충격유입 에너지를 100이라 하면 각각의 1초에 1/100의 다량의 덩어리(quantum parcels-에너지 특성상 독특한 배분에 포함하기에는 작은 양이지만, 모든 에너지의 수수과정에 반응을 하기에는 충분한 에너지의 체적. 에너지 덩어리의 최소단위-역자 주)로 나뉘게 된다. 부상의 충격으로부터 몸이 움직이기 때문에, 우리는 충돌의 힘이 활동하는 동안 1초의 1/5이 되는 짧은 순간에 직선운동을 하며 몸으로 유입되는 20개 덩어리의 충격에너지를 가지게 될 것이다. 신체가 움직이게 되는 활발하지 못한 저항성은 부상에너지에 응답하는 움직임을 시작하게 하고 충격 지속기간 동안 움직임을 계속하게 한다. 이것은 부상에너지가 순간적으로 나누어져서 처음 5개 덩어리의 충격에너지가 똑같은 직선 에너지 궤도를 공유한다는 것을 의미한다. 반면 다음 각각의 15개의 충격에너지 덩어리는 독립되어서 약간 다른 궤도로 변해 간다.

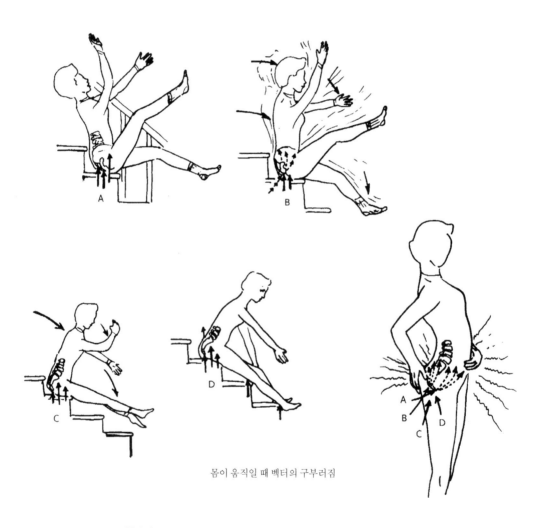

몸이 움직일 때 벡터의 구부러짐

그림 1-3 화살표는 계단에서 충격이 지속되는 동안 자세의 변화에 따른 에너지 벡터의 구부러짐.
이것은 다양한 에너지 낭포를 다른 장소에 만들어냄. 본문 참조.

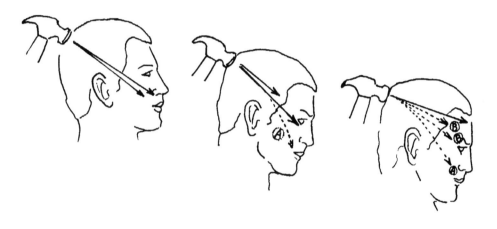

충격에 반응해 몸이 움직일 때, 그 움직임은 각각의 이전의 직선 궤도를 벗어나게 한다. 그리고 몸이 계속 움직임으로 해서 차례로 궤도가 구부러지고 사라지게 된다. 우리가 세운 이론 모델은 충격에너지가 들어오는 길이, 이 에너지가 들어온 똑같은 길로 몸에서 빠져나가야 하기 때문에 꼭 직선일 필요가 있다. 만약 들어오는 길이 굽어 있다면, 유입된 충격에너지는 들어온 끝에서 갇혀 있을 것이다.

그림 1-4 머리에 입은 망치타격은 그림에서 보이듯 벡터를 이끈다. 타격에 반응해 머리를 움직일 때 궤도가 구부러진다.

일단 이 충격에너지가 수용인의 몸에 들어오면, 이것은 어떤 형태로든 처리되어야 한다. 이것은 과잉에너지의 이례적인 유입이다. 이것은 통제되어야 하고 정상적인 기능을 하고자 하는 신체의 에너지 시스템을 분산시킨다. 내가 앞서 말했듯이 Karni박사와 나는 인간의 몸을 다양한 전도성을 가진 피부로 덮힌 전도체 자루로 생각하고 있었다. 우리는 몸의 유체를 매우 전도력이 있는 것으로 생각했고, 결합조직을 어떻게 해서든 이런 조직을 양성하는 미세한 흐름의 전도의 특정 성질을 가지고 있는것으로 보았다(우리는 또한 침술을 조직내 전도성의 특수화된 분야로 보았다.). 이런 모델은 전문화된 전도 성질의 존재가 특정 전기에너지 시스템과 맞는 전도체 조직을 나타낸다고 제안하기 시작했다.

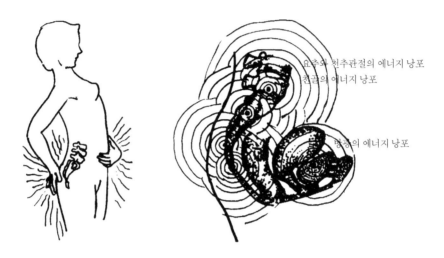

그림 1-5A 여러 개의 에너지 낭포 위치. 각각의 낭포는 이 에너지를 위해 직선의 출구를 제공하는 신체지점을 통해 가장 잘 배출된다. 그래서 들어오는 신체지점은 똑같아야 한다.

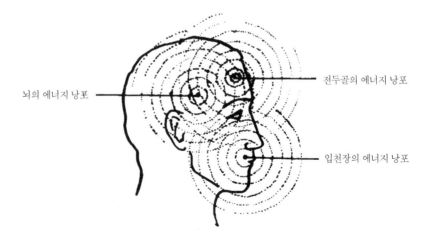

그림 1-5B 망치로 맞은 후 머리에 있는 다양한 에너지 낭포의 위치. 각각의 에너지 낭포는 들어온 신체지점에서 가장 잘 배출된다. 이것은 에너지 궤도를 직선으로 만든다.

우리는 그 부상 에너지 유입으로 이런 원치 않던 충격에너지 덩어리를 어떻게 완화시키며 무엇에 써야할지 상호 타협해야 하는 신체조직의 적당한 깊이로 침투한다고 생각했다.

신체가 관여하는 한, 이런 외부에서 들어온 에너지는 혼란에 빠뜨리고 무질서하게 만든다. 이것은 내부 에너지의 신체 질서에 맞지 않는다. 그 원치 않던 충격 에너지는 뇌나 장이나 심장과 같은 장기에 머무를 것이다. 일단 거기에 있게 되면, 이것은 내장기능을 혼란시키거나, 결합조직이나 뼈나 관절에 머무르면서 기능장애 같은 고통을 일으킬 수 있다. 이것이 어디에 있든 간에, 이 충격 에너지는 신체의 효율적인 기능을 저하시킬 것이다. 그래서 우리 몸이 첫 번째로 선택하는 방법은 이 혼란을 야기하는 충격에너지를 소비하는 것이다. 두 번째 최상의 선택으로는 이것을 최소한으로 응축시켜서 재배치하는 것이다. 이것을 재배치하게 되면 응축된 가장 작은 부분에서 문제를 일으킬 수 있다. 그러면 내부 에너지 시스템은 혼란을 일으키는 에너지가 재배치된 주변에서 간섭이 발생한다. 이런 외부에서 발생한 혼란스러운 에너지의 적응은 부상자의 몸에서 알 수 없는 사소한 통증이나 근질거림, 밋밋한 둔통, 약간의 마비감등의 다양한 형태로 소비를 하려한다. 하지만 이 소비는 꼭 필요한 것이다.

Karni박사와 나는 외부에서 발생한 혼란스러운 에너지가 재배치된 부위를 1930년에 Erwin Schrdinger에 의해 설명된 엔트로피가 증가된 부위로 생각한다. Schrdinger박사는 엔트로피는 생물학적 시스템에서 자동화된 수단으로 재조직될 수 있다는 가정을 했다. 그는 재조직을 "정보"라고 불렀다. 간단히 말해서, 확인되지 않은 엔트로피의 증가는 전체적인 재조직과 세포의 사멸과 해체를 유발한다는 것이다. 하지만 생물학적 시스템은 재조직이나 이 에너지의 안정을 야기하는 정보를 이용함으로 해서 반대로 가거나 엔트로피의 증가를 억제할 수 있다. 그래서 이것은 시스템 내에서 기능회복을 위해 사용된다.

Karni박사는 잉여분의 혼란스러운 에너지를 경감 시키고자 하는 치료지점에, 시술자가 손을 접촉하여서 환자의 몸에서 보내는 신호와 정보의 공급을 돕는다는 것을 제시했다. 이런 원치 않는 에너지의 경감은 고통의 감퇴와 기능향상의 결과를 낳으면서 엔트로피를 증가시키는 시스템으로 정보의 주입과 비슷하다. 내가 이 모델의 개념을 Kansas주 Topeka의 Menninger재단의 연구 직원들에게 설명했을 때, 연구 감독관인 Elmer Green박사가 손을 들어 말했다. "John, 당신은 지금 에너지 낭포Energy Cysts에 대해 설명하고 있습니다… 에너지 낭포!"

에너지 낭포 이론 모델로 다시 넘어가자. 결합조직의 정확한 위치를 잡는 것은 미세전류를 강화하기 위해 이 섬유질을 정렬하는 것처럼 보였다. 이것은 에너지 낭포로부터 혼란스러운 에너지나 과잉에너지를 외부표면으로 나가게 하고 다음에는 몸의 바깥으로 나가게 한다. 우리는 치료지점에서 발산이 발생하는 동안 이런 현상을 열로 느낀다. 우리가 결합조직의 섬유질을 전도성으로 향상시키기 위해 재조정할 때, 우리는 엔트로피가 감소하게 한다.

Karni박사는 인체에 열이 발생하는 것을 내가 이해하도록 도와주기 위해 구리선을 예로 들었다. 우리가 알고 있듯이, 구리선은 가장 훌륭한 전기 전도체이다. 우리가 구리선을 망치로 때리면, 구리선의 입자를 혼란스럽게 해서 전도성을 줄일 수 있다. 우리가 그 구리선을 늘려서 구리선 안의 입자를 재조정 한다면, 우리는 모든 전도성을 되돌릴 수 있을 것이다. Karni박사는 유사한 현상이 결합조직에서도 발생할 것이라고 생각했다. 즉, 원하지 않던 외부에너지의 방출과 전도성의 향상을 위해서 치료지점에서 섬유질을 재조직할 수 있다(그림 1-6 참조).

따라서 우리가 우리의 모델에 원치 않던 에너지가 가장 효과적으로 나갈만한 곳이 바로 그 들어온 궤도라는 생각을 더했다. 각각의 에너지 입구는 특정 에너지 덩어리의 방출을 위해 반대 방향으로 복구되어야 한다. 그래서 매우 가깝게 연관되어 있는 지점을 에너지가 들어왔을 때 찾아야 했다.

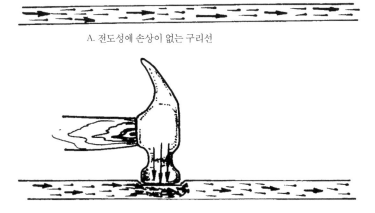

A. 전도성에 손상이 없는 구리선

B. 망치타격에 의해 손상된 구리선

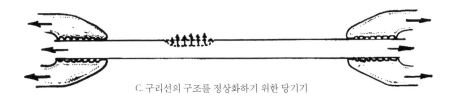

C. 구리선의 구조를 정상화하기 위한 당기기

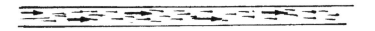

D. 정상적인 전도성의 회복

그림 1-6 망치타격의 영향(B)과 선의 전도성을 위한 잡아당기기(C) 설명

    각각의 에너지 덩어리는 원래 자신이 들어왔던 길을 따라 방출되어야 한다는 것을 나타낸다. 가정에 기초한 계단에서의 부상과 망치로 얻은 부상 둘 다 이전에 20개 덩어리의 에너지를 포함하고 있음을 나타낸다. 신체가 관성을 극복하고 충격에 반응하기 시작하기 전에, 5개 덩어리의 에너지는 각각의 직접 충격을 통해서 들어가 있다. 그리고 반응을 한 뒤에는, 각각의 부상에 있는 남은 15개 덩어리의 에너지는 약간 다른 그들만의 궤도를 가진다. 그러므로 전체적인 치료효

과를 얻기 위해서는 두 가지, 부상에서 각각 16곳의 치료지점을 필요로 한다. 척추베이스에 16곳의 지점과 두개천골리듬이 멈춘 머리부의 16곳의 지점이 있어야 함을 보여준다. 전위 그래프는 내려가고 다른 모든 에너지 방출에서 발생하는 모든 현상을 쉽게 보여줄 것이다 (치료사의 일은 매우 예민하게 환자의 몸이 움직이는 성향을 따라가고, 치료지점을 찾고, 매우 끈기있게 각각의 지점에서 그 현상이 시작하고 끝나는 것을 기다리는 것이다).

종종 치료지점으로 도달하는 또 다른 현상은 부상과 관계있는 감정의 표현이다. 환자에 의해 종종 부상의 재경험이 일어난다. 이것은 에너지 낭포가 부상시 나타났던 감정처럼 신체적 부상의 기억을 가지고 있는 것 같다. 사람이 그 감정을 알게 되고 그것을 다시 경험하게 되었을 때, 가장 마지막 남은 에너지 낭포의 영향은 완전히 제거된다. 그리고 환자는 이제 그 사고 전체를 증상이 없어진 상태에서 특정 감정 없이 객관적으로 볼 수 있다. 이것이 CST/SER의 진수이다. 신체적 통증이나 자각증상은 정신적·감정적 이완이 동반되었을 때만이 완전하게 치료가 되는 것이다.

예를 들어 계단에서 미끄러져서 바닥에 엉덩이를 찧은 환자는 그 미끄러진 계단에 대해서 두려움과 당황 그리고 화를 경험함과 동시에 그녀는 떨어졌음을 느꼈을 것이다. 이와 같은 느낌은 에너지 낭포에서 구속 에너지를 방출하는 동안 느낄 수 있을 것이다.

이 모델이 지지받기 위해서는 다른 두 가지 문제가 해결되어야 한다. 어떤 상태가 부상에너지의 분산에 알맞은가? 또 어떤 상태가 에너지 낭포의 편성과 유지에 적당한가?

임상실험은 두려움이나 화, 죄책감 같은 파괴적인 감정의 배경이 에너지 낭포의 편성과 맞는 반면, 사랑과 즐거움의 좋은 감정의 배경은 일반치료나 기능회복 훈련을 통한 기분전환과 맞는다는 개념을 생각하게 되었다. 파괴적인 감정의 배경은 특정 부상과 관계가 있는지 없는지는 알 수 없다.

한 사람이 오랜만에 보는 친구를 만날 생각에 들뜬 마음으로 집에

서 달려 나와 콘크리트 길위의 계단에서 떨어진다면, 하지만 그 행복
감을 억누를 만큼 두려움이나 당황을 느끼지 않는다면, 부상은 아마
도 어떤 에너지낭포의 편성 없이 치료될 것이다. 반대로 그 사람이 화
가 나서 소리 지르는 배우자를 피해 집밖으로 달려 나오다 계단에서
떨어진다면, 부상에너지는 아마 침투되어 에너지 낭포로 지니게 될
것이다. 이것은 강도의 망치에 맞은 경우에도 같을 것이다. 그가 만약
공격을 받기 전에 좋은 기분이었다면, 그리고 망치가 내려오는 것을
보지 못했다면, 그는 육체적인 아픔은 곧 겪겠지만, 에너지 낭포를 형
성하지는 않을 것이다. 이것은 특정한 뇌의 부상과 기능장애와 연관
이 없다는 것을 의미하는 것은 아니다. 하지만 이것은 에너지 낭포의
뒤얽힘 없이 피해자가 최대한의 회복을 할 수 있다는 것을 의미한다.
하지만 만약 강도가 망치로 타격할 때, 피해자가 증권시장의 대공황
에 대해서 생각하고 있었다면 에너지낭포 발생은 생기게 될 것이다.

　　이런 뒤얽힌 관계에 대해 얘기하기 전에 나는 에너지 낭포의 편성
에 맞는 다른 여러 가지 상태에 대해 말하려고 한다. 나는 때때로 부
상이 너무 심해서 그들이 에너지를 소비하기 위한 인간의 능력을 극
복했던 건강한 정신과 좋은 건강을 가진 환자를 알고 있다. 나는 또한
건강상의 문제를 해결한 건강한 정신을 가진 사람들의 에너지 편성
도 알고 있다. 그런 삶들은 나타난 신체적 충격으로부터 물리적인 부
상에너지를 벗어 던질 수 없는 사람들이었다. 하지만 에너지낭포 편
성과 보유를 할 수 밖에 없는 가장 일반적인 상태는 부상 당시에 파괴
적인 생각을 가지는 것이다.

에너지 낭포의 얽힘
Complications of Energy Cyst Retention

　　에너지 구속에서 나오는 얽힘은 낭포 안에 가지고 있는 감정의 내
용과 낭포안의 에너지의 양과 위치에 달렸다. 낭포가 가지고 있는 감

정의 내용은 모든 사람들의 일반적인 감정상태를 끌고 갈 여지가 있는 것 같다. 즉, 에너지 낭포가 화와 독선적인 분노로 가득차 있으면 (완전히 안전하다고 생각되는 미국의 상류 사회에서 백주 대낮에 강도가 망치로 자신의 머리를 쳤다면), 그 피해자의 모든 성격은 변할 것이다. 그는 바로 화가 날 것이고 그것을 어떤 방식으로 표현하면서 화를 풀어 낼 것이다. 그 피해자는 또한 자신의 뒤에 이상한 사람이 걸어오는 것에 대한 공포감도 커질 것이다. 나는 파괴적인 감정을 가진 에너지 낭포에서 에너지를 발산한 후에 현저한 성격의 변화를 찾아낼 수 있었다.

촉진된 척수분절 *Facilitated Segments*

보통 "촉진된"이라는 단어는 어떤 과정이 더 쉽게 더 효과적으로 되는 것을 의미하는 긍정적인 뜻을 내포할 때 많이 쓰인다. 하지만 "촉진된 척수분절"의 경우에서 이것은 자극 발단점을 의미한다. 즉, 특정 척수분절에서 전기자극의 전도성에 대한 저항이 줄어들게 됨을 의미한다. 이것은 촉진된 척수분절이 자극에 민감하고 더 작은 자극은 척수분절 안에서 발생하는 자극을 유발할 것이다.

이런 과민성은 조직을 포함한 몸 전체에 해로울 것이다. 예를 들어 신경을 복부로 제공하는 척수분절이 촉진되었다면 복부는 과민반응을 보일 것이다. 이런 문제를 가진 사람은 "신경성 복통"이라고 하거나 음식 알레르기 또는 음식에 대한 과민성이 있다고 말할 것이다. 사실상 이 문제는 촉진이 교정되면 사라질 것이다.

촉진된 척수분절은 조직에서 감지할 수 있는 변화를 만들어낸다. 척추와 결합조직을 따라 있는 근육은 진짜가 아닌 가짜의 느낌을 받아서 그 지역의 관절을 잘 움직일 수 없게 된다. 조직은 만지기에 부드러워지고 종종 아파서 민감해진다. 피부조직과 땀샘활동, 그리고 피부로 전하는 모세혈관에도 또한 변화가 나타난다.

촉진된 마디는 심적 스트레스와 충격을 받은 자리와 내장문제와 연관 있는 척수분절이 집중된 곳에서 발생한다. 일단 이것이 생기게 되면, 촉진된 척수분절은 수년 동안 계속 이어질 수 있고, 마침내는 죽음으로까지 이끌 수 있다. 흉추의 네 번째 촉진된 척수분절은 심장 동맥의 봉쇄로 심장마비를 일으키면서 심장활력의 감소를 가져올 수 있다.

일반적 치료로는 촉진된 척수분절의 영속을 중단할 어떤 접근법도 도움이 되지 않을 것이다. 교감신경계의 활동을 줄이고, 일반적인 스트레스와 걱정을 줄이며, 내분비선의 기능을 도와주고 마음의 균형을 잡고 유체교환을 향상시키는 접근법 중 하나가 두개천골요법이다.

『Adopted from Craniosacral Therapy Ⅱ: Beyond the Dura』, 214-216쪽

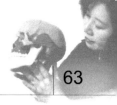

에너지 낭포 보유의 신체적 생리학적 효과는 그것의 잠재력(들어 있는 에너지의 양)과 위치에 크게 영향을 받는다. 예를 들어 척추베이스로 유입된 충격 에너지는 골반에 있는 장기로 쉽게 침투 할 수 있다. 이것은 에너지 낭포의 그 위치에 따라 방광 기능장애와 만성 괄약근 조절불가, 생리불순과 불임과 전립선염 등을 유발한다. 이것이 내장으로 침입하지 않았다면, 꼬리뼈에서 고통이 생길 가능성이 높다. 또 이것이 호흡기와 관련된 횡격막 전반부로 들어갔다면, 환자는 후에 가슴앓이의 증상을 보이기 시작할 것이다. 이것이 횡격막 쪽으로 간다면, 이것은 심장으로 침투해서 나중에 심장질병을 일으킬 것이다.

에너지 낭포는 모든 신체적 반응을 즉시 발휘하지 않는다. 수개월이나 수년에 걸쳐 천천히 에너지 낭포의 위치를 타협하여 환자의 몸에 할 수 있는 한 최대한으로 적응한다. 이것이 나타날 때까지 에너지 낭포는 자연적으로 척추분절의 관계를 촉진하는데 기여한다. 모든 분절 촉진 증후군은 에너지 낭포로부터 시작된다.

Karni박사와 에너지 낭포에 연관된 현상의 연구를 함께하고, 자폐증 센터에서 수행한 연구로 다음에 내가 소개할 임상실험에 더 깊숙하게 들어갈 예비 지식은 충분히 준비되었다.

임상실험 관찰
Observations in the Clinic

내 개인적인 환자들로부터 다음과 같은 결과를 얻었다. 이 사람들이 우리의 연구 주제로 포함되지 않았지만, 내가 경험한 SER의 특징을 알리기 위해 이 몇몇 임상을 설명 할 것이다.

거의 10년을 이혼해서 살았던 38세 전문직 여성이 정신의학 측면에서 끊임없이 나타나는 심각한 요통과 두통의 형태적인 근골격의 원인에 대해 상담하기 위해서 온 임상사례이다. 그녀는 28세에 당시 남편의 강요로 자궁절제술을 했다. 그녀의 순응에도 불구하고 자궁절제 후 1년이 채 안되어 이혼했다. 그녀는 그 후 10년 중 7년 동안 정신치료를 받아왔다. 그녀의 정신요법에서 나타난 문제는 그녀가 보통 남성들, 자신의 너무 이른 불임상태, 그리고 심신 의학적으로 유발된 두통과 요통에 대해 화를 가지고 있다는 것이다.

그녀가 처음 왔을때, 나는 골반과 목에서 약간의 신체기능장애를 발견했다. 정골요법과 두개천골 요법을 이용해 즉각적인 고통 경감을 일으켰다. 일단 치료사들이 고유한 '치료사의 자아therapist's ego'를 가지고 있으면, 이러한 종류의 기적적인 치료법은 치료사들을 의심스럽게 만들 것이다. 나는 몇 년 전 '치료사의 자아'를 느꼈고, 이것이 그 고통을 가진 환자와 치료사로서 관계의 시작일 뿐이라는 것이 매우 의심스러웠다.

약 10일이 지나고 나서 그녀는 머리와 등의 진통의 50%가 회복되었다고 했고, 나에게 자신을 다시 봐달라고 말했다. 우리의 다음 세션은 첫 세션이 있고난 2주 뒤였다. 나는 그녀를 비슷한 방법으로 치료했지만, 이번에는 처음 사무실을 방문했던 때 만큼 놀라운 고통의 경감을 보이지 않았다. 그녀는 내게 화를 냈고, 나는 그 정신치료가 남성을 향한 그녀의 부정적 감정을 성공적으로 해결하지 못했다는 것을 알았다. 그녀는 내가 여성을 싫어했기 때문에 고의적으로 자신의 고통을 없애지 않았다고 나를 비난했다. 썩 유쾌한 경험은 아니었지만, 나는 몇년이 지난뒤 그러한 비난을 심각하게 받아들이지 않게 되었다. 여하튼 일주일 후에 나를 다시 보겠다고 고집하는 그녀의 분노를 막지 못했다.

되돌아보면, 체성·감성 풀어주기(SER)-나는 그때 SER이 무엇인지 몰랐다-를 원하는 일부 환자와 현실과의 직면하여 부정하는 환자 사이에서 내가 갈등을 겪는 것은 당연했다. 나는 종종 "긁어 부스럼을 만들지 마라. 내가 이러한 끔찍한 기억 구현으로부터 너를 보호해줄 것이다. 내 행복은 중요치 않다." 라고 말하는 선교자처럼 이런 현실과의 직면에 저항하는 환자를 흔히 만나게 된다.

세 번째 치료에서, 환자는 아마도 그녀가 나와 함께하는 또다른 치료활동을 의식적으로 인정할 만큼 약간의 개선을 보였다. 운이 좋게도 치료하는 동안 참여한 대학원생이 있었다. 환자는 치료대 위에 반듯이 누워 있었다. 나는 그녀의 왼쪽 엉덩이 아래에 오른손을 넣었고 천장관절 위에 내 손가락을 올려놓았다. 왼손으로는 천장관절의 운동성과 기능을 검사하기 위해 그녀의 왼쪽 다리를 부드럽게 위아래도 움직였다. 갑자기 그녀의 왼쪽 다리가 엉덩이와 무릎에서 구부러졌다. 그 누구의 치료적 접촉도 없이 오른쪽 다리도 같은 반응을 보였다. 나는 대학원생에게 내가 왼쪽다리를 그렇게 하는 동안 그녀의 오른쪽 다리를 서서히 움직여 주도록 했다.

이 경험은 자폐센터에서 우리가 치료지점과 관련된 감성 풀어주기를 보는 동안 일어났다. 나의 직관은 우리가 자폐아의 치료지점에 의해 감성 풀어주기로 도달하는 방법과 비슷한 방법으로 그녀의 다리를 다루라고 나에게 알려주었다. 그녀 다리가 구부린 자세를 취한 후에 거의 즉각적으로 우리는 그녀의 감긴 눈꺼풀 밑에서 매우 빠른 속도로 계속해서 눈동자가 좌우로 움직이는 것을 볼 수 있었다. 공교롭게도 그녀의 가방이 그녀의 왼쪽손이 닿을 수 있는 의자에 있었다.

어느 틈엔가 그녀는 내 머리와 목과 오른쪽 어깨를 그녀의 가방으로 연달아 치고 있었다. 나는 비록 그게 어떤 것인지 정확하게 설명할 수 없지만 놀란 표정을 지으며 어떤 욕설을 했던 것 같았다. 그녀는 자신이 제 3의 관찰자였던 것처럼 그녀의 왼쪽 무릎에 너무 누르고 있는 어떤 외과의사 때문에 때린 것이라고 재빨리 해명했다. 그의 체중은 그녀의 허리와 골반에 심한 압박을 주었다. 마취전문의가 자신의 목과 머리에 상당히 고통을 주는 불편한 뻗는 자세를 취했다고 그녀는 설명을 이어갔다. 그러나 이것은 모두 그녀가 자궁절제술을 하는 동안 일어났고, 그 때 당시 마취의 영향으로 완전히 잠들었다고 말했다.

SER을 통해서 놀랍게도 나는 이 환자의 과거 수술들로 인한 많은 것을 알게 되었다. 나는 과거의 최면적 퇴행과 최면요법을 적절하게 행했고, 거의 모든것을 비의식적으로 알게 되었다. 나는 보통 마취를 하면 수술 중에 생기는 일과 대화를 비의식의 상태이므로 기억할 수 없을 것이라는 생각에 익숙해 있었다. 그리고 내가 했던 것은 이 여성의 왼쪽엉덩이에서 천장관절쪽을 만지는 것이었고, 천장관절의 운동성 시험을 위해 그녀의 왼쪽 무릎을 수동적으로 움직이게 하고 있었다. 그러자 여기서 그녀는 마취에 잠들어 있는 동안의 자신의 자궁절제를 상상하게 되었다.

나의 첫 번째 소감은 "와우"같은 폭발적인 감탄사가 흘러나왔다. 그러나 흥분된 감정을 억누르고 마치 평상시처럼 행동했다. 어떻게 그녀가 외과 레지던트에게 화내지 않았는지 이야기를 나눴다. 나는 그녀가 그를 마음으로 공감하고, 용서하고, 잊어버리도록 최선을 다했다.

그 당시 마취 전문가들의 행동을 옹호하기가 매우 난처 했었다. 그녀의 말에 따르면 마취의사는 그녀의 머리를 당기곤 했고, 마취 약 때문에 어쩔수 없이 늘어진 무기력한 목근육들을 강하게 당기고 눌렀다. 그는 그녀의 목에 관을 삽입하고는 다소 조심스럽지 않게 약간 무례한 행동을 한 것이다. 그래서 나는 그녀에게 마취의사에게 났던 화가 지금 이 순간에 그가 아닌 그녀 자신을 다치게 한다는 것을 알려주기 위해 애썼다. 이제 그녀는 10년전에 그녀의 선택에 의해 끝난 자궁절제수술의 재경험 등의 생각을 받아 들였다. 나는 그녀가 남성들에 대한 심한 분노를 가지고 있음을 알게 되었고, 그것이 주요 원인인 것을 알게 되었다. 나는 왜 정신요법이 막다른 골목에 다다랐는지를 이해했다고 생각했다. 나는 그 다음 주에 또 다른 약속을 잡았다. 정말 어떤 일이 일어날 것인지 알고 싶었다.

그녀의 고통은 상당히 호전 되었지만, 신경과민의 불안과 집중불능으로 다음 치료도 이미 예정 되었다. 첫 방문에서 나를 만난 후, 그녀는 정신치료를 하지 않고 4주를 지내 왔다. 그녀가 치료 테이블에 반듯이 누워 있었기 때문에 전과 같은 대학원생이 나와 함께 했다(그는 지난 치료 때 발생한 일로 완전히 놀랐지만, 이번 치료에 그의 참

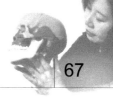

여를 막을 수 없었다). 이번에는 그녀의 행동범위 안에서 더 이상 가방을 볼수가 없었다. 그리고 다시 그녀를 구부린 무릎 자세를 취하게 했다.

그녀(의 몸)는 우리의 요구대로 몸으로 하는 제안을 받아 들였고, 다리는 무릎을 세우고서 똑바로 자세를 잡았다. 머리는 불편한 지점이 나타난 쪽으로 목에서 자율적으로 펴졌다. 그녀는 마치 제3의 관찰자처럼 즉시 수술실에서의 장면을 묘사하기 시작 했다. 마치 그녀의 질을 통해 제거된 것처럼 자궁 주위의 조직의 절개를 해부학상의 세부항목으로 설명했다. 그녀는 설명하는 동시에, 수술이 진행될 때 골반에서 당기기와 밀기의 느낌을 몸을 이용해 반응했다. 마침내 끝났다. 절제된 자궁은 접시에 놓여졌고 병리학 실험실로 보내졌다. 그 때 자신의 왼쪽다리에 기댔던 레지던트가 질동맥의 절개 치료를 이야기 했다고 말했다.

또한 그 당시의 담당의사를 기억했다. 그는 간호사와 잡담을 하면서 많은 시간을 보내고 있었다. 레지던트가 절개된 곳을 봉합할 때 담당의사는 수술대에서 떨어진 곳에 앉아 레지던트가 하는 일을 바라보며 피로 더러워지는 직업이라고 말했다. 만약 그가 시간이 있었다면 그는 꿰맨자리를 떼어다가 레지던트들에게 하게 했을텐데라는 말을 뒤이어 했다. 그 사실을 기억해 내고는 그녀는 격분했다. 나는 그녀에게 이런 레지던트와 인턴을 혹평하는 것이 외과 의사와 다른 유능한 의사 사이에서 가장 좋아하는 농담이었고 회복은 아마 괜찮았을 거라고 확신시키려 했다. 그녀는 그 말이 사실인지는 몰라도 수술 이후 6개월 가량 절개부위에 염증 감염이 생겼고, 잘 치유되지 않았다고 말했다. 그녀는 이것이 남편과 이혼하게 된 이유 중의 하나라고 생각했다. 만족스러운 성관계를 바라는 남편은 그녀의 무력함이 그를 다른 곳에서 만족을 찾도록 밀어냈다고 말해 왔었다. 나는 만약 이것이 모든 결혼 생활을 깨뜨렸다면, 그녀는 아마 그런 성적관계 없이도 보다 더 행복할 수도 있었을 것임을 확신시키려 했다. 또한 그녀가 외과수술의 회복이 괜찮았지만, 그녀가 레지던트의 치료가 열등한 것이라는 생각을 비의식적으로 받아서 치유되는 속도가 줄어 들었고 수술부위의 낫는 과정을 복잡하게 만드는 것이었다는 것을 확신시키려 했다(나는 오직 그녀의 화가 누그러지길 바랐다). 다시 한번 10년 전의 담당의사에 대한 분노는 그들이 아닌 그녀를 다치게 하고 있었다. 만성적으로 생겨난 분노를 가지고 있다면, 분노는 파괴적인 정서이다.

현재 지압요법과 풍욕이라고 칭하는 것을 몇 주 행한 후에, 그녀는 완전히 괜찮아졌다. 정신요법을 다시 하지 않았다. 그리고 그녀는 자신의 경험에 대해 내 학생들에게 설명했다. 그녀는 이혼 이후 남성과의 관계를 갖지 못했지만 더 이상 서두르지 않았다. 그녀는 "무감각상태"였다. (제 4장-민감성을 없애는 기술 참조)

이 기간동안의 두 번째 경우로 덜 극적이지만 기억에 남는만큼 좋은 경험이었다. 그 여성은 뉴욕에서 일하는 27세의 사회사업가였다. 그녀의 엄마의 만성적 다리통증으로 나를 찾아왔다. 엄마는 딸을 보냈는데, 딸의 문제는 왼쪽 어깨에서 통증이 점점 더 심해진다는 것이었다. 어깨관절, 연결된 뼈, 척추와 갈비뼈에서 구조적인 문제로 자연히 생기는 이상은 거의 찾을 수 없었다. 나는 적절한 치료를 시작했다(이것은 내가 Karni박사와 같이 하였으며, 이때에는 전기모니터 측정은 없었다). 두개천골리듬의 급정지를 유도하기위해 환자의 팔과 어깨를 이끌어내는 자세로 만들었다. 몇 초간 기다린 후 팔과 어깨, 목, 머리의 모든 상체의 움직임이 시작됐다. 환자는 치료대 끝에 앉아 있었고, 나는 그녀 왼쪽에서 자세를 취했다. 그녀는 서서히 왼쪽으로 기대기 시작했다. 그녀의 두개천골리듬은 아직 시작되지 않았다. 그녀는 마치 왼쪽 어깨위의 바닥으로 떨어질 것처럼 왼쪽으로 비틀거리기 시작했다. 나는 그녀의 왼쪽 어깨가 치료대에서 아래로 약12인치나 14인치가 될 때까지 천천히 계속 내려가도록 도와주었다. 그녀의 왼쪽 엉덩이 밑에 있는 탁자와 그녀의 왼쪽 어깨 밑에 있는 내가 그녀의 몸무게를 지탱했다. 그녀는 여기서 움직임을 멈췄다. 내 허리가 삐걱거리고 있었지만, 그녀의 두개천골리듬이 시작되기 전에 적어도

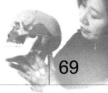

한시간처럼 느껴지는 5분 동안은 이 자세를 유지했다. 두개천골 리듬이 시작됐을 때, 그녀는 치료대에 똑바로 앉아서 웃음을 띠며 내게 자신의 어깨에 생긴 문제는 19살 때 스키부상의 결과였다는 것을 깨달았다고 했다.

이 한번의 치료과정으로 그녀가 뉴욕으로 돌아가고 나서 약 3달 동안 모든 증상이 감소되었다. 그녀는 금요일과 그 다음 월요일 이렇게 두 차례 미시간의 내 사무실을 방문했다. 금요일에는 나는 단지 잠깐 그녀의 팔과 머리를 잡아주었지만, 앉아있는 자세에서는 거의 아무 일도 일어나지 않았다. 나는 그녀를 치료대에 반듯이 눕도록 했고, 다시 왼팔과 어깨를 잡았다. 조금 움직였고 두개천골 리듬은 멈췄으며 만짐으로 인해 어깨가 뜨거워졌고 갑자기 화를 냈다. 나는 그녀에게 왜 자신이 화가 났는지 알겠냐고 물었다. 1~2분 후 그녀는 스키를 타는 동안 떨어졌던 이유가 다른 스키어가 그녀 앞을 가로질러갔다는 것이었다. 그녀는 마치 반사적으로 방향을 바꾸어 자기 방어동작으로 떨어졌고, 왼쪽 어깨에 부상을 당했다. 자신 앞을 가로질러 간 그 사람 때문에 화가 난 것이었다. 이 이야기를 한 후, 그녀의 두개천골리듬은 여전히 시작되지 않았다. 나는 서서히 그녀에게 이것이 미친 듯이 화가 난 전부인지 물었다. 몇 분 후에 그녀는 또 다른 분노가 나타나는 것을 느꼈고, 정말 그녀를 화나게 했던 것은 그녀가 괜찮든 도움이 필요하든 간에 그녀를 보고도 멈춰 서지 않았던 그 불쾌했던 스키어들이었다고 말했다. 이러한 분노를 표현한 후 그녀는 한결 가벼워졌고 좋아졌다고 했다. 월요일까지도 여전히 그녀는 괜찮았다. 나는 그녀에게 일상적인 정골요법과 두개천골 요법을 해주었다.

그 이후로 6개월 동안 매달 그녀를 보았다. 단지 그녀는 치료과정을 좋아하는 것이다. 그녀는 분노를 내뱉은 후 어깨 통증이 더 이상 없었고, 더해서 뉴욕에서 사회사업가로서 그녀의 실패를 더 잘 극복할 수 있는 자신을 찾았다(그녀의 실패는 많았다고 믿는다).

외과 자궁절제술 경우와 어깨 부상환자의 경우처럼 오랜 세월이 지난 후에도 종종 또 다른 기억이 찾아오기도 한다.

세 번째 임상실험은 심한 두통으로 고통 받던 20대 중반여성의 경우다. 나는 몇몇의 일상적인 두개천골요법을 두개골과 두개저에 있는 다양한 구성요소를 풀기 위해 사용했다. 그때 나는 이 환자를 받치는 손에서 에너지 전송을 느낄 때까지 한 손에서 다른 손으로 에너지를 보내는 V-spread기술을 시작했다.

V-spread에너지가 만들어지기 시작하면서, 환자의 두개천골리듬이 갑자기 멈췄다. 그녀의 눈썹 사이에서 많은 열이 발산되기 시작했다. 환자는 엄청난 화를 느끼기 시작했다. 이 분노는 열 발산이 진정되었을 때 가라앉았고, V-spread는 큰 효과를 보였다. 두개천골리듬은 다시 활동했다.

나는 환자에게 표출된 화 자체를 이해할 수 있는지 물었다. 그녀는 받아들이기 힘들었지만, 몇 년 전에 했던 그녀의 코 외과수술이 생각난다고 했다. 그녀가 외과수술 과정을 재 경험했을 때 담당의사는 매우 화가 나 있어 보였다. 그녀는 수술하는 동안 그가 자신을 잠들게 했다고 확신했다. 그녀는 그 방법을 좋아하지 않았지만 보통의 마취제를 사용했을 것이다.

여기서 우리는 그 환자가 잠들어 있다고 생각할 동안 일어난 일들이 비의식적으로 기억되는 경우를 다시 보았다. 하지만 이런 경우 다른 문제를 만들어낸다. 외과의사의 감정이 수술을 하는 동안 환자에게 형성되어 있던 에너지 낭포로 들어가는가? 더 나아가서 우리는 수술과정을 에너지 낭포를 만들 수 있는 충격의 사건으로 봐야 하는가? 만약 그렇다면, 마취상태의 환자는 에너지 낭포를 형성하고 보유하는데 알맞는가? 이 의문점 사이에는 매우 밀접한 관계가 있다.

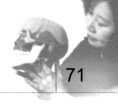

체성 · 감성 풀어주기
SomatoEmotional Release

자폐아와 Karni박사와 방금 얘기했던 세 명의 환자들과의 경험이 한꺼번에 모여졌다. 이 경험들은 나에게 몇 가지 정보를 알려주었다. 피할 수 없는 표면상으로 보인 결과는 에너지 낭포가 심신기능을 향상시키는 몸 전체의 발산으로 이끈다는 것이다. 이것은 더 나아가서 과거의 부상에 대해 더 이상 집착할 필요가 없음을 말해주었다. 우리가 해야 할 모든 것은, 몸이 원하는 것에 귀를 기울이면서 움직임을 따라가고 중력의 효과를 계산하고, 우리가 비록 그것이 어디로 갈지 알고 있더라도 그 움직임을 이끌지 않도록 부드럽게 예민한 상태로 환자에게 손을 얹는 것이다. 그리고 약간의 질문을 하거나 위험한 상태에 있을 때 말로 저지하는 것이다. 몸은 에너지 낭포뿐 아니라 환자에게 불안감을 주는 저장된 감정들을 내보낼 것이다.

Kirlian Photography (키를리언 사진)

키를리언 사진은 사진기 없이 모든 물체에 들어있고 주변에 있는 보이지 않는 에너지의 패턴을 사진으로 찍는 기술이다. 키를리언 사진은 감광유제 바로위에 물체주변의 복사에너지를 기록한다. 그 장치는 금속접시와 변하는 진동의 고전압의 영역을 발생시키는 발진기로 구성되어있다. 유제와 접촉하고 있는 금속접시위에 물체를 올려놓으면 물체 주변에서 빛을 발하는 코로나를 구성하면서 유제위에 그림이 나타난다. 이 코로나는 물체의 에너지기가 진 특성에 따라 변화하는 특징을 가지고 있다.

키를리언 효과는 빛이 했던 것처럼 방사능을 부여한 물체로부터 사진용 접시에 생기는 전자에 의해 영향을 받는다.

우리들의 손으로 신체의 경로를 통해 비의식속에 억눌렸던 감정을 풀어준다. 자폐아의 행동과 사교성은 향상 되었다. 화가 난 사람들도 점점 좋아졌다. 고통은 사라졌다. 두개천골리듬은 우리가 정확한 지점에 치료적 접촉이 있을 때 순간적으로 멈추었다. 그 누가 이것을 믿을 것인가?

그러나 이것은 사실이고 또 그 결과도 명백히 나타났다.

이렇게 빨리 지나가는 스틸 포인트 기간동안에 나는 실습시 자주 이용했던 키를리언사진(Kirl-ian photography)을 이용 했었다. 흑백의 폴라로이드 필름을 이용해서 각각의 환자들이 치료받기 전과 후의 사진을 찍었다.

환자와 내 손가락에서 나오는 에너지 빛이 놀랄 정도로 변했다.

나는 내 위에 무엇이 있는지 정확히는 몰랐지만, 어쩐지 조금 장엄함이 느껴졌다. 그것은 또한 중독성이 있었다. 이것에 너무 마음이 이끌려서 이것을 손에서 놓을 수가 없었고 그러고 싶지도 않았다.

우리는 심신의학psychosomatic medicine으로부터 이것을 분명히 구분 짓기 위해 이 과정에 대한 명칭이 필요했다. 이것은 심신의 공통영역에서 다루어지기는 했지만 완전히 똑같지는 않았다. 또한 어느 정도 심신영역body-mind이라 할 수는 있으나, 심신의학 개념의 심신은 아니었다. 그래서 SER체성·감성 풀어주기라는 용어를 새로 만든 것이다.

나는 용기를 가지고 1980년 시카고에서 처음으로 SER체성·감성 풀어주기 강의를 시작했었다.

제 2 장

에너지 낭포와
체성감성 풀어주기
Energy Cysts and Somato Emotional Release

에너지 낭포는 몸에서 계속 가지고 있는 증가된 엔트로피가 있는 지역이다.
이 증가된 엔트로피는 신체가 할 수 있는 한, 가장 최선의 방법으로
민감하게 다루어야할 혼란스럽고 분열된 에너지다.

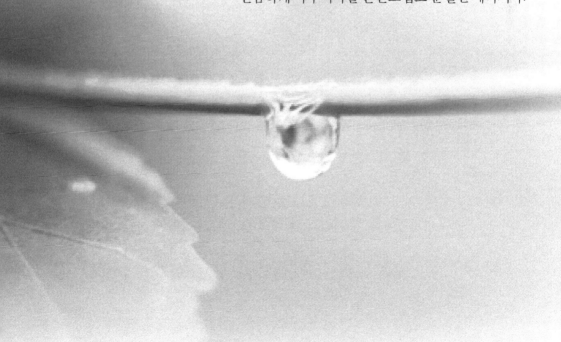

에너지 낭포와 내부아칭
Energy Cysts and Arcing

에너지 낭포는 몸에서 계속 가지고 있는 증가된 엔트로피가 있는 지역이다. 이 증가된 엔트로피는 신체가 할 수 있는 한, 가장 최선의 방법으로 민감하게 다루어야할 혼란스럽고 분열된 에너지다.

Karni박사와 나는 외부에서 유입된 충격이 신체적 영향에 미치는 많은 관찰에 기초한 에너지 낭포의 개념을 생각했다. 표본조사는 우리가 에너지 낭포라 부르는 신체의 잔류물을 가진 환자를 대상으로 하였다. 에너지 낭포에 대한 계속되는 의문은 밖에서 유도된 충격보다는 다른 경우에 의해 생길 수도 있을 것이라는 쪽으로 흘러갔다.

즉, 감정과 정신대립, 기생충, 박테리아, 바이러스, 독소, 영양실조나 유전이 에너지 낭포를 생기게 할 수 있는 것인가? 라는 의문이다.

엔트로피가 증가한 부위나 에너지 낭포가 있는 부위가 광범위한 문제 지역에서 생길 수 있다고 이제 확신한다. 그래서 우리는 우리가 할 수 있는 한 정확히 에너지 낭포가 생기는 원인을 명확히 밝혀야 한다. 감정적이거나 독성이 있거나 업보적이거나 바이러스성이거나 정신적 충격으로 생겨난 것일까? 정신적 충격으로 생겨난 에너지 낭포는 정확한 치료부위 찾기와 홀딩으로 가장 잘 치료될 것이다. 다른 종류의 물리적 에너지 낭포는 에너지방향성 테크닉과 의도, SER 체성·감성 풀어주기 등으로 풀어질 수 있다.

에너지 낭포는 많은 방법으로 발견될 수 있다. 때때로 환자가 다친 곳에서 발견될 수 있지만 나는 그 방법에 전적으로 의존하지 않는다. 환자는 보조관절의 기능장애나 언급된 고통을 경험할 것이다. 에너지 낭포는 경락혈의 코스를 따라 모든 곳에서 에너지 흐름을 방해할 수도 있다. 그러면 고통은 풀어진 내장이나 혈을 따라 어느 곳에서든 느껴질 수 있다. 단지 에너지 낭포가 위치한 곳을 보여주는 고통에만 의존할 수 없다.

내부아칭arcing은 에너지 낭포를 배치하는데 가장 좋은 방법이다.

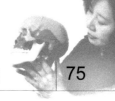

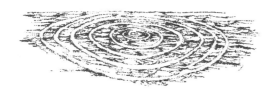 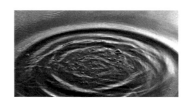

그림 2-1 내부 아칭(Arching) ― 충격에너지의 영향으로 생긴 에너지 낭포의 동심원은 연못에 자갈을 던져 생긴 간섭파동처럼 나타난다.

내부아칭은 내가 설명하는 것을 Karni박사가 충분한 물리학적인 이해를 할 수 있을 때까지, 내가 환자를 치료하거나 평가할 때 적용하였던 직관적으로 하는 행동이다. 많은 실험과 토론을 한 후, 우리는 손으로 진짜 에너지 낭포인 진행성 부상이나 상처에서 나오는 에너지를 감지할 수가 있었다. 우리는 이것을 내부아칭(arcing)으로 명명했다. 왜냐하면 치료사들이 에너지 낭포나 다른 진행성 부상의 에너지에 귀 기울일 때, 그들의 손을 통해 받는 감각을 가장 잘 묘사했기 때문이다.

이것은 에너지 낭포가 흔들리면서 순환하는 무한한 동심원의 중앙에 있는 것 같다. 모든 구의 표면위에 특정한 점에서 작은 호(arc-곡선 또는 활모양의 외형을 갖는 구조-역자 주)를 그린다. 이것은 구(globes)의 중앙에 연결되어있는 진자가 앞뒤로 끝없이 오락가락 하는 것처럼 보인다. 진자는 중력을 무시하고 움직인다. 아치를 평가할 때, 모든 치료사들의 손은 보통 약간 다른 호를 알아낸다. 왜냐하면 에너지 낭포의 거리가 양손에서 거의 항상 다르기 때문이다. 가끔 중심부가 양손에서 같은 거리에 있을 때도 있다. 이것은 혼란을 유발할 수 있다. 혼란을 없애기 위해 손을 다른 지점으로 움직여야 한다. 문제는 양손에서 나오려고 하는 곳에 놓여있다. 그 위치는 보통 두개의 진자의 중심부가 연결된 곳에 위치해있거나, 겉으로 나타난 두개의 호(arc)의 반지름이 만나는 곳이다. 이런 구는 몸 안팎에서 느낄 수 있다. 구의 수는 무한정하다. 그래서 에너지낭포와 손의 거리는 문제가 되지 않는다. 이 손에서 내부아칭의 활동을 느낄 수 있을 것이다.

에너지 낭포에서 뻗어 나온 에너지물결은 동심의 잔물결이나 잔잔한 연못 표면에 조약돌을 던졌을 때 발생하는 간섭파동과 비슷하게 생각 될 수 있다. 그런 자연 발생적인 부드러운 연못의 물결은 두개천골리듬에 비유될 수 있다. 조약돌이 만들어낸 혼란으로 연못 표면에 겹쳐진 간섭파동은 우리가 내부아칭이라고 하는 현상으로 보여질 수 있다(그림 2-1).

많은 연구에서 볼 때, 에너지 낭포에서 나오는 주기적으로 순환하는 파동의 진동속도는 항상 두개천골리듬의 속도보다 더 빨랐고, 심장박동 속도보다는 느렸다. 이것은 환자의 호흡에 영향을 받지 않는 것 같다(아치의 개념이 어렵다면 바다 한가운데 있는 실제 산호초 중의 환초가 신체 내부에 중첩되어 있는 모습을 생각하기 바란다. 또한 파동의학의 관점에서도 생각해 볼수가 있다. 치료적 접촉 중에 연꽃잎이 하나씩 벌어지는 느낌을 감지할 수가 있다 -역자주).

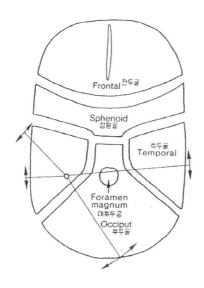

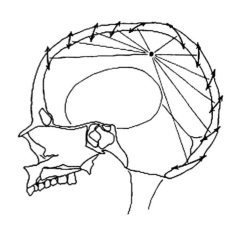

그림 2-2 한 제한점에 의해 이차적으로 발생한 아치들의 예를 보여주는 두개저

그림 2-3 중앙제한점의 위치 측정(localization of midline point restriction)

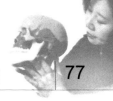

에너지 낭포의 발견과 위치 선정을 위한 내부아칭 찾기 시스템은 Karni박사와 내가 1976년에 이것을 발견했을 때부터 변하지 않았다. 치료사들은 그들의 손을 신체의 어떤 부분에 올려놓아, 에너지낭포가 신체 내 어느 곳엔가 있음을 알아내기 위해, 에너지가 돌아다는 곳을 통해 매체의 밀도나 간격에 의해 효과가 굉장히 줄어들지 않게 하면서, 내부아칭을 사용할 수 있다.

치료사들은 환자의 신체 내부와 외부의 다른 지점에 손을 올려놓으면서, 더 작은 반지름을 가진 호를 찾는 손의 위치를 발견함으로 해서 에너지 낭포로 다가가기 시작할 수 있다.(그림 2-2, 2-3)

그들이 모든 아치의 에너지 낭포 중심부 바로 위에 있을 때, 감각은 짧은 거리를 회전하는 바람개비 위에 있는 것처럼 느껴진다. 모든 에너지 낭포에서 진동의 속도는 심장박동의 최고점과 두개천골리듬의 최하점의 범위 내에서 계속 변한다.

차단된 경락혈의 촉진 또한 장애의 원인인 에너지 낭포로 이끌 것이다. 차단된 혈자리는 더 이상 진행되지 않은 이전의 문제에서 남은 것일 수 있다. 내가 혈자리에서 가득참이나 텅 비어있음을 느꼈을 때, 에너지 낭포가 있는지 없는지를 찾아내기 위해 손으로 경락을 따라 혈자리를 찾아내는 데 시간이 걸린다. 만약 에너지 낭포가 있다면, 내가 그것에 접근할 때 내부아칭 탐색을 할 것이다. 그리고 열이나 다른 감각을 잘 느낄 수 있을 것이다.

나는 맥박을 이용해서 혈자리에 있는 문제가 처음 생겼던 부분을 분석하는 맥진Chinese Pulse을 연습한다. 에너지 낭포 장애물을 찾아 가능한 그 전부의 혈자리를 어루만진다. 내가 그것을 찾으면 나는 맥박을 검사하면서 이것을 바로 잡는다. 에너지 낭포가 풀렸을 때, 맥진Chinese pulse은 정상으로 변할 것이다. 에너지 낭포가 풀어지는 동안 맥박을 검사할 수 없다면, 다음으로 가장 좋은 방법은 에너지 낭포가 완전히 풀어지고 난 뒤 맥박을 다시 체크하는 것이다. 이것은 변화과정을 놓치지만 적어도 나는 다른 신체 시스템에서 치료의 효과를 느낄 수 있다(우리의 독자적인 연구를 시작한 이래로). 임상실험에서 에너지 낭포가 고통을 유발할 수 있지만, 이것은 또한 촉진된 척수 분절의 형성에 기여할 수 있다는 결과가 나타났다. 이런 경우라면, 장래에 이것은 실제로 특정 내장질환을 일으키는 원인이 될 수 있을 것이다. 에너지 낭포가 직접 영향을 주거나 에너지 낭포가 체절촉진에 영향을 주어서 생긴 내부장기 문제의 경우는 헤아릴 수 없다.

나는 또한 특정 지역의 에너지 낭포가 기의 혈점에서 기능장애를 일으키는 것을 봤다. 이런 환자들은 챠크라(기의 통로)를 잘 유지하는 것으로 자신들을 보호하지 못한 정신적 결함에 대해 그들 자신을 책망할 것이다. 종종 이런 자책은 부당하지만 그 문제는 에너지낭포 풀어주기를 통해 교정될수 있다.

내가 개인적으로 더 좋아하는 방법은 풀어주기 지점으로 손이 가는대로 따라가는 것 보다 더 효과적으로 에너지 낭포를 치료하는 방법을 아직 발견하지 못했다. 환자의 몸은 항상 무엇이 자신의 몸을 위한 최선의 방법인지를 아는 것 같다(그림 2-4).

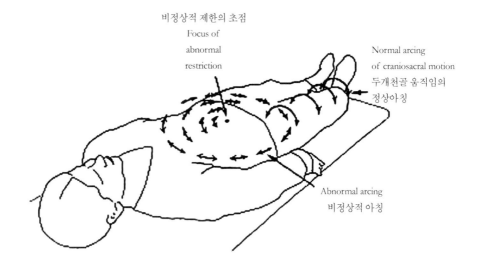

비정상적 제한의 초점
Focus of
abnormal
restriction

Normal arcing
of craniosacral motion
두개천골 움직임의
정상아칭

Abnormal arcing
비정상적 아칭

그림 2-4 진단에서 원형 파동의 이용(use of arcs in diagnosis)

챠크라 Chakras

일곱 가지의 챠크라 또는 에너지 중심륜wheel of energy은 기의 유출입 통로이며, 고대 인도에서 육체적 신체를 압도하는 에너지 신체의 중심으로 요가수행자에 의해 개념화 되었다. 그들은 우리를 둘러싼 대기에서 신체의 중심축을 따라 위치하고 요기yogis들의 영혼적인 삶의 일곱 가지 레벨을 다스리는 생명력vitality(prana 氣)을 받아 들인다. 요기들은 깨달음awaken이나 이런 에너지 중심을, 떠올리기와 기가 있는 신체부분에 주의를 집중하는 호흡운동을 통해 지각하려고 노력한다. 에너지 중심은 비록 그들이 주요 신경절이나 신체적 기관과 연관이 있다하더라도 신체적인 범위에 존재하지 않는다. 대신 그들은 거대한 신체적, 다차원적 요소를 포함하고 침투하는 민감한 신체에 존재한다. 사실 각각의 챠크라는 신체의 기능의 특정 부분과 연관되어 있고, 특정 감정이 가지는 에너지 원천과 중심에서 나타난다.

챠크라의 근본the root chakram은 대지의 그라운딩(grounding)과 관계있다. 이것은 또한 "쿤달리니kundalini" 또는 불뱀fiery serpent으로 불린다. 쿤달리니는 태양에서 나와 척추베이스에 저장된 에너지로 여겨진다. 이것이 활성화 되면, 모든 챠크라를 활성화 하면서 척수가 뇌를 향해 돌진한다고 생각된다. 나는 인도의 고급 요가수행자를 치료한 적이 있다. 그는 두개천골요법이 뇌척수액의 승강, 하강을 원활하게 하여 그들의 쿤달리니의 발전을 더 향상시키고 쉽게 한다고 말했었다.

제1 기본챠크라(basic)는 골반신경총에 관련하여 생식계, 방광계, 회음, 정소, 난소, 자궁, 다리등과 관련있는 생명 에너지의 저장소이다. 본능적인 신체제어기능을 주관하며 약해지면 이기적, 불안, 변비, 척추장애, 분노 등이 나타난다.

제2 천골챠크라(sacral)는 "단전navel"이나 "힘power"이라고 불리우며, 하복부 신경총과 관련하여 성적 특질과 힘에 관계되어 있다. 이것은 종종 성생활에 불만족스러워 하는 특히 사랑의 감정 없이 육체적인 만족을 위해 성관계를 가지는 사람에게서 기능장애가 발생한다. 이 챠크라와 심장의 챠크라가 열리는 것은 종종 동시에 진행되어 성적 관계와 사랑의 관계를 통합한다. 이 챠크라 또한 간과 신장, 장과 소화기관의 기능과 같이 예민함과 감정과 느낌에 연관되어 있다.

제3 태양신경총(solar plexus)챠크라는 에너지의 흡수와 신체 다른 부분으로 에너지를 분배하는 것과 관련 있다. 이것은 비장에 대한 침술이론에서 나온 개념과 유사하다. 이 챠크라의 기능 향상은 면역성과 저항력, 그리고 일반적인 활동 수준을 개선할 것이다.

제4 심장챠크라(heart)는 종종 어렸을 때 매우 믿었던 누군가에게 상처받은 적이 있던 사람들에서 기능장애가 발생한다. 그들은 다시 상처받게 되는 두려움을 계속해서 느낀다.

제5 목챠크라(neck)는 다른 사람들과의 의사소통이나 감정표현을 말로 하는 능력과 관계가 있다.

제6 이마챠크라(head)는 뇌하수체와 송과선과 사람과 사람들 사이의 관계를 인지하는 능력과 통찰력과 다른 사람들의 특성과 동기의 순수성 파악과 관계있다.

제7 정수리챠크라(crown)도 또한 송과선과 관계있다. 그리고 이것은 사람들의 영적이거나 전체적인 관계를 세우는 기능을 한다.

　　치료하는데 발생하는 문제나 장애는 현상유지를 원하는 일부 환자들에 의해 나타난다. 치료사들은 에너지 낭포를 풀어주기 위해 원하는 것을 확실히 해야 하고, 현상유지를 원하는 일부 환자들에게는 기분 상하지 않게 도와주어야 한다(환자의 잠재의식 속에서 두려움을 감추고 드러내지 않는 경우와 치료가 된 이후에 자신에게 찾아올 장래에 대한 불안감으로 낫기를 거부하는 경우이다 -역자 주).

　　에너지 낭포와 관계있는 환자들 내에서 이런 종류의 갈등은 보통 빠르고 반복적인 몸의 움직임으로 나타난다. 그 움직임은 치료 지점의 끝으로 가서 빠르게 지나간다. 이런 종류의 빠른 움직임이 나타났을 때, 나는 그 움직임의 패턴에 익숙해지기 위해서 보통 몇 사이클이 나타나는 동안 그것을 따라간다. 그러한 뒤 속도를 늦춘다. 이때 나는 약간의 억제하는 요인이 되지만 그 움직임을 멈추지 않는다. 다만 문제가 있는 신체 부분에서 그 움직임을 따라 내 손을 약간 움직이면서 작용하게 하는 것이다. 내가 치료지점의 끝에 도달했을 때 두개천골 리듬은 갑자기 멈출 것이다. 신체리듬에 이런 갑작스런 멈춤이 발생할 때 나는 손의 움직임을 지나가게 두지 않고 거기서 멈춘다. 이것은 보통 협곡으로 빠지는 것 같은 느낌이 든다. 이제 나는 치료지점을 찾아낸 것이다.

　　속으로 나는 환자 몸 안에서 내부적 갈등의 표시로 이런 빠르고 되풀이되는 움직임의 특성을 나타내는 게 아닌가 생각한다. 몸의 한 부분에서는 이렇게 말을 한다. "이런 해가 되는 에너지 낭포를 당장 없애버리자." 또 다른 부분에서는 이렇게 말을 한다. "그냥 현 상태로 두자. 왜 일을 만들어?" 치료사로서 나는 어떻게 행동할 것인가? 물론 나는 에너지 낭포를 제거하자는 입장에서 내 에너지를 조정하고 있다. "만약 당신이 이런 해가되는 존재를 없애고 싶다면, 내가 지금 당장 도와줄 것이다."라고.

　　때때로 치료가 완벽하지는 않지만 거의 치료지점에 다다랐다고 여겨질 때, 환자의 비의식은 사실상 나의 헌신과 기술을 시험할 것이다. 헌신도 테스트는 치료사가 막연한 목적을 추구 할 수 있을 만큼

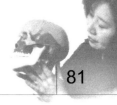

충분히 인내심이 있고 헌신적인지를 확인하기 위해 시행된다. 기술력테스트 역시 치료사가 에너지 낭포를 일단 제거하고 이 안에 있던 충격에너지를 풀어주기 시작하면서 발생하는 문제를 다루는 노하우가 있는지를 알아보기 위해 시행된다. 간단히 말해서 환자의 비의식은 치료사의 헌신도와 기술을 시험하는 것이다.

SER과정 시작하기
Initiating the SER Process

내가 치료사로서 훈련을 하면 할수록 치료사의 마음가짐의 중요성을 더 실감하게 된다. 내가 종종 사용하는 의도는 내가 원하는 모든 것을 환자의 내부현자(賢者)가 그때그때마다 뒷받침해 준다는 마음가짐이다. 그래서 내 첫번째 의도는 환자의 내부현자(내부의사)에게 치료를 위해서 나와 함께해도 좋다는 것을 알려주는 것이다. 이것은 말로 전해지는 것이 아니라 내 첫번째 치료적 접촉을 통해서 이루어진다. 우리는 많은 것에 대하여 말하지 않아도 통할 것이다. 우리의 목소리는 아마도 한 가지에 대해서만 말하지만, 치료적 접촉을 통해 이루어지는 의사소통은 완전히 다른 것일 것이다. 환자의 내부 비의식과 의식의 소통과정에서 치료사와 환자간의 조정으로서 치료적 접촉을 통해서 생기는 의사소통으로 서로에게 전달하고자 하는 것이다. 이것은 그 세션을 시작한 이후부터 매우 부드럽고 섬세하게 말하기 시작할 것이다.

실제로 이것은 내가 처음으로 환자에게 내 손을 올려놓을 때 나는 환자의 내부의사에게 나지막히 말을 한다. "만약… 우리가 하려는 두개천골 리듬을 원한다면, 어디서 시작할지 좀 알려줘… 만약 에너지 낭포가 문제가 된다면, 괜찮아. 우리가 해결할게… 내가 어디에 있어야 할지 좀 말해줘…. 만약 체성·감성 풀어주기를 원한다면, 지금 시작하자. 내가 너와 함께할게. 어서 네가 원하는 모든 것을 그려줘. 그 이미지를 나랑 같이 공유하자…. 아마 난 네가 너의 몸에게 말하려는 것을 이해하도록 도와줄 수 있을 거야. 네가 원하면 언제든 우리는 대화할 수 있어…. 네가 어디서부터 준비가 되었는지만 말해줘. 이 문제를 푸는 가장 최선의 방법이라고 생각하는 모든 것은 나와 함께라면 잘 될 거야…. 우리 함께하자!"

그 뒤에 도움에 응답하는 반응이 환자의 신체에서 어떻게 시작되는지 바라보는 것은 대단히 경이로운 일이다. 그래서 두개천골요법은 기다리는 게임이라고 말한다. 환자의 몸이 나에게 시작하자고 할 때까지 나는 어떤 말도 할 필요가 없다. 이것은 환자의 몸이 의식의 방어벽에서 빠져나오도록 도움을 주기도 하나 사소한 작은 말도 굉장한 혼란을 가져올 수 있기 때문이다.

내가 최고로 기억하는 것에 따르면, 지금 의도를 가진 접촉이라고 말하는 것과 융합이라고 부르는 것의 신비는 1954년 초반에 내 의식적인 인식으로부터 생겨났다. 내가 미국 해안경비대에서 위생병으로서 훈련을 마친 지 얼마 지나지 않았을 때의 일이었다. 나는 멕시코만에서 자치의무 순찰선 위에 배치 되었다. 자치의무란 배 안에 의학적으로 훈련받은 요원이 한명도 없음을 뜻한다. 나는 이 곳으로 배정받기 전에 미국 뉴올리언즈의 외래 진료실에서 16주간 훈련을 받았고 두 달간 인턴을 했다.

배에서 2~3일 정도 지난 뒤 선장이 자신을 좀 봐달라는 쪽지를 보냈다. 그는 갑자기 그의 왼쪽 종아리의 고통으로 걸을 수가 없었다. 그는 갑판위에서 얼굴을 찡그리고서 몸을 뒤틀어 그의 왼쪽 다리를 잡고 누워있었다. 나는 인명구조 과정을 배웠다. 하지만 무엇을 해야 할 지 도통 알 수가 없었다. 약 6~7명의 선원이 있었다. 나는 그들이 나를 쳐다보면서 나의 능력을 판단하고 있는 것처럼 느껴졌다. 나는 그 상황을 박차고 나올 수도 그렇다고 그 문제를 해결할 수도 없었다.

나는 내심 태연한듯이 내 손으로 그의 왼쪽 다리를 잡았을 때, 열이 많이 나고 그의 왼쪽 종아리에서 근육 수축이 있음을 느낄 수 있었

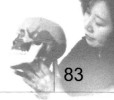

다. 나는 무엇이 문제인지, 내가 무엇을 해야 할 지 정말 알 수가 없었다. 나는 최대한 내 손을 부드럽게 움직였고 근육이완과 진통 그리고 혈관과 신경 정상화에 대한 모든 것에 대해 이리저리 생각했다. 그런데 2~3분정도 사이에 그 선장은 미소를 지으면서 좀 나아졌다며 고맙다고 말했다. 일어서서 미소를 띠면서 그의 다리를 시험해보고 계속해서 걸어갔다. 구경꾼들은 그 상황을 인정하며 웃었고 그때부터 나를 "의사선생님(Doc)"이라고 불렀다.

나는 바로 그때 알게 되었다. 만약 내 자신이 치료 세션 중에 내가 잡고 있는 신체 조직과 어우러지도록 마음을 먹는다면, 그 고통은 훨씬 더 경감된다는 것이다.

내 말은 치료적 접촉으로 해서 치료사는 자신의 손과 환자의 신체와 환부에 밀착된 손바닥 사이의 경계면을 의식적으로 생각해야한다는 것이다. 이 현상이 어떻게 생기는지 더 잘 설명하기 위해서 당신이 파란색과 분홍색 두개의 비누를 가지고 있을 때 한 개의 비누 위에 다른 하나를 얹어 물에 적시고 기다린다고 생각해 보자. 두 개의 비누는 접촉하는 부분에서 합쳐질 것이다. 그리고 서로 색이 섞일 것이다. 파란색과 분홍색이 섞이면 보라색을 볼 수 있을 것이다. 이와 유사하게, 우리 몸의 에너지도 우리가 의식적으로 어떤 일을 발생시키고자 할 때 섞이는 것이다. 치료사의 정상적인 에너지가 상대적으로 어떤 문제와 섞이게 되면 이것이 그 문제가 있는 에너지를 희석시켜 정상으로 변화하게 한다. 동시에 치료사가 그 문제의 에너지를 자신의 몸으로 들어오게 한다면 치료사는 그 문제를 인식할 수 있게 된다. 치료사의 몸으로 들어온 문제들은 치료사의 의식을 따라가기 때문에, 이것은 치료사의 의식적인 의도에 의해 제거될 수가 있다.

오늘날 내 훈련은 SER을 시작하기 위한 의도적인 치료적 접촉을 이용하기 위한 것이다. 나는 내 의도에 대해 약간의 언급을 하면서 환자를 어루만진다. 그 환자의 신체는 내 메시지를 비의식이나 내부의 사나 자아 등으로 전달한다. 만약 진정으로 좋은 의도로서 위협할 의도가 없다면 이런 접촉은 나와 환자의 비의식 사이에서 신뢰의 유대를 세운다(의식 사이에서도 이런 유대를 세울 수 있겠지만 나는 처음부터 의식적 인지는 고려하지 않는다).

일단 이 신뢰가 상호 성립되면 나는 한 두번 정도 테스트를 받게 될 것이다. 내가 진짜로 기꺼이 이것을 따를지 아닐지를 보기 위해 이런 테스트가 이루어진다고 생각한다. 때때로 세션 중에 내 자아의 이해관계를 시험하기 위해 대립이 생겨 난다. 그리고 가끔은 환자 안에서 나타난 갈등이나 꾸준히 따라올 수 있는 능력을 시험하기 위해 보내온 메시지는 치료사들을 헷갈리게 하기도 한다. 나는 아마도 다양한 방법으로 내 자아의 숨은 의도를 증명해 보이기 위해 시험당할 것이다. 하지만 내가 만약 그 시험에서 실패한다 해도 모든 것을 잃는 건 아니다. 단지 그 과정이 약간 뒤로 미루어지는 것일 뿐이다.

상호 신뢰를 성립한 후에 서있거나 앉아있는 자세가 체성·감성 풀어주기에 바람직하다면, 나는 내 손을 통해 오는 이 정보를 느낄 수 있을 것이다. 그 환자의 몸은 매우 미묘하게 그 자세로 움직이기 시작할 것이다. 이 시점에서 내가 찾아낸 것을 믿는 것은 매우 중요하다. 두개천골리듬이 멈추고 환자의 신체가 물구나무서기를 원한다면 나는 그렇게 할 것이다. 나는 내 손이 말하는 것을 모두 믿는다. 내 마음속의 눈으로 한계점을 보았다면 그것은 옳은 것일 것이다. 그래도 나는 환자의 몸이 그곳으로 움직일 때까지 기다린다. 틀린 것은 하나도 없다. 하지만 나는 환자가 나를 그곳으로 데려갈 때까지 기다려야 한다. 지속적으로 한계점을 보면서 환자가 그 쪽으로 명백히 다다를 수 없을 것 같아 보일 때에만 내가 그 곳으로 환자를 끌고 갈 것이다. 내가 보고 있는 그 영상은 장애물을 통과하도록 이끌어주기를 원한다고 말하는 환자의 비의식에 의해서 그곳에 놓여지게 된다.

그런 상황에 알맞은 예가 전문 두개천골요법 수업시간에 있었다. 나는 이상한 곳에서 아주 큰 장애물을 지닌 한 사람을 지도해야 했다. 40세정도의 여자 치료사였는데, 그녀는 같은 체성·감성 풀어주기의 동일한 주기가 몇 번이고 반복되었다. 나는 반복되는 리듬을 깨기 위해 개입해서 그녀가 자신의 출산과정을 재연할 필요가 있음을 깨달

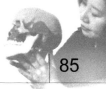

았다. 그녀의 반복되는 주기는 그녀가 어머니의 자궁에서 태아로 나오기 전에 머물러 있는 공간에서의 움직임을 명백히 보여주고 있었다. 무엇인가가 태아가 자궁에서 나오는 것을 억제하고 있었다. 우리는 그녀가 태아 상태로 돌아가는 것을 도왔다. 그 뒤 그녀의 분만에 대한 두려움은 명백해졌다. 또한 조산의 경험으로 느낄 수 있는 좌절감도 있었다.

나는 내 자신이 그녀의 어머니의 몸에 있는 자궁경부가 되어야 한다는 것을 알게 되었다. 그녀의 움직임은 유착되어 꽉 막혀 있어서 더 이상 그 곳에 이를 수 없는 것처럼 느껴졌다. 내 마음 속에서 그 이미지는 점점 더 확실해졌다. 그래서 나는 결국 실행에 옮기기로 결심했다. 그 이미지가 틀렸다면 우리는 시간 낭비를 한 셈이고 또 처음부터 다시 시작해야 할 것이다. 만약 그 이미지가 옳다면 우리는 이 유착상태를 지나 갈 수 있을 것이다. 나는 내 마음의 눈이 본 것을 그대로 재연했다.

치료 그룹의 나머지 사람들과 함께 나는 환자를 내 어깨위에 올려놓았다. 그리고 치료대 위에 섰다. 나는 내 손으로 자궁경부를 만들었다. 우리는 내 어깨 위에서 환자의 머리를 거꾸로 하고 그녀의 골반을 잡았다. 그리고 그녀의 발과 다리는 천장을 향해 두었다. 나는 정말 자궁경부가 되었다고 집중하여 몰입했다. 그녀의 정수리는 내가 엄지손가락과 집게손가락을 이용해 만든 링 사이를 밀고 내려왔다. 그녀의 머리가 내 손을 통해 나왔을 때 나(자궁경부)는 더 넓혀야만 했다. 이제 나는 내 양팔로 자궁경부를 만들었다. 우선 그녀의 어깨가 지나가고나서 그녀의 팔 그리고 다른 쪽 어깨와 팔이 나오기 시작했다. 나는 아기가 나오는 길인 자궁경부의 한 부분인 것처럼 내 팔을 계속 유지하고 있었다. 네 명의 조수들은 위에서 그녀의 몸이 모두 나올 때까지 그녀의 몸을 지탱하고 그녀가 내 팔을 통해 아래로 내려가도록 도와 주었다. 그리고 우리는 공중에서 발목이 매달려있는 그녀를 잡고 있었다. 그 과정은 15분 이상이 소요되었다. 우리는 천천히 이리저리로 접근해야 했고 모든 세부사항에 민감해야 했다. 이것은 매우 신체적으로 고된 일이었다. 우리의 피로와 조바심 때문에 몇몇 세부사항을 놓친 이유로 이 작업을 다시 하고 싶지는 않았다.

그녀의 "가이드"는 우리와 함께 있었던 것 같다. (6장 채널링 참조) 우리는 우리 앞에 펼쳐진 것을 따라 정확하게 그 과정을 잘 따라갔다. 그 여성은 그 세션이 끝난 후에 매우 달라졌다. 이제 그녀는 더 행복하고 더 자유롭다. 그녀는 어머니 날에 좋은 자궁경부가 되어 주어서 고마웠다는 카드를 나에게 보내왔다.

이런 경우 나는 막혀서 반복되는 과정 중 어느 부분에서 개입해야할지 결정해야 했다. 나는 치료사로서의 내 직감이 어머니의 자궁경부가 되는 약간 우스꽝스럽지만 숭고한 변화로 나를 이끌지라도 그것을 믿어야 했다.

치료사들이 어떤 이미지나 인상을 가지고 있을 때 손으로 그 상황을 만들고 장애물을 지나게 하는 이미지를 쫓아 행동할 필요가 있을 때가 올 것이다.

치료사들이 이 행동을 할 때 그들은 그들이 이끌고 있는 것을 확실히 인식해야 한다. 그들은 개인적인 심리적 생각을 치료과정에서는 배제하고 그 방의 누구라도 그들 자신이 아닌 환자에게 속해서 그를 쫓아 행동해야 한다는 것을 확실히 인식시켜야 한다. 그들은 그들의 지시로 나아가야 하지만 만약 틀렸다는 생각이 들면 그 지시는 사실상 틀렸음을 기꺼이 알아내야 한다. 하지만 치료사들은 적당한 한계점으로 부정확한 과정을 따라가는 것을 두려워하면 안 된다. 하던 일을 중지하고 무감각하게 "이런 제기랄. 이건 틀렸군. 우리는 다시 시작해야해."와 같이 말해서는 안 된다. 우리는 부드러워지려고 노력하면서 "음, 이것도 한 부분이지 뭐. 다시 돌아가서 우리가 무엇을 놓쳤는지 살펴보자." 라고 긍정적으로 말해야 할 것이다.

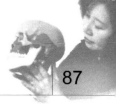

다양한 SER 탐색자들
Multiple Facilitator SER

나는 유능한 개인 치료사가 그룹 치료사보다 SER을 잘 할 수 있을 것이라고 믿어왔다. 그러나 내가 엄마의 자궁경부가 되었던 것과 같은 몇몇 사례에서 치료보조자가 가진 강한 체력 없이 또는 그 지시를 기꺼이 따를 민감한 조력자 없이 신체적으로 재연하는 실험이 불가능한 것임을 인정했다.

뒤돌아보면 나는 SER을 유지하기 위해 혼자서 연구하고 그 방법을 사용하길 원하는 치료사의 실습 범위 안에서 매우 열심히 노력해 왔다고 생각했다. 나는 대부분의 SER의 경우 남의 도움 없이 자아에 의존적으로 기술을 닦아온 치료사에 의해 행해진다는 확신을 계속 가지고 있었다. SER작업에서 많은 시간을 들여 얻은 경험에서 온 즉흥적인 독창력을 필요로 했고 더 많은 인내와 시간이 필요했다. 여전히 이런 것은 전문적인 두개천골 세션에서 보이고 풀어주기의 깊이가 여분의 에너지와 남아도는 도움의 손길과 여럿의 두뇌로 잘 이루어진 그룹 치료사에 의해 치료되는 만큼, 한명의 치료사로는 이루어질 수 없는 이런 정황으로 보아도 알 수 있다. 전문 두개천골 세션에서 우리는 점점 더 치료 보조자로서의 개인의 기술을 발전시키는데 집중 했었다.

치료 보조자는 환자의 비의식 과정을 지휘하는 치료사의 연장선이 된다. 이 치료 보조자는 확실히 순환의 한 부분이다. 그 보조자는 새로운 직관과 감각을 제시하며, 일반 치료사들 중의 리더인 치료 지휘자를 위한 협조자로서 각성된 상태가 될 것이다. 그 보조자는 또한 치료 지휘자에게 정보를 전달하고 더 잘 인지하기 위해 환자와 뒤섞인다. 치료세션 중에 보조자에게서 나오는 통찰은 치료지휘자와 공유한다. 치료 보조자는 그렇게 하라는 지시가 없이 자기 임의로 환자를 따라가서는 안 된다. 이런 치료 지휘자와 치료 보조자의 관계는 치료자의 에너지와 지각능력 직관적 통찰력 그리고 지적 잠재력을 상당히 강화시킨다. 이런 강화의 정도는 지휘자의 기술과 민감성에 따라 달렸다.

열린 마음을 가진 전문 지휘자 밑에서 조화롭게 어울려 일을 하는 일반치료사와 치료 보조자들의 그룹이 있는 곳은 SER세션 중 심층부 침투의 깊이와 환자와 교류 정도가 매우 증가했다. 나는 이러한 치료 심도가 한명의 전문 치료사에 의해서 오래 걸리기는 하지만 이루어질 수 있다고 생각하지는 않는다.

그래서 나는 이 문제에서 내 원래의 입장을 바꾸었다. 더 어려운 환자들과 함께 그룹 스타일로 매주 밤낮을 보내는 두개천골 전문치료사가 되기 위해 노력하는 사람들을 나는 격려하는 것이다.

생물학의 완성:출생, 죽음 그리고 다른 변화
Completion of Biological Process:Birth, Death and Other Transitions

시간이 지나고 경험을 많이 하면서 가장 이끌리는 개념이 세워졌다. 두개천골 요법에서 아기와 엄마의 관점에서 출산과정을 완성하기 위해 우리가 여러 차례 질문을 받은 것 같았다. 죽음의 이행이나 다른 변화 과정을 완성하면서 체성·감성 풀어주기를 발견하는 것 또한 매우 흔하다. 나는 "완성하다"라는 단어를 부정확하게 사용할 것이다. 출산 과정과 내가 언급했던 변화는 평범한 방법으로 완성되었다. 하지만 생물적 본능과 형태 발생적 에너지 영역, 유전자, 염색체, DNA 같은 관점으로 판단될 때 그것은 완성되지 않은 것 같다.

자연적으로 계획되고 미리 결정된 과정은 어떻게 보면 출산 중에 방해가 되고 있는 것이다.

나는 우선 제왕 절개술로 태어난 환자에게 일어난 일을 정확히 관찰하기 시작했다. 이 환자에게 확실하지는 않지만 평생 지속될 상당히 많은 두개천골시스템의 기능장애가 있었다. 그것은 양수가 터지지 않은 여성의 자궁이 예정보다 빨리 절개 되었을 때 유체압력이 갑자기 변한 탓이라고 생각했다. 이것은 사실 많은 제왕 절개술의 경우에서 나타난다. 아기는 갑자기 자궁내의 높은 유압에서 자궁외의 낮은 압력으로 감압을 받게 된다. 알다시피 이것은 빠른 압력의 변화이다. 나는 4인치 정도로 자궁이 절개된 부분에서 공중으로 양수가 분출하는 것을 보아왔다. 이것은 상당히 깊은 곳에서 매우 빠르게 물의 표면으로 솟구쳐 나오는 다이버의 모습과 유사하다. 아기의 입장에서 두개천골 시스템의 복잡한 부분인 예민한 막이 갑자기 변하는 압력으로 잡아당겨지거나 심지어 찢겨진다고 생각될 만하다. 빨리 감압하는데 적응하는 것은 아기에게는 너무 큰 요구이다. 더 이상의 손상이 없도록 하는 아기의 탄력성에 감사해야 한다. 어떤 경우라도 이것은 제왕절개로 태어난 사람들 사이의 두개천골의 기능장애의 많은 빈도를 설명한다. 여기 더 많은 설명이 있다.

제왕절개로 태어나고 게다가 급속한 감압을 경험한 아기는 그들의 자연발생적인 전신 치유력을 가지고 있지 않다. 체성·감성 풀어주기를 통해 질 분만을 재 경험한 환자들이 나에게 보여주었다. 세션과정이 이루어지는 도중에 그들이 몸을 비틀었을 때 두개골천장과 경부, 흉부, 요추와 골반의 풀어짐이 발생했다. 고통의 원인은 명백해졌고 종종 사라지기도 했다. 머리가 산도를 통해 지나갈 때 뼈가 겹쳐지고 두개골 천장은 서서히 넓혀진다. 평범한 출산에서 의사나 산파가 너무 그 과정을 인위적으로 빨리 끝내려 하지 않는다면 이것은 모두 제 때에 행해진다.

전문 두개천골요법 수업에서 내 자신이 SER을 통해 직접 출산을 재연했을 때 이 모든 것이 완전히 확실 해졌다.

나는 의사가 나를 어떻게 꺼냈는지 그 느낌을 절대 잊지 않을 것이다. 그는 내 머리나 입이나 턱을 손가락으로 잡을 기회가 생기면 잡아당겼다. 내가 태어나고 싶어한 것은 분명했지만 조금 천천히 나가고 싶었다. 특히 어느 순간에 내 몸이 산도의 압력과 각의 형성과 움직임 등으로 조절되고 있음을 느꼈기 때문이다. 나는 이런 좋은 의도를 가진 의사에게 작게 소리쳤다. "이 출산과정이 끝날 때까지 나를 여기에 그냥 놔두세요. 그 다음에 당신이 생각하는 방향으로 당기지 말고 그냥 자연스럽게 밀려나가게 두세요." 이 과정 동안 내 보조자들과 함께 이 출생의 한 부분을 내 개인적인 필요와 요구를 위해 일하는 것으로 바꿀 수 있었다. 그 변화는 내 몸에 정말 도움이 되었다.

제왕절개술로 태어난 아기는 자신의 산도를 빼앗겼다. 자연분만시의 이 산도는 출산이후의 생활을 준비하는데 중요한 한 부분이라고 본다. 나는 이제 제왕절개술로 태어난 아이에게 두개천골시스템의 기능장애 발생이 증가하는 데 대한 전체적인 답변을 확실히 했다고 생각한다.

임신이 시작되었을 때부터 엄마와 태아 모두에게 프로그램화 된 과정이 놓여져 있음을 보여주었다. 태아는 자궁 내부의 프로그램에 따라 밖으로 나가게 되어 있다. 우리는 본능이나 유전자 패턴 에너지 영역의 작용 등 우리가 아직 이해하지 못한 것들이 이런 프로그램을 지도하는지 아닌지 모른다. 태아가 이런 발전을 겪어 마지막 단계로 간다면, 특별히 디자인된 출생길을 통해 자궁 외부의 생활에 대한 준비와 함께 자궁으로부터 밖으로 나오게 될 것이다. 제왕절개나 겸자분만(태아 머리를 집게로 집어 잡아당기는 분만법)처럼 자연스런 출산과정을 방해하거나 일그러지게 하면 뚜렷하게 생물학적인 기능의 저하나 만성 고통, 좌절감 등이 발생 하는 것 같았다. 체성·감성 풀어주기가 진행되는 동안 조산의 경험이 자연스런 경험으로 바뀌었을 때 출산과정이 충분히 이루어지지 않은 상태의 생물학적 좌절감은 사라진다. 또한 환자의 일반적인 반응은 고통이 사라지고 강박관념에 사로잡힌 행동은 그 효과를 상실하는 등 상당히 좋아진다.

아기에게 적절한 것은 엄마에게도 맞는 법이다. 임신이 시작되는 것은 컴퓨터 프로그램이 실행되는 것과 같다. 이 과정은 출산이 질분만을 통해 이루어지고 엄마와 아기의 유대가 생겼을 때만 완성된다. 자연적인 출산과정이 방해를 받으면 생물학적 과정이 불완전 해진다. 불완전함은 많은 방법으로 명백히 보여줄 수 있다. 때때로 여성은 임신을 다시 할 수 없게 되거나 다양한 내분비선, 신경, 행동장애, 고

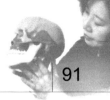

통 등의 문제가 발생한다. 일단 체성·감성 풀어주기의 생물학적 프로그램을 끝마치면 이런 많은 기능장애와 증상은 자동적으로 고쳐진다.

출생 과정의 방해는 제왕절개술이나 참을성 없는 의사에 의해 성급하게 출산하는 것 이외에 다른 방법으로도 일어날 수 있다. 오늘날 전문적인 일을 가지고 있는 많은 여성은 임신을 피하기 위해 피임을 하고 임신이 되었을 경우에는 낙태를 한다.

이런 여성이 중년이 되었을 때 대부분 생긴 아이를 낳지 않았던 것에 대한 걱정을 심하게 하기 시작한다. 하지만 그들의 생활 스타일 때문에 여전히 아이를 가질 수 없다고 생각한다. 임신과 출산과 엄마와의 유대가 일어날 때까지 배란이 있는 처음 월경 주기는 완전히 끝나지 않은 과정을 일으킬 것이라고 생각한다. 그 과정이 어떤 이유에서든지 방해를 받게 된다면 너무 늦기 전에 여성이 아이를 갖고 싶어 하는 욕구를 일으킬 것이다.

최근에 우리는 임신과 출산의 긴밀한 유대를 상상으로 경험하게 함으로 해서 이러한 여성의 갈등을 해결하는 것을 돕기 위해 SER을 사용해왔다. 생물학적 과정이 진짜 임신을 하지 않고도 이런 식으로 만족 될 수 있음이 밝혀졌다.

두 달 이상동안 이런 낙태의 고민을 가지고 있었던 다섯 명의 여성들과 함께 이 연구를 했다. 그들의 생물학적 시계는 계속해서 움직이고 있었다. 그들은 모두 35~40세 사이의 아이가 없는 여성이었다. 그들은 모두 다양한 전문적인 직업을 가졌고 그들 모두 비슷하게 너무 늦기 전에 아이를 가져야 한다는 내적 충동을 경험하고 있었다. 그들 모두에게 이 과정은 필사적이었다. 이런 필사적인 감정이 우세했을 때 그들 모두 정자은행으로 가거나 그들의 제안을 받아들이는 첫 번째 남자와 결혼을 하거나 아는 사람이건 모르는 사람이건 간에 정자를 기증하는 어떤 남자의 아이를 가지려는 충동을 받았다.

이런 여성은 모성애를 형성하기 위해 자신의 일이 적어도 부분적으로 희생 당하는 것에 대해 걱정한다. 엄마가 되고 싶다는 충동은 매우 강하다. 나는 첫 번째 여성의 내부의사에게 그 충동을 진짜 아이를 낳지 않고도 잠재울 만한 좋은 방법이 있는지 없는지를 물어 보았다. 내부의사는 그녀에게 상상 속에서 임신과 출산을 하는 방법을 제안했다. 나는 겸자출산은 제안하지 않으면서 고통을 최소화 하는 등 가능한 편안하게 이 과정을 실행하도록 도왔다. 상상속에서 아기가 태어날 때 그 여성은 즉시 아이와 유대를 맺었다. 그는 얼마간 그 아이를 보살피고 옆에 같이 있어주고 사랑해 주었다. 잠시 후 그녀가 정신적으로 준비가 되었을 때, 그녀는 천계로 그 아이를 보냈다. 그녀는 영적인 출산을 느꼈고 이것이 완성 되었을 때 아이의 영혼을 풀어주었다. 그녀의 내부의사는 그 과정을 허락해 주었다.

나는 몇 달간 이 여성과 계속 접촉을 유지했다. 그녀의 아이를 가지겠다는 강한 충동은 전체적인 상상의 과정으로 만족된 것 같았다. 그녀는 그녀의 일을 계속 했고 더 이상 좌절감을 느끼지 않았을 뿐만 아니라 더 이상 모성애를 가진 층으로 들어가겠다는 생각도 하지 않았다. 나는 곧 첫 번째 여성과 매우 비슷한 도움이 필요한 네 명의 여성을 치료해주었다. 네 명 모두 비슷한 과정을 겪었다. 그리고 네 명 모두 엄마가 되고 싶다는 욕망을 더 이상 느끼지 않으면서 그들의 일을 계속 했다.

출산과정만이 자연적으로 정확한 단계를 지나도록 프로그램이 된 것은 아니다. 죽음의 과정 또한 프로그램화 되어 있다. 환자의 받아들일 수 있는 죽음을 재현할 목적으로 환자가 전생으로 돌아가는 것처럼 보이는 것을 SER에서 경험한다. SER의 많은 치료자들은 전생을 경험하거나 상상했던 환자의 상상이 어떻게 끝이 나는지에 대한 좌절감을 느끼는 환자들에 대해 보고한다. 이런 사람들은 만족하지 못한 지금 생애로 그 증상을 가져온다. 이런 증상은 일단 전생이나 의문의 죽음에서 좌절감이나 화, 죄의식, 두려움이 사라지면 자연적으로 사라진다.

나는 SER치료의 중요한 목적은 그러한 죽음을 수반하는 부정적인 감정을 제거하는 것이라고만 생각해 왔다. 이제 나는 조금 다르게

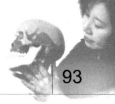

생각한다. 아마도 이것은 전생에서 죽음의 과정이 불완전 했던 것과 같다. 부정적인 감정의 해결도 또한 죽음의 과정에서 질적으로 옳은 삶의 완성을 요구한다.

죽음은 삶의 한 과정이고 자연의 섭리는 알맞게 완성되어야 한다고 말한다. 그 완성을 해가는 과정 중 일부는 우리의 삶이 행한 것을 회상을 하는 것이다. 그것을 찬찬히 살펴보고 우리가 보았던 것을 평가하자. 그리고 우리가 배운 것을 인지하자. 죽음을 우리의 존재에서 또 다른 장의 시작으로 받아들이자. 이것이 일단 실행되면 더 이상 우리는 불완전함의 감각을 느낄 필요가 없어질 것이다.

내가 이 과정이 프로그램화되어 있다고 말하는 또 다른 이유는 죽기 전에 간신히 목숨을 유지한 특정 사람들에게 있던 경험에 기인한다. 모든 사람들이 그들이 죽어가는 것을 볼 수 있다. 하지만 그들은 더 저항하고 더 고통을 겪으면서 그 죽음을 조금 더 연기하는 것 같았다. 일단 불완전한 삶의 문제를 해결하는데 가까이 간다면 그들은 죽을 수 있을 것이다. 그들이 죽을 준비가 되어있기 전에 죽는다면 그들은 생리학적 불완전함을 다음 세상까지 가져가게 될 것이다. 그들의 전생을 적당한 끝으로 유인할 때 까지 이런 불완전함은 그들에게 좌절감을 맛보게 할 것이다.

1963~64년의 기간 중 어느 한 밤중에 내 경험이 시작되었다. 나는 야간근무를 섰고 개복수술을 끝내고 막 돌아온 환자와 마주치게 되었다. 그는 폴란드에서 온 40대 중반의 남자였다. 그는 복부 전반에 퍼진 췌장암을 앓고 있었다. 그 수술은 시험적인 행동이었다. 외과 의사들은 모든 암이 전이된 것을 보고, 그냥 그의 배를 닫기로 결정하였다. 그들은 내부 출혈을 모두 멈출 수 없었다.

수술 전에 그 남성과 그의 가족은 모두 그가 곧 죽을 것이라는 생각을 하지 않았다. 나는 방금 회복실로 돌아온 이 남자를 찾아가야겠다는 생각이 들었다. 나는 병원에 미처 오지 못한 그의 부인과 가족들에게 알리고 목사님에게 마지막 의식을 받게 하기 위해 내가 할 수 있는 한 그가 살아있도록 이야기를 했다.

그 환자는 그의 양쪽 팔에 하나씩 점혈 유출의 두 가지 장치를 지니고 있었다. 그는 또한 점적장치를 그의 다리에 지니고 있었다.

나는 그를 인간적으로 또 생리학적으로도 알게 되었다. 그가 어느 순간에 죽는다는 것은 확실했다. 내가 쳐다봤을 때 그는 혈압이 떨어지고 의식을 잃었다. 나는 점적 튜브에 Aramine(혈압을 높여주는 승압약)을 넣었고 그는 다시 의식을 찾았다. 그는 웃으면서 말했다. "나 거의 죽을뻔했지? 그치?"

나는 '그래'라고 말하고 싶지 않았지만, 그렇게 대답했다. 내가 이 사람한테 어떻게 거짓을 얘기할 수 있을까? 그는 자신이 더 좋아질 수 있는지를 물어보았다. 나는 암세포로 가득차 있고 내부출혈도 심하다고 말했다. 나는 그가 더 좋아질 수 있는 방법을 알지 못한다고 말했다. 하지만 밤새 그와 함께 있어줄 수 있고 그가 원하는 것은 최선을 다해 해줄 것이라고 말했다.

그는 집에 있는 그의 부인에게 작별인사를 하고 싶고 카톨릭 목사님에게 마지막 예배를 드리고 싶다고 말했다. 혈압이 급격히 내려갔을 때 그는 다시 의식을 잃었다. 나는 또 다시 Aramine을 그에게 투여했다. 그는 다시 의식을 찾았고 웃으면서 말했다. "잘했어" 나는 내 인생에서 이와 같은 칭찬은 받아본 적이 없었다.

나는 빨리 그의 집에 전화를 걸었다. 그의 형이 전화를 받았다. 나는 그가 어떤 상황에 처해 있는지 말해주었다. 그는 한 시간 안에 영어를 못하는 부인과 함께 병원에 도착하겠다고 말했다.

간호사가 나를 다시 그 방으로 불렀다. 그는 다시 의식을 잃었고 그의 혈압은 내려갔다. Aramine은 벌써 두 번을 주입한 상태여서 이번이 세 번째라는 생각을 했다. 그는 다시 의식을 회복했다. 그가 나를 그런 눈으로 쳐다보면서 "나 그때 진짜 죽을 뻔 했어"라고 얘기했던 것을 절대 잊지 못 할 것이다. 나는 그의 부인과 형이 지금 오는 중이라고 말했고 목사님도 구하는 중이라고 말했다. 나는 우리가 이 일을 다 끝내기 전까지는 제발 살아있어 달라고 부탁했다. 그때가 밤 11시를 넘었을 때였다. 디트로이트의 겨울날이었고 밖에는 눈보라가

쳤다. 나는 그에게 마지막 의식을 행해 주겠다고 말하는 목사님을 찾아내기 전까지 지역의 소 교구마다 연락을 했었다.

내가 다시 죽어가는 그를 찾아 방으로 들어갔다. Aramine이 더 필요했다. 그의 아내와 형이 도착하기 전에 목사님이 오셨다. 목사님은 마지막 의식을 행해 주셨다. 나는 환자의 얼굴에서 안정을 찾을 수 있었다. 그 목사님은 그의 가족이 도착했을 때 떠났다. 환자에게 약간의 Aramine을 더 투여해서 그는 그의 가족과 이야기 할 수 있었다. 나는 그 방에서 나왔다. 몇 분 후에 형이 나와서 자기가 할 수 있는 일이 없느냐고 물었고 그 형도 의식을 잃었다. 나는 이때쯤 환자가 정신을 놓을 시간이라는 생각에 그 방으로 들어갔다.

그의 부인은 간청하는 눈빛으로 나를 쳐다보았다. 나는 Aramine을 더 투여했다. 그는 다시 의식을 차리고 말했다. "고마워. 네가 할 수 있다면 아내의 기분을 조금 풀어주기 위해서 난 시간이 좀 더 필요하거든…." 나는 다시 밖으로 나왔다. 곧 그의 아내가 애원하는 듯 쳐다보면서 달려나왔다. 나는 들어가서 Aramine을 더 투여했다. 그는 다시 의식을 되찾았지만 이번에는 "나 이제 갈 수 있을 것 같아. 더 이상 날 되살려 놓지 말아줘."라고 말을 했다. 그는 약 45분 후에 세상을 떠났다.

나는 아주 잠깐 그 경험에 대해 생각했다. 그는 그 과정이 언제 끝나는지 알고 있었다. 그는 오늘이 육신을 갖춘 마지막 날이라는 것을 미리 통보 받았다. 이것은 몇 시간 동안 그를 순서대로 해결점에 도달하게 했고 그 죽음의 과정을 완성으로 이끌어 갔다. 나는 그가 마지막 의식을 치르기 전에 또는 그의 아내와 형과 이야기하기 전에 죽었다면 그는 너무 준비되지 않은 죽음을 겪는 것일 것이다. 이것이 오로지 2~3시간의 문제라 하더라도 그가 너무 빨리 죽는다면 그 죽음의 과정은 아마 방해를 받는 것일 것이다. 그는 좌절감과 화를 가지고 죽었을 것이고 다음 생애로 이런 부정적인 감정을 가져가게 될 것이다.

치료사로서 우리 일의 한 부분으로 환자가 다음 생애로 편안하고 깨끗하게 들어갈 수 있게 준비하는 것을 도와주는 일을 한다. 나는 그런 중요한 몇 시간의 늘어난 삶이 그를 매우 다르게 바꿀 수 있다고 생각한다. 때때로 죽음의 과정에 지장을 주는 유착 상태에는 생리학적인 이유가 있었을 것이다. 나와 매우 가깝게 지냈던 정골의사가 나한테 그녀가 겪었던 경험에 대해서 편지를 적어 보냈다. 어떤 환자가 힘겹게 고통에서 죽어가고 있었다. 그녀는 환자의 두개골천장을 가볍게 어루만졌다. 그 두개골천장은 경직되어 익스텐션 상태로 플랙션을 막고 있고 거기서 꽉 막혀 있었다. 그래서 그녀는 그 두개골의 확장을 유도하는 풀어주기 기법을 시술하였다.

5분정도 시간이 흐르자 두개골천장은 큰 주기의 플랙션 상태가 되었다. 그 환자는 미소를 지었고 매우 큰 숨을 쉬었다. 잠시후 그 환자는 얼굴에 평화로운 미소를 지닌 채로 죽었다는 것이다.

아마도 그 환자의 두개골의 과다긴장으로 생체학적인 죽음의 과정이 꽉 막혔던 임상사례일 것이다.

새로운 경험
Some New Experiences

1989년에 두 가지 매우 중요한 교훈을 얻게 되었다. 나는 그것을 공유할 것이고 그것을 당신이 원하는 것으로 바꿀 수도 있다. 다음에 발생한 두 가지 에피소드는 내가 뇌와 척수의 기능장애 센터에서 2주간 집중적인 프로그램을 진행했던 환자와 함께 연구할 때 일어난 일이다.

첫 번째는 30살쯤 되어 보이는 한 남성 환자다. 그는 로스앤젤레스 고속도로에서 발생한 저격수의 희생자중 한명이다. 총알은 그의 왼쪽 귀 뒤쪽으로 들어와서 그의 두개골을 지나 목 뒤로 꽂혔고 부분적으로 척추 두개가 부서졌다. 그 환자는 말을 할 수 없었고 휠체어를 타고 다녔다. 우리는 그의 머리와 목에 있는 에너지 낭포를 끌어내는데 많은 문제를 겪었다. 우리는 에너지 낭포 풀어주기를 위해 저격수의 정신 이상이나 화와의 관계를 해결하여야 했다.

나는 간단히 상처에서 나오는 저격수의 감정적인 에너지에게 물었다. 에너지낭포가 왼쪽 귀 뒤에서 천천히 풀어질 때 그의 모든 분노와 정신이상 증상을 느낄 수 있었다. 나는 마음속으로 계속해서 그 저격수의 외침을 들었다. "엿 먹어라! 엿 먹어라!" 이 세션이 끝나고 정신적 안정을 찾았다. 그의 태도는 차분하게 안정되었고, 그 사건에 대해 말을 할 수가 있었다. 그리고 그는 그의 다리의 감각과 약간의 조절능력을 되찾았다.

두 번째는 다른 차에 치인, 차를 같이 타고 있던 10대 소녀 둘의 이야기다. 두 소녀 모두 그 사고에 대한 기억을 잃었다. 직감을 따라서 우리는 두 환자를 평행한 테이블에 올려두었다. 나는 운전자와 승객 사이에 서 있었다.

우리는 함께 SER을 통해 그 사고를 재 경험하게 하고 그들이 탔던 차로 들어온 충격에너지를 경감시켰다. 우리가 그렇게 했을 때 이전에는 억압되었던 화가 표면으로 나타났고 다른 차에 타고 있던 운전자에 대해서 이야기를 했다. 한명은 휠체어를 타고 있었고 다른 한 환자는 제3 동안신경과 제5 삼차뇌신경에 장애가 남아 있었다. 이것은 가장 효과적인 세션이었다. 우리는 결국 두 소녀로부터 자신들을 부딪쳤던 차량의 운전자가 느낀 감정에 대해서 조금의 연민을 이끌어 냈다. 우리가 이전에 이 두 환자를 집중적으로 연구했을 때는 그 사고를 재연 할 수도 없었고 억제된 화에 다가갈 수도 없었으며, 그 사고의 결과로 얻은 손해에 대해서 다른 운전자가 느낄 감정을 확실히 생각할 수도 없었다.

앞서서 한 그 세션의 결과로 휠체어를 타고 다니는 소녀는 이제 자신의 몸을 오른쪽 다리로 지탱할 수 있게 되었다. 두 소녀 모두 이제 자신들을 치었던 여성과 함께 만나서 기꺼이 이야기할 수 있게 되었다.

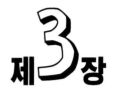

제3장

벡터/축의 통합과 정렬
Vector/Axis Intergration and Alignment

우리가 벡터/축의 통합과 정력이라고 부르는 기술은
내가 25년 이상 동안 직감적이고 주로 비의식적으로 행한 방법이다.

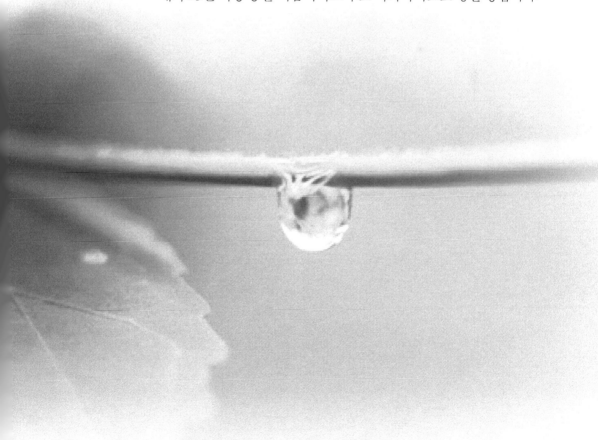

우리가 벡터/축의 통합과 정렬이라고 부르는 기술은 내가 25년 이상 동안 직감적이고 주로 비의식적으로 행한 방법이다. CST-진찰과 치료에 필요한 방법으로 이것은 두개천골요법과 함께 체성·감성 풀어주기를 잘 이루어지게 한다.

1980년 초반 전문 두개천골요법 세미나에서 Adam이라는 학생은 내가 정확히 무엇을 하는지를 물었다. 나는 그 질문에 적당히 답을 해서 넘겼다. 그는 더 집요하게 그 질문을 다시 했다. 나는 내가 무엇을 하는지 왜 하는지에 대한 인식을 하지 못하고 있었음을 깨달았다.

그것이 무엇이든 내 손과 몸이 환자에게 맞는다고 느끼는 것을 따라 행할 때 이 기술을 사용했다. 이것은 매우 민감했다. 이것은 끌어 당기기, 회전하기, 옆으로 구부리기, 압축하기, 기다리기 등의 순간에 사지를 이용한다. 내가 환자의 몸에 시행한 이런 수동적인 대부분의 움직임은 매우 작은 형태이다. 때때로 나는 효과를 보기 위해 환자의 몸통에서 발목을 몇 인치 옮겼다. 나는 항상 정확한 지점에 딱 들어 맞는 어떤 느낌을 받았다. 이런 일이 있은 후 그 부위로 결합하는 느낌이나 안정감이 있었다. 이 기법은 보통 세션 마무리 차원의 접촉법이었다.

Adam은 질문을 계속했고 남은 그룹 사람들도 주변에 모이기 시작했다. 나는 반듯이 누운 환자의 발에 서서 그 질문에 체계적으로 대답하려 노력했다. 갑자기 나는 환자의 몸 위에서가 아닌 내부에 놓인 매우 활동적이고 번쩍이며 에너지가 넘치는 선들을 보았다.

구조상으로 그 막대기는 우리가 어렸을 때 그렸을 법한 막대기 모양과 닮았었다. 그 선들은 너무 빛나고 에너지가 넘쳐서 독립기념일의 불꽃처럼 보였다. 우선 반짝이는 모든 선들은 환자의 신체 내부에서 나타났다(그때부터 나는 종종 환자의 외부에서도 그 선들을 본다).

하복부에서 척추를 따라 쭉 올라가 머리까지 연결된 선이 있다. 하지만 이것은 명치 바로 아래에서 막혀있었다. 그리고 번쩍이는 두 개의 평행한 선이 있다. 한 선은 어깨에서 어깨에 그려져 있고, 다른 한 선은 엉덩이에서 엉덩이로 그려져 있다. 이 선들은 번쩍이면서 막혀있는 척추에 위치한 수직선과 연결되어 있다. 두 평행한 줄의 측면 끝에 축이 있다. 이 축은 연결된 팔과 다리를 기울이고 어깨에서 손으로 양 팔을 뻗고 엉덩이에서 발끝으로 양 다리를 뻗게 한다. 오른쪽 어깨의 축이 어쩐지 차단된 것 같았다. 오른쪽 팔의 선은 실질적으로 어깨선과 연결되어 있지 않았다. 엉덩이에 있는 선은 약 10도정도 기울어져 있었다. 오른쪽 끝은 위로 올라갔고 왼쪽 끝은 아래로 쳐져 있었다. 하지만 축은 연결이 되어 있어서 다리의 선은 엉덩이의 선을 통해 연결되어 있었다(그림 3-1).

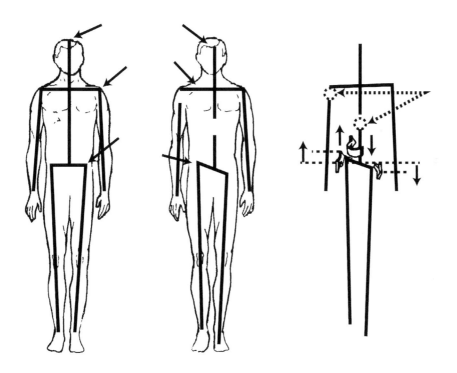

그림 3-1 이상적인 내부벡터/축 시스템(왼쪽)과 우리가 본 시스템(가운데)의 비교.

오른쪽 벡터/축 시스템은 좀 더 명확히 보기 위해 몸에서 끌어낸 그림.

　　나는 Adam과 남은 그룹원들에게 신체 내부에 번쩍이는 가상의 선들을 가리켰다. Adam은 그도 즉시 볼 수 있었던 그 선들이 무엇인지 물었다. 일반 사람들의 눈에는 절대로 볼 수 없는 것이지만 망설임 없이 나는 그 선이 내부 벡터라고 말했다. 벡터는 화살표와 같이 크기와 방향을 가지는 선이다(그림에서는 힘, 속도와 같이 크기 및 방향에 의해 정해지는 양 -역자주). 이 벡터는 매우 에너지가 넘치는 듯 보였다. 이것은 또한 명치와 오른쪽 어깨 축에서 차단된 것이 어쩐지 연결되어야 할 것 같았고, 엉덩이에 있던 벡터는 대각선 위치에서 평행선까지 바닥으로 위치를 바꾸어야 할 것 같았다.

물론 그 학생들이 한 다음 질문은 "우리가 이 내부벡터를 가지고 무엇을 할 수 있을까요?" 이었다. 나는 망설임 없이 신체 내부에서 연속체가 차단된 곳을 연결해 쭈욱 펴고 환자의 몸이 안내하는 대로 균형을 맞추거나 위치를 바꾸는 것이라고 대답했다. 이 시점에서 나는 이것이 내가 수십년간 비의식적 수준에서 직감적으로 해오던 것이었다는 것을 깨달았다. 내가 어떻게 이 환자의 내부벡터 시스템을 통합과 정렬을 하려 했는지 이 학생들에게 알려주기 위해 나의 손이 가는 대로 따라가야 했다. 긴장되는 결정적인 순간이었다. 내 손과 눈으로 느낀 두 가지 분리된 혹은 쭈욱 이어진 내부벡터를 연구해온 것을 내가 볼 수 있을까? 환자의 몸에 접촉하고 있는 내 손의 움직임이 내가 처음으로 본 벡터시스템의 차단을 연결 할 수 있을까? 당시에 전문 두개천골요법 과정의 수업이 10명의 학생밖에 없다는 것이 얼마나 다행이었나.

그들 중 한명이 치료대 위에 환자로 있었다. 나는 내 손이 무엇을 해야 하는지 그냥 맡겨두기로 했다. 우리는 벡터가 단절되어 있는 곳들이 다시 연결되는 것을 보았다. 분리된 끝이 모이게 되었을 때 근육운동감각을 느낄 수 있었다. 그리고 그들이 안전하게 하나의 벡터로 접속될 때를 우리는 느낄 수 있었다. 엉덩이에 있던 대각선의 벡터가 이동할 때 근육운동감각이 확실하지 않았지만 그것이 와블링 형태로 일어나는 것은 볼 수 있었다. 균형지점이 이루어질 때 딱 들어맞는 느낌이 있었다. 대부분의 학생들은 이 현상이 발생하는 것을 느꼈다. 내가 치료하는 것의 효과를 바로 볼 수 있다는 것은 참 흥미로웠다. 이제 내가 환자에게 했던 것을 설명하겠다.

우선, 나는 평행한 골반에 위치한 벡터의 관계와 수직의 척추벡터의 균형을 맞추기로 했다. 이 결정은 직관적으로 내렸다. 나는 부드럽게 오른쪽 다리를 당기고 동시에 왼쪽 다리를 밀면서 수평-수직의 벡터의 정렬했다. 초점은 왼쪽다리를 긴 지레로 사용하면서 움직인 엉덩이에 두었다. 내 양손에 한쪽 발꿈치를 올려두었다. 나는 발과 다리를 위쪽 허벅지로 살짝 들어 올려 테이블로부터 살짝 떨어지게 해 몸의 마찰력을 줄였다. 벡터가 평행으로 정렬하기 위해 나타났을 때 나는 척추벡터 주변에 이례적인 순환이 있음을 알게 되었다. 오른쪽 측면 끝의 평행한 골반은 뒤쪽에 있었고 왼쪽 측면 끝의 골반은 앞쪽으로 나와 있었다. 이 벡터의 어긋난 정렬은 신체의 어긋난 정렬과 어떠한 관계도 가지고 있지 않음을 강조하고 싶다. 천천히 조심스럽게 다가간다면 우리는 벡터를 이동하기 위해 신체를 움직일 수 있었다. 이것은 신체와 충분히 에너지를 가진 시스템이 있는 벡터 사이에 어떤 자력이 존재하는 것과 같다(그림 3-2).

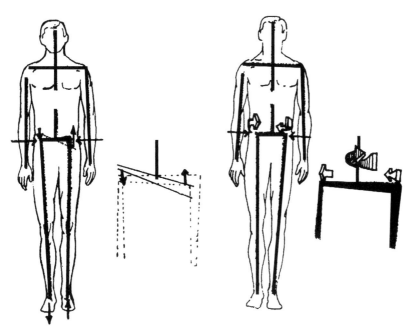

그림 3-2 경사진 골반의 벡터/축이 수직의 척추 벡터/축과의 관계가 어떻게 바로잡히는지를 보여줌. 본문 참조.

나는 발끝에서 시계 반대방향으로 골반을 조금 돌렸다. 나는 나와 환자의 몸을 잡고 있지 않은 학생들이 제자리에 들어맞는 느낌을 받을 때까지 계속했다. 일단 이 느낌이 들면 벡터가 자리를 잡고 그 자리에서 만족을 느꼈음을 보여줄 때까지 몇 초간(약 10초) 기다렸다. 당신이 만약 이상적인 벡터의 형태를 갖추고 난 뒤 몸을 너무 빨리 움직인다면 당신은 벡터의 연속체를 잃게 되거나 문제가 있는 신체의 일부분을 회복할 때 다시 그 벡터가 뒤틀리게 될 것임을 알게 될 것이다.

다음으로, 나는 오른쪽 팔의 벡터를 어깨에 다시 접촉하였다. 나는 그 팔의 벡터가 어깨의 벡터와 수평이 될 때까지 팔을 쭉 폈다. 그리고 나서 연결되지 않은 벡터의 두 끝이 모일 때까지 팔을 밀었다(그림 3-3).

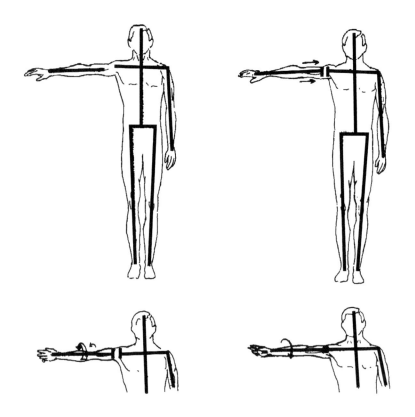

그림 3-3 어깨라인의 가로벡터와 측면 끝과 오른쪽 팔의 벡터가 재결합하고 정렬하는 방법의 단계를 보여줌. 본문참조

이 시점에서 근운동 감각과 직감이 우세해진다. 나는 두개의 끝이 모이는 느낌을 받았다. 그들은 마네킹의 팔을 붙이는 위치에 거는 것처럼 어떤 갈고리 같은 것이 필요한 듯 느꼈다. 나는 시계 반대방향으로 약 90도 정도를 회전시켰다. 그리고 천천히 팔이 제자리에 들어맞는 느낌이 들 때까지 시계방향으로 약 60도 정도를 회전시켰다. 학생들 또한 이 느낌을 느꼈다. 나는 벡터통합이 안정된 것처럼 보일 때까지 다시 약 30초정도를 기다렸다. 이 안정감은 두 벡터가 통합될 때 생기는 안도의 한숨 같았다.

나와 함께 있던 모든 교육생들도 통합이 완전히 이루어졌을 때를 이해하는 것 같았다.

다음으로 나는 한 손을 천골 아래에 두고 다른 한 손은 흉부의 척추아래에 두었다(그림 3-4).

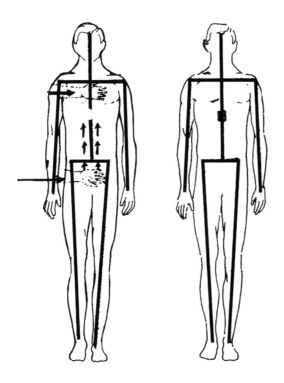

그림 3-4 횡격막 아래 척추/축 벡터의 차단을 다시 연결시키는 방법. 본문 참조

나는 명치에 있는 벡터에서 차단된 지역의 연결을 느끼고 볼 수 있을 때까지 아래쪽의 척추를 흉부의 척추로 압력을 가했다. 우리 모두는 단절된 내부 벡터의 양 끝이 닿았을 때 그것을 느낄 수 있었다. 우리는 이것이 안정될 때까지 몇 초를 기다렸다. 그리고나서 나는 손을 떼어 냈다. 빛나고 번쩍이는 선의 시각화를 이용한 환자의 재검사에서 통합되고 매우 에너지가 넘치며 볼 수 있는 내부벡터 시스템이 그의 몸 안에서 나타났다.

나는 이런 작은 마지막의 어루만짐이 우리 모두를 놀라게 한 것을 이해하고 시각화하고 설명하고 가르치기 위한 첫 번째 시도를 입증해야 했다. 이 첫 번째 실연이 있은 후 우리는 이틀간의 수업이 남아 있었다. 우리는 연구실험을 계속 했고 번쩍이는 선의 개념과 기술을 계속해서 연구했다. 스릴 만점의 이틀이었다. 여기서 우리는 이전에 볼 수 없었던 것을 보았고 이전에 느낄 수 없던 것을 느꼈다. 나는 이것이 가르칠 수 있는 CST기술이라는 것을 안다.

그 첫 번째 연구실험 이후로 나는 이 주제를 체성·감성 풀어주기 연구의 내용에 포함시켰다. 거기서 우리는 번쩍이는 선이 보이는 것을 약 60명의 학생들에게 가르쳤는데 그들 대부분은 그것을 할 수 있었다. 또한 그 결과를 재현할 수 있었고 벡터의 통합과 정렬을 실험하는 모든 사람들이 그것의 긍정적인 효과를 매우 잘 알 수 있었음을 알았다. 환자들은 증가하는 신체의 인지와 전반적인 연결이 향상되는 느낌을 계속해서 표현했다.

나는 축(Axis)이라는 단어를 이 방법을 명명할 때 내놓았다. 왜냐하면 벡터는 움직임이나 힘을 포함하고 있기 때문이다. 직접적인 힘은 항상 번쩍이는 선의 구성요소라고 하고 싶지 않다. 다른 한편으로 어떤 사람들에게는 에너지로 가득 찬 힘의 방향이 될 수도 있다. 그래서 정확히 하기 위해 나는 환자에게 겹쳐진 번쩍이는 시각화된 선을 벡터/축Vector/Axis이라는 용어로 같이 사용하기 시작했다.

많은 치료사들은 개별적인 특징을 가진 선을 본다. 어떤 사람은 파란색 선을, 어떤 사람은 금색이나 노란색 등을 본다. 내가 알려줄

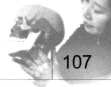

수 있는 것은 이것을 보는 방법이다.

　임상실험 중 우리의 새로운 기술을 체험했던 사람들 중 한명은 중앙 발레단의 남성 리드댄서였다.

　악성이 아닌 척수종양을 앓고 있으면서 그는 이 발레 단원들과 약 6년간을 같이 춤을 춰왔다. 내가 그를 만나기 6개월 전에 그 종양이 성공적으로 제거되었다. 그는 어떤 사고나 병발 없이 회복이 되어 갔고 물리치료는 수술 후 얼마 지나지 않아 시작되었다. 이제 그는 증상으로부터 자유로웠다.

　그가 우리 연구소에 왔을 때 그는 지팡이를 짚고 걸어다녔다. 걸음걸이는 약간 딱딱하고 주저하는 모습이었다. 그는 걸을 때 그의 다리를 약간 옆으로 돌렸다. 그는 원하는대로 다리를 움직이는 데 매우 어려웠다고 말했다. 댄서로서 그는 그가 요구하는 대로 자신의 몸을 움직이게 해왔었다. 그는 척수종양 수술전에는 눈으로 보지 않고도 자신의 신체 부분이 어디에 있는지 확실히 알았었다. 그런데 그는 이런 지각기능의 일부를 잃었다. 그의 몸의 행동과 인식의 표현과 요구는 보통 사람들보다 현저하게 큰 것이었다.

　그는 치료받는 2주동안 우리에게 와서 총 8번의 치료를 받았다. 첫 번째 세션에서 경막관의 세로 방향의 이동성이 부족한 것을 발견했다. 이것은 흉부 중간과 아래쪽에서 매우 단단하게 차단되어 있었다. 나는 처음 두 번째와 세 번째 세션을 거의 경막관의 움직임에 초점을 맞추었다. 나는 후두부와 천골을 핸들을 이용해 양쪽 끝에서 작업을 했다. 어떤 때는 이런 핸들의 움직임을 발견해야 했다. 나는 뇌경막의 체액을 억누르기 위해 다양한 CST두개천골요법 중에서 CV-4 기술을 사용했다. 나는 위에서 아래로 또 아래서 위로 머리의 꼭대기와 척추베이스 사이에서처럼 흉부의 앞쪽에서 뒤쪽까지 V-spread 기술을 사용했다.

　에너지를 경막관의 전체 구간으로 원활하게 내보내는데 시간이 좀 걸렸다. 하지만 그럴만한 가치가 있었다. V-spread 기술은 한쪽 손에서 다른 손으로 에너지를 보내고 그 손으로 그것을 받았음을 느낄 때 까지 계속해서 보내는 것을 의미한다. 당신은 시간을 충분히 가져야 하고 정확하게 시술하고 있음과 그 일을 완벽히 끝냈음을 스스로 알고서 확신해야 한다. 그 작업이 끝났을 때 당신은 맥박과 열을 느끼고 마침내 그 에너지를 받은 손에서 이완된 풀어주기의 느낌을 느낄 수 있다.

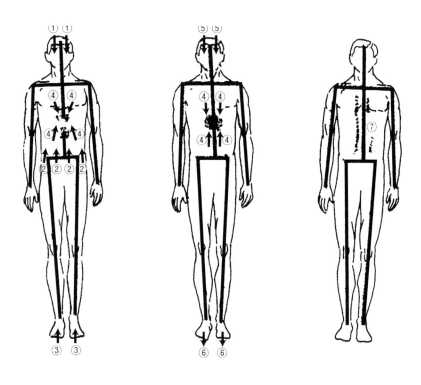

그림 3-5 척수 종양의 절제수술 후 척추의 수직 벡터/축을 다시 연결하는 단계를 보여줌. 본문 참조.

1) 차단된 벡터/축의 끝으로 접근하기 위한 시도로 머리에서 몸통으로 압력을 가함-실패. 2) 골반에서 비슷한 접근 시도-실패. 3) 발에서 비슷한 접근 시도-실패. 4) 벡터/축의 연속성이 방해된 지점에서 부분적으로 접근시도 성공. 5) 머리에서 몸으로의 압박이 이제 유익해짐. 6) 발에서 잡아당김은 수직벡터/축을 단절하지 않음. 7) 원래의 벡터모습이 유지됨.

척수종양 수술을 하였던 환자는 척추관의 벡타/축의 연결을 통해서 운동협응이 즉시 향상되었음을 알게 된다. 그의 다리는 때때로 그들이 따르지 않았던 환자의 명령에 따랐다. 그의 무릎은 더 쉽게 그가 지시한 곳으로 구부러졌다. 이 첫 번째 주 끝까지 그의 운동협응이 눈에 띄게 향상되었다. 하지만 그의 신체 내면의 인식은 그가 바라는 대로 향상되지 않았다. 그가 위로 뛰어 오를 때 그의 발이 언제 바닥에 닿을지 또는 올바른 지점에 있는지 확실히 알지 못했다(그림 3-5).

나는 벡터/축의 통합과 정렬을 시도했다. 이것은 번쩍이는 선을 처음 임상실험한 뒤 약 3주가 걸렸다. 나는 그의 척추의 수직 벡터/축의 매우 두드러진 단절을 보았다. 두 연결되지 않은 양끝 사이의 간격은 약 6인치정도의 길이였다. 나는 그의 후두부에서 아래로, 골반에서 위로, 그리고 마지막으로 그의 발에서 위쪽으로 에너지를 밀어냈다. 그리고나서 살펴보니 연결되지 않은 양끝에서 만들어진 번쩍이는 에너지를 볼 수 있었다. 하지만 양끝은 서로 가까워지지는 않았다. 나는 이 끝을 척추의 수직벡터/축의 연속이 단절된 지역에서 손으로 직접 모으기로 결심했다.

이런 단순화한 접근은 그때 당시 약간 엉뚱하게 느껴졌다. 하지만 나는 어떤 것도 다치지 않게 할 것이란 걸 알았기 때문에 그냥 시도했다. 어떤 일이 발생하기 전까지 2~3분 정도가 걸렸다. 그리고 나서 연결되지 않았던 양끝은 사이를 좁히면서 서로를 향해 움직이기 시작했다. 짧은 시간에 그들은 서로 가까워졌지만 양끝이 서로 결합한 것 같아 보이진 않았다. 나는 환자의 머리 뒤로 가서 제자리에 들어맞는다는 익숙한 느낌이 들 때 까지 부드럽게 아래쪽으로 밀었다. 이런 느낌은 두 끝이 서로 결합된 감각을 따랐다. 그다음 저항이 지나간 듯 안정감이 있었다. 그 뒤 나는 그의 발로 가서 부드럽게 에너지를 아래쪽으로 내렸다. 척추의 수직 벡터/축은 그것의 원래모습을 유지했다. 그의 벡터/축 시스템은 나에게 정상적이고 손상되지 않고 매우 반짝이는 것처럼 보였다. 그는 내가 어떤 행동을 했는지 물어보지 않았고 나도 어떤 설명도 자발적으로 하지 않았다.

다음날 그는 자신의 종양이 그를 괴롭힌 이후 처음으로 그가 하늘로 뛰어 올라 바닥으로 내려 올 때 자신의 발이 어디에 있는지 정확히 알게 되었다고 말했다. 그는 정확히 알았다. 두 발이 언제 바닥에 닿을 지와 바닥에 닿을 발과 다리가 제어됨을 느끼는 것을 정확히 알고 있었다. 우리는 기뻐했고 그의 신체 지각이 벡터/축의 통합과 정렬의 과정 후에 매우 빨리 돌아 왔음에 놀랐다. 나는 그 세션의 나머지 시간을 그의 두개천골 시스템을 활성화시키고 그의 척추 경막관의 움직임을 증가시키고 그의 벡터/축 시스템을 재평가하는데 시간을 보냈다. 사실상 내가 할 일은 별로 없었다. 그의 두개천골 시스템과 벡터/축 시스템은 원래대로 정확한 작업 순서를 유지하고 있었다.

그 첫 번째 벡터/축 시스템의 발생 이후로 나는 이 기술을 알려준 다른 사람들로부터 몇 몇 보고서를 받았다. 주관적이고 일화적인 수준의 임상실험 결과는 매우 훌륭해 보였다. 그 기술은 몇 몇 치료사들의 방법으로 급속히 동화되었다. 이 개념의 매력은 모든 두개천골 요법의 반응에서 나오는 것 같았다. 이것은 전혀 위험이 따르지 않는 기술이다.

이것은 최소한의 시간을 소모한다. 하지만 그때 환자와 1:1로 있어야 한다. 그리고 이것은 정해진 답이 없는 기술이다. 두개천골요법 치료사들이 그들의 이해와 기술과 태도와 생각을 발전시키고 지속적인 연구를 통해서 새로운 비젼이 열렸고 벡터/축의 통합과 정렬도 발견하게 되었다. 이런 기술을 연습한 사람들에게 이 기술은 그들의 감각적 제한을 발전시키고 확장시켰다. 인체라고 하는 미지의 세계가 더 많은 연구와 탐험을 기다리고 있다.

이제 우리가 처음 벡터/축의 통합과 정렬을 CST세션에 추가한 이래로내가 만들고 보았던 더 깊은 임상실험의 관찰로 넘어가자. 때때로 벡터/축은 신체 경계의 바깥에도 위치한다. 이런 경우 나는 신체를 바뀐 벡터/축을 모으기 위한 자석 정도로 이용했다. 벡터/축이 몸 안에 자리를 잡고 안정된 후 몸은 벡터/축을 정렬의 알맞은 위치로 조종하거나 차단된 지역의 분리된 양끝을 다시 연결하곤 했다(그림

3-6).

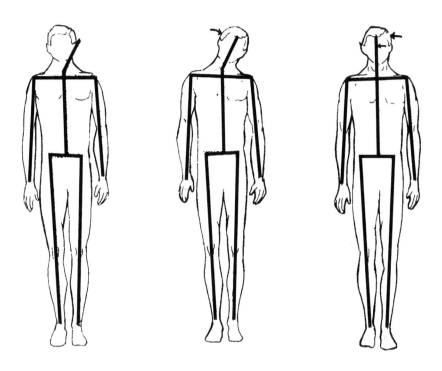

그림 3-6 신체에서 옮겨져 정상적인 자리로 돌아간 에너지가 넘치는 벡터/축을
모으기 위해 머리와 목을 사용하는 법을 보여줌. 본문 참조.

벡터/축을 이동시키기 위한 수단으로 몸을 이용하기 전에 신체의
적당한 지점에서 벡터/축이 결합하기 위해서는 시간이 필요하다. 이
것은 마치 몸이 벡터/축을 위해 짧은 시간동안 자석으로 사용되는 것
과 같다. 신체가 너무 갑자기 너무 빠르게 움직이면 벡터/축을 잃게
된다. 즉 신체와 벡터/축 사이에서 자석의 끌어당김은 없어진다. 이
것이 발생할 때 어떠한 손상도 입지 않는다. 그냥 뒤로 가서 벡터/축
을 모으고 다시 시도할 수 있다.

벡터/축의 연속성은 에너지 낭포와 체성의 기능장애, 신체적 충
격과 감정의 동요 같은 것에 의해 확실히 뒤틀리거나 방해받는다. 만

약 벡터/축 시스템을 통합하고 정렬했지만 환자의 심층적인 감정문제가 해결되지 않았다면 그 벡터/축은 매우 빨리 정렬되기 전의 패턴이나 차단된 곳으로 돌아갈 것이다. 나는 때때로 이런 비정상으로 돌아가는 것을 봐 왔다. 이러한 시스템은 문제점이 발견 되었건 되지 않았건 간에 환자의 비의식 아래에 놓여진 사라졌던 신체적 감정적 문제가 있는지 없는지 또 벡터/축 시스템의 차단이나 잘못된 정렬을 유발하는지를 발견하는데 쓰일 수가 있다.

치료사는 속도와 위치, 순환하는 벡터/축의 단절이나 잘못 정렬하는데 엄격함에 놓인 문제의 목적과 의미를 정교하게 다룰 수가 있다. 환자가 거스르는 행동을 하거나 요구나 기대에 따라 행동하지 않고 그래서 거부반응을 보이는 것을 고려하는 환자의 특성에 대해 배울 수 있다. 좋아지는데 저항이 있을 수 있다. 아니면 에너지 낭포를 놓치거나 체성의 기능장애를 놓치거나 벡터/축 시스템의 되풀이되는 단절의 연속에서 다른 감정적인 원인을 놓칠 수도 있다.

체성·감성 풀어주기 수업중에 단절된 척추의 수직 벡터/축의 재결합을 성공했다. 이 분리는 허리 아래에서 생겼다. 그 지원자는 학생이었다. 마지막 재결합의 몇 초 사이에 몇 몇 학생들과 나는 이 척추의 수직 벡터/축의 재분리를 보았다.

다시 나는 벡터/축을 재결합했고 그것은 즉시 분리되었다. 이 재분리는 내가 원인을 찾아내기 전에 3번 발생했다. 이 세 번의 재결합과 분리 후에 그 지원한 학생은 원치 않은 임신과 유산의 영향을 풀어주고 재 경험하는 체성·감성 풀어주기 세션에 돌입했다. 그 뒤 그녀는 임신이 완성된 것처럼 자연스러운 유산과정을 완성했다. 그녀는 또한 유산을 통해 그녀의 아이를 죽인 것에 대한 숨겨진 죄의식과 직면하여 해결했다. 또한 그녀는 죄의식 상태에 빠졌음에도 불구하고 그녀의 성적 충동을 처음으로 자신의 성욕으로 받아들이려고 하였다. 본질적으로 그녀는 그녀의 임신과 유산 이래로 부인하려 했던 유산시킨 아이의 존재와 성적 본능에 직면하게 된 것이다.

그녀의 성욕과 낙태아의 존재와 자신의 본능적 욕구를 부인하려

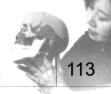

는 시도에서 그녀는 그녀의 허리와 음부 사이에 척추의 수직 벡터/축의 연속성이 차단되었다. 이 척추 벡터/축의 재결합이 지속될 수 있게 하기 전에 그녀는 자기자신을 용서하고 그녀의 성욕을 받아들여야 했다.

약간의 대화와 상담으로 그녀는 자신의 음부와 비뇨기 장기가 문제있음을 다시 인식했다. 그녀는 자신을 스스로 용서했다. 그 벡터/축은 다시 결합되고 원래대로 남아 있었다. 그 실험 이후에 나는 벡터/축의 분리와 잘못 정렬됨이 명백히 나타나는 감정에 바탕을 둔 신체의 일부분을 거부하는 몇 몇 경우를 알게 되었다.

오른쪽 팔과 어깨에 고통의 원인을 가진 젊은 남자의 예가 매우 흥미롭다. 그는 고통을 발생할 만한 어떤 특별한 사고나 부상이 없었다고 생각할 수 있다. 그는 고통을 가지고 어느 날 아침에 깨어났다. 그는 여러 종류의 치료를 받았지만 문제가 있는 곳은 어떤 치료법에도 응답하지 않았다. 점점 더 악화되는 것 같았다. 그것은 그렇게 심각한 문제는 아니었지만 그의 아들과 함께 축구공을 차거나 야구공을 던지는 것을 방해할 수는 있었다. 그 환자는 고등학교 시절에 미식축구팀에서 쿼터백을 맡고 있었고 지금 12살인 아들이 몇 년 후에는 고등학교 팀의 우수한 선수가 되기를 매우 원했다.

첫 번째 세션동안 우리는 대부분 물리적인 에너지 낭포 풀어주기를 했다. 이 세션이 끝난 뒤 나는 오른쪽 팔의 벡터가 가로의 어깨 벡터/축의 측면 끝과 연결되지 않음을 알 수 있었다. 또한 기울어진 어깨 벡터/축의 오른쪽이 척추의 수직 벡터/축과 연결되지 않았었다. 나는 분리된 두 벡터를 동시에 붙이는 시도를 하면서 팔을 수평이 되게 잡아 당겼고 중앙으로 압박을 가했다. 성공적이었다. 재결합은 3분간 지속되었지만 곧 다시 분리된 상태로 돌아갔다.

다음 세션중에 체성·감성 풀어주기는 그가 중요한 미식축구 경기에서 잘못 패스를 한 이유로 그 자신의 오른쪽 팔을 거부하고 있음을 보여 주었다. 다른 팀에서 그 패스를 가로챘고 그 게임에서 지게 되었다. 이것이 고등학교 미식축구 선수로서 마지막 게임이었다. 그는 대학에 진학하지 않아서 이것이 그의 미식축구 경력의 마지막이 되었다. 그는 그의 오른쪽 팔과 어깨에 매우 화가 나 있었다. 그것은 그의 인생에서 매우 중요한 시점에 매우 안 좋은 행동으로 남겨져 있었다. 그의 아들이 고등학교에 입학할 때가 가까워오고 그의 아들에게 쿼터백이 되는 것과 미식축구의 패스를 가르쳐주려 할 때 그의 팔과 어깨에서의 거부반응은 점점 심해졌다.

세션중에 대화와 상담을 통해 그의 팔과 어깨와 원만한 관계가 성립되었다. 그는 자신의 팔과 어깨를 용서하고 받아들였다. 나는 분리되어있던 벡터/축 시스템을 재결합했다. 그의 팔과 어깨의 기능은 정상으로 돌아왔다(나는 그의 아들이 아빠가 그랬던 것처럼 그의 미식축구 경력을 너무 심각하게 받아들이지 않았으면 한다). 벡터/축의 통합작업을 하는 기간이 지난 뒤 나는 때때로 환자의 척추측만 치료에 직감적으로 사용 해왔다(그림 3-7)

환자의 진찰시 벡터/축 시스템의 부분에 들어가기 전에 내가 척추만곡을 어떻게 다루는지에 대한 배경지식을 설명하겠다. 우선 나는 몸통을 따라 활동하고 있는 특정 장애를 찾기 위해 내부아칭(Arching) 탐색을 이용한다. 척추만곡의 중심인 장애지역을 찾는다. 비뚤어진 척추를 따라 작은 근육들이 잘못된 정보를 큰 근육으로 옮길 수 있다는 것이 내 생각이다. 나는 이런 긴장한 작은 근육을 찾아 그것을 풀어주는 시도를 한다. 나는 두개천골 시스템의 균형 맞추기와 이 접근을 연결하여 생각한다.

일단 이것이 이루어지면 나는 수직기둥과 골반과 사지를 동원하고 균형을 맞춘다. 또한 척추만곡이 가능한 감정적인 원인을 발견한다. 이런 감정적인 원인은 척추의 수직으로 번쩍이는 선의 되풀이되는 만곡을 유발할 것이다.

이 시점에서 나는 이미 벡터/축 시스템에서 단절과 뒤틀림을 유발하는 모든 요인을 내가 할 수 있는 한 본질적으로 제거하였다. 모든 세션의 끝에서 나는 벡터/축 시스템을 다시 정렬하고 통합했다. 나는 이것을 그 시스템의 조직과 온전함을 계속 방해하는 기능장애 진행의 존재와 에너지 낭포 그리고 감정을 나타내는 지표로 사용했다.

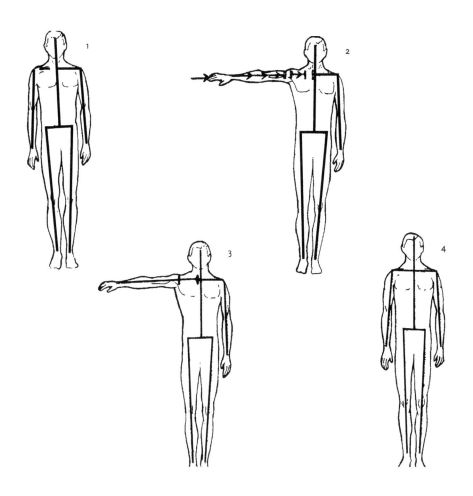

그림 3-7 1) 척추의 수직 벡터/축과 오른쪽 측면 끝에 인접한 어깨의 수평 벡터/축에서 단절.

2) 재결합의 위치. 3)재결합 발생. 4)정상으로 돌아옴. 본문 참조.

벡터/축 시스템 사용 이외에 나는 만약 우리가 척추의 수직 벡터/축의 일직선을 유지하고 동시에 척추의 이동성을 이룬다면 척추의 벡터/축의 일직선은 아주 느리기는 하나, 유동성 있는 척추를 그 일직선 쪽으로 움직이게 할 것이라는 강한 인상을 받았다.

그래서 척추측만증 환자는 일주일에 한번이나 두 번 보는 것이 중요하다. 왜냐하면 일주일에 가능한 많은 시간에 가능한 똑바로 척추 벡터/축을 유지하는 것이 꼭 필요하기 때문이다. 이제 벡터/축의 통합과 정렬은 CST진단과 치료기술의 중요한 부분이 되었다. 당신도 알다시피 이것은 머리 속에서 매우 특수화 된 형식의 기술적인 이용과 동시에 인식의 기술적인 적용을 포함한다. 수술과 약물등의 대증치료법에 익숙한 사람들은 의학적 분석으로 관습적인 접근에서 머릿속에서 그려낸다는 것은 엄격히 금기시 되어 있다. 그러므로 상상력이 부족한 치료사는 절대로 내부 벡타의 번쩍이는 선들을 보지 못한다. 나는 그 상상이 얼마나 중요한 것이 될 수 있는지에 대해 지금도 매일 배우고 있다. 두개천골요법이 뇌 신경계분야의 중추신경계, 자율 신경계 조정, 두개천골의 뇌척수액 균형과 순환계, 근골격계, 내분비계, 신경계를 포함하는 면역계 기능강화 등의 자연 치유력을 직접적으로 증진시키는 신체적 근본치료뿐만이 아니라, 일반상식으로는 믿을 수 없는 감정적·정신적 치료영역으로 진입하였음을 의미한다. 지난 25년간 연구 개발된 이러한 방법들은 더욱 발전하고 진보할 것이다. 눈에 보이는 것만이 전부는 아니다.

제**4**장

치료적 연상과 대화

Therapeutic Imagery and Dialogue

잠자리에 들 시간이다. 내 방의 불은 꺼져있지만, 방문은 살짝 열려있고
복도에서 약간의 빛이 새어들어 오고 있다.

이 장은 내부의사와 상상을 이용한 치료요법의 과정 중에 발생하는 여
러 내재적 요소들을 소개하는 데 있다. 내부의사란 보통은 환자 자신의 증
상의 원인과, 그 증상을 완화시키기 위해 할 수 있는 것이 무엇인지 등 자신
의 건강 상태에 대해 완벽하게 잘 인지하고 있는, 현실적이고 상상적인 모
든 사람 안에 존재하는 또 다른 자아이다. 여기서 현실적이고 상상적이라
는 말을 통해 무엇을 의미하고자 하는 것일까? 한번 살펴보자.

연상, 상상, 그리고 자신에게 말하기
Imagination, Fantasy and Talking to Yourself

잠자리에 들 시간이다. 내 방의 불은 꺼져있지만, 방문은 살짝 열려있고 복도에서 약간의 빛이 새어들어 오고 있다. 엄마는 이불을 끌어올려 주시고 잘 자라고 키스를 해주셨다. 엄마는 내 옷장 안에 있는 괴물에 대해서 전혀 이해하지 못하신다. 그 괴물은 언제나 내 방의 불이 꺼지고 내가 잠에 들려 하면 나를 잡아가려 한다. 그는 옷장 밖을 살펴보고 있고 나는 괴물의 빛나는 노란 두 눈을 볼 수 있다. 그는 나를 납치해 영원히 어딘가로 데려가려 한다. 그가 옷장 밖으로 나오기 시작한다. 나는 너무나 두렵다. 내 심장은 터질 듯 두근대고 나는 아무 소리도 낼 수가 없다.

마침 제 때에 나의 천사인 제니퍼가 창턱에 나타나고 방안은 환하고 반짝거린다. 그녀가 해야 하는 일은 그녀의 마법 지팡이를 괴물을 향해 겨누고 그의 행동을 막는 것이다. 그러자 괴물은 그가 원래 있던 자리인 옷장으로 슬그머니 돌아가기 시작한다. 그는 제니퍼를 험상궂은 표정으로 바라보았다.

제니퍼가 "존, 너무 두려워 하지마. 난 언제나 여기서 널 지켜 줄 거야."라고 얘기했다. 나는 여전히 소리를 내거나 움직일 수 없었지만 내 심장은 조금 안정을 찾았다. 제니퍼가 가까이 다가와 마법 가루를 내게 뿌려주었고 나는 말하고 움직일 수 있게 되었다. 제니퍼는 다시 " 존, 난 너를 괴물로부터 언제나 지켜 줄 거야."라고 말했다.

그리고 나는 "하지만 괴물이 나를 옷장 속으로 끌어들여 가려고 하는 그 때에 제니퍼가 나타나지 못하면 어떡하죠? 옷장 속에는 괴물나라로 가는 비밀 터널이 있고 괴물이 나를 끌고간다면 난 다시 돌아올 수 없을 텐데요." 라고 물었다.

제니퍼가 대답하길, "존, 나를 믿으렴. 난 절대 괴물이 너를 데려가거나, 네 몸에 털끝하나 상처를 만들지 못하게 할 거야." 라고 했다.

"하지만 제니퍼, 만약에 괴물이 제니퍼가 보고 있지 않은 사이에

슬그머니 옷장에서 나와서 나를 찾지 못하는 곳으로 데려가 버리면 어떡하나요?"

"존.!" 엄마가 내 방으로 들어오며 부르는 소리가 들렸다. "너 또 괴물 얘기를 하고 있는거니? 대체 누구랑 얘기를 하고 있는거니?" 엄마는 내 방의 불을 켰다. "보렴, 여기엔 아무도 없단다. 누구랑 얘기 한거니?"

나는 엄마에게 내 방 불이 꺼지면 옷장 안의 괴물이 나를 데려가려 나온다는 얘기를 했다. "하지만 넌 여전히 여기 있잖니." 엄마가 말씀하셨다. "괴물이 널 데려가지 않았잖니." 옷장 문을 열고 불을 켜고는 엄마가 덧붙여 말씀하셨다. "그리고 보렴! 여기 괴물 따위는 있지 않단다." 난 쳐다보질 못했다. 나는 두려웠다.

"그리고 누구랑 괴물에 대해 그렇게 얘기를 한거니?" 엄마가 물으셨다.

"제 수호천사인 제니퍼랑 얘기하고 있었어요. 그녀가 날 구해줬어요. 그녀가 괴물을 겁주어 쫓아버렸어요."

"참 엉뚱한 얘기로구나. 어서 자렴, 늦었단다. 괴물이랑 천사 따윈 잊어버리렴. 여기엔 아무도 없단다. 네 상상력이 너를 혼란스럽게 만드는 거야. 이제 상상하는 건 좀 그만두렴."

난 부끄럽고 화가 났다. 엄마는 괴물이나 제니퍼에 대해 믿으신 적이 없다. 왜 엄마는 나를 못 믿으시는 거지?

내 다섯 번째 생일에 나의 꿈은 실현 되었다. 나는 12베이스 아코디언을 받았고 Detroit에 있는 Wurlitzer Music Studio에 초급 레슨을 받으려 다녔다. 내가 세살이었을 때 새해 전야 파티를 우리 집에서 열었고 아코디언을 연주하는 사람이 왔었다. 나는 그를 '배를 쥐어짜는 사람'이라고 불렀다. 나는 그것에 완전히 매료되었다. 아버지는 나를 달래는 의미로 작은 장난감 콘서티나를, 내가 진짜 아코디언을 갖기에 충분히 크고 Wurlitzer에서 레슨을 받을 수 있게 되기 전까지 사주셨다. 나는 매우 신이났다. "Jingle Bells"이나 "La Golendrina"같은 귀에 익숙한 곡들로 기초를 배우는 몇 번의 레슨들 뒤에 나는 곧 이런 곡들에 나만의 짧은 창작의 악절들을 삽입하게 되었다.

매 시간 나는 내 즉흥연주를 연습해 보았고 선생님은 그녀의 막대기로 스탠드를 톡톡 두드리셨다. 그녀는 내게 그저 악보에 쓰여 있는 대로 연주하라고 하셨다. 그래서 나는 레슨중에 그녀에게 내 방법이 더 좋은 소리가 난다고 말씀드렸다. 그러자 선생님은 내가 나만의 음악을 작곡할 수 있기까지는 좀 더 여러 해의 시간이 걸린다고 하셨다. 그리고는 악보에 쓰여 있는대로 연주해야 한다고 하셨다. 그녀의 강압적인 방법에 의해 연주하면서 아코디언에 대한 흥미를 많이 잃었다.

그런데 다행스럽게도 아빠는 문제를 일찍 알아보시고 현명하게 중재하셨다. 그는 내가 레슨에 잘 할 때마다 1달러씩을 주기 시작하셨다. 나는 그걸로 유명한 음악 악보를 세 시트나 살 수 있었다. 한번은 가사와 멜로디가 있는 음악의 악보가 있었고 내가 원하는 데로 연주하고 노래할 수 있었다. 의욕 넘치는 뮤지션들이 다 개인적 창작력을 길러주는 방식으로 자식을 양육하는 아버지를 가지는 것은 아니었다. 나는 참으로 운이 좋은 편이었다.

나는 초등학교 3학년이 되었다. 봄이었다. 초봄의 우울증이 나를 뒤덮고 있었다. 교실에서 내 자리는 창문에 가까운 맨 뒷자리였다. 하늘은 어떻게 푸른 것일까, 구름은 어떻게 소용돌이 치고 솜털 같을 수 있을까, 태양은 왜 저리 따뜻할까 등을 내 머릿속에서 생각할 수 있다. 내가 왜 이 교실에 앉아 있어야 하며 단지 밖과 자유에 대해 꿈만 꿀 수 있는 것일까? 곧 나의 관심은 하늘에 원을 이루며 날고 있는 매에게 쏠렸다. 나는 그 매가 하늘을 기품 있게 나는 모습을 계속해서 지켜보았다. 갑자기 나는 조종석이 열려있는 복엽 비행기 안에 있었다. 나는 그 매가 원을 그리는 뒤를 따랐다.

잠깐 사이에 나는 조종사가 되어 있었다. 나는 내 비행기를 조종하고 있었다. 내가 매의 뒤를 쫓자 곧 점점 더 매에게 가까워 졌다. 마침내 나는 매의 옆에서 날 수 있었다. 나는 매에게 무엇을 하고 있느냐고 물었다. 매가 대답하길 그는 세상에서 가장 잘 나는 매가 되기

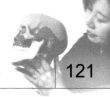

위해 나는 연습을 하고 있다고 했다. 나는 깊게 감명을 받았다. 내가 매의 옆에서 날아도 되겠냐고 양해를 구했다.

매가 "좋아…"라고 말하며 흔쾌히 받아들였다. 우리는 함께 날았고, 나는 헨리라고 매를 부르게 되었다. 나는 헨리에게 내 이름은 존이라고 얘기해주었다. 헨리가 "안녕 존. 만나서 반가워."라고 말했다. 우리 할아버지는 언제나 "Likewise, I'm sure."라고 말씀하시곤 했는데 그래서 나도 "헨리, 나도 마찬가지야, 확신해."라고 대답했다. 곧 우리는 좋은 친구가 되었다.

나는 헨리에게 만약 그가 세상에서 가장 잘 나는 매가 되기 위해 연습하고 있다면 나도 그의 교육방식에 따라 세상에서 가장 뛰어난 비행기 조종사가 될 수 있을 거라고 말했다. 헨리는 수긍하고 그가 알고 있는 모든 기술로 나를 이끌어 주는데 동의했다. 곧 우리는 공중제비 비행, 실속(stalls-비행중 시간벌기전술), 잠수와 8자형 비행을 했고, 나는 그의 꼬리 깃털 바로 위에 있었다.

내가 점점 더 그의 지도 스타일에 따를수록 나는 비행기 날개처럼 내 팔을 내밀고 그르릉거리는 비행기 엔진 소음을 만들었다, 왜냐하면 내가 진짜 더워지기 시작했을 때 나는 지구로 다시 내려와야 했기 때문이다….

선생님께 내 오른쪽 귀를 단단하게 잡혀서 끌린 채 말이다.

"지구로 다시 돌아오게 젊은이. 그만하면 공상은 충분히 한 것 같네. 우린 해야 될 게 있어. 만약 다 끝마치지 못하면 여름학교에 가야 될 거야." 그녀가 엄격하고 진지한 목소리로 말했다. 나는 그 때 그러한 환상은 3학년에겐 허용되지 않는다는 것을 깨닫게 되었다.

이러한 경험들은 우리의 많은 삶에 비슷하게 일어나는 것들이다. 그러한 환상과 상상, 혼잣말, 그리고 다른 모든 것들을 증명해 보이려 하고, 일찍이 집과 학교 시스템 속에서 의지가 꺾이기 마련이다. 왜냐하면 대부분의 학교에서 성공이란 '집중하고', '현실적이 되는데' 크게 의지해 암기하고, 따라하게 하도록 하고, 대부분의 부모들은 자신의 자식들이 아주 어린 나이 때부터 허황된 상상에 빠지지 못하도록 노력하기 때문이다. 환상이란 생산적이지 못하다. 거기에는 환상에 지나치게 빠져있는 아이는 뭔가 '잘못됐다'는 의미를 담고 있다.

나는 세계적으로 잘 알려진 심령가와 같이 일하고 친해질 기회가 있었다. 그녀는 재능을 옷장 안에 감춰두고 마흔 살이 되기까지 펼치지 못했었다. 왜일까? 그녀가 매우 어린 소녀였던 독감이 유행하던 1918년 중에 그녀는 작은 간호사 모자를 쓰고 이웃을 돌아다니며 그녀의 손을 환자들의 이마에 올려놓곤 했었기 때문이다. 그녀의 손이 닿았던 사람들은 나아졌었다. 그들은 그녀의 어머니에게 그것에 대해 얘기했다. 그녀의 어머니는 안타깝게도 그녀를 때리고 더 이상 그것을 하지 못하게 했다. 그녀가 얘기하길 그것은 정상적인 행동이 아니었고 오직 마녀들만이 그런 일들을 행한다는 것이었다.

치료적 연상 대화를 진료에 이용하는 치료사들은 환자의 장애를 극복하게 하기 위해 이런 부정적인 세뇌를 한다. 그러면 치료를 위한 생생하지만 머릿속에서만의 상상인 그리고 자신에게 말하는 것과 같은 대화들은 무엇일까? 만약 당신이 자신에게 충분히 이야기 할 시간을 갖고 자신만이 대화할 수 있는 그 누군가가 형성되어 있다면 그들과 이야기하는 것을 멈추기 위해 약간의 약을 먹어야할 지도 모른다. 그래서 이러한 상상력들이 다소 거칠면서도 억압된 창조적인 에너지로 안전하게 분출되고 그것들을 보여주며 그것들이 어떤 것들을 하려는지 환자들의 얼굴 찡그림을 보고서 치료사들은 확신할 수가 있는 것이다.

이런 창의적인 재능이 우리 대부분에게 나타난다는 사실은 Bill Cosby, Whoopi Goldberg, Robin Williams, Billy Crystal이나, Buck Buck 팀을 배꼽빠지게 한 Fat Albert라는 소년이거나, Valley Girl이나 공원 벤치에 앉아있는 바보같은 노인의 연기를 보여준 또 다른 연예인들의 훌륭한 성공에 의해 설명된다.

청중들은 그것이 허용되는 배경에서 상상하기를 좋아한다. 그들이 선택한 형태로 나타날 수 있는 그들 안에 있는 매우 똑똑하고 오래된 치료사의 이미지를 지닌 환자를 일깨우는 것이 두개천골 치료사

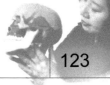

의 일이다. 이 내부의사는 비둘기나 부처, 천사 등 이러한 것으로 자신을 나타낸다. 또한 내부 의사는 자신의 모습을 전혀 나타내지 않을 수도 있다. 이 내부의사는 목소리나 냄새 또는 느낌으로도 나타날 수 있다. 하지만 환자의 내부의사는 자신을 나타내는 것을 선택하고 이 현명한 존재가 치료에 도움을 준다는 것을 이해하도록 도와줌에 틀림없다. 이 내부의사는 문제를 이해하고 문제를 해결하도록 매우 중요한 도움을 줄 것이다.

환자들은 또한 만약 신중하고 조심스럽게 작업한다면 내부의사와 그들의 의식과 외부치료사 간에 관계가 성립될 수 있다는 것을 이해해야 한다. 하지만 나는 이것을 오직 내부의사의 요구가 있을 때만 하거나 자발적으로 일어날 경우에만 한다. 놀랍게도 요통과 같은 증상들이 흔히 있다. 내 요청에 따라 내 만성 요통은 부메랑처럼 나타난다. 나는 나 자신과 이야기를 나누고, 내부의사는 자신과 그의 목적에 대해 이야기 한다. 이 내부의사는 화anger가 항상 부메랑처럼 나에게 돌아와서 요통을 줄 것이라는 것을 말해 주었다. 나는 이해했다. 이제 내가 요통을 느낄 때 나는 화가 난 이유를 알기 위해 내면을 들여다본다. 내가 이것을 찾아서 밖으로 내보냈을 때, 고통은 사라진다. 우리 인간이 잠재의식 중에 화를 얼마나 자주 내는지를 아는 것은 놀라운 일이다. 나는 나에게 알려주는 부메랑에 고마워한다.

우리는 실체를 받아들이고 실체와 함께 있는 것에 익숙해졌다. 그 결과 치료적 연상과 대화에서 가장 어려운 부분이 이것을 처음 시작해 환자가 믿게 만드는 것이다. 이 경우에 치료사는 좋은 세일즈맨이 되어야 한다. 팔기 위해서 당신은 자신의 상품을 믿어야 한다.

치료사가 시술하는 동안 방해받거나 금지되거나 혹은 치료적 연상과 대화의 효과에 대해 의구심을 가진다면, 그 개념과 활용에 익숙해질 때까지 내부의사들과 함께 일할 필요가 있을 것이다. 내부의사들은 종종 지속적이고 정확한 확신을 요구하고 그들이 하고 있는 행동에 대한 믿음과 중요성에 관해 의지할 것이다. 이런 확신은 말이나 목소리 억양, 치료적 접촉이나 어떤 의도에 의해 이루어질 수 있다.

이런 방식은 그들이 주어진 세션과정에서 주어진 어떤 순간에 들어 맞는 것 같다면 동시에 교대로 개별적으로 사용될 수 있다.

양자물리학과의 관계
What's Quantum Physics Got to Do! with It?

양자물리학은 1900년쯤에 막스 플랭크 Max Planck가 심은 씨앗에서 나온 부산물이다. 그는 이때 쯤 양자이론을 제안했다. 이 이론의 개념은 물리적 세계에서 순수연속체와 같은 것이 없다는 것이다. 모든 에너지와 운동 집합체는 너무 작아서 연속적인 모양으로 나타나는 작은 무리나 양자에 존재한다.

하지만 자세히 들여다보면 모든 것은 작은 조각으로 이루어져있다.

예를 들면 진동자는 연속체를 따라 에너지를 얻거나 잃지 않는다. 이것은 독립된 개체에서 그 에너지를 얻거나 잃는다. 각각의 양자는 특정한 에너지량이 있다. 전자기 방사선에서 양자는 광자이다.

1905년에 아인슈타인은 광전자효과를 설명하기 위해 플랑크(Flanck)의 양자론을 사용했다. 1933년에는 에르빈 슈뢰딩거가 오늘날의 양자역학을 만들어 낸 파동방정식을 전개해 노벨상을 받았다. 양자역학은 전자와 작은 입자의 행동을 그린 과학이다. 전기역학은 양자화된 영역에 있는 입자들의 행동의 영역으로 확장한 것이다. 이것은 전자와 양전자와 방사 사이의 상호작용을 설명한다. 내가 아는 한 모든 양자과학은 양자이론의 체계로 이끈 Max Planck의 통찰의 결과이다. 양자이론과 양자물리학이 치료적 연상과 대화와 무슨 관계가 있을까? 한번 알아보자.

1960년에서 1964년까지 나는 Stacy F. Howell이라는 훌륭한 사람을 위해 연구원과 조교로 일하는 특권을 가졌다. 그는 생화학자 였고 나는 그의 첫 번째이자 유일한 동료였다. 그는 거의 은퇴할 때가 되어

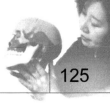

서 그의 일생동안 발전시켰던 많은 생각과 의견을 나를 통해 내세웠다. Howell박사는 크기에 관해 직접 손으로 쓴 노트를 보관한 큰 서고를 가지고 있었다. 분자는 은하계를 대표하는 작은 모델이고 원자핵은 태양을 도는 행성과 비슷한 전자를 가진 태양의 작은 모델이라는 생각을 제시했다. 그는 더 나아가서 단지 크기만 바뀔 뿐 이런 비슷한 관계가 모든 것에도 존재한다고 제안했다. 그는 각각의 입자는 그 파편의 모든 홀로그램이라고 생각했다. 그는 나에게 이 주제에 대해 몇 시간을 강의했다. 그 세포는 작은 인간 존재이고, 지구가 태양 주위를 돌듯이 전자는 그 원자핵 주변을 도는 작은 지구이다.

　　우리의 상상을 약간 확대 해석해 보면 우리는 전자가 사람과 마음, 상상과 이미지와 유사한 관계의 가능성을 생각할 수 있다. 전자가 텔레비전에서처럼 전자총에서 나왔을 때 그들은 입자나 파동처럼 행동 할 수 있는 것 같았다. 예를 들면 우리가 안개상자의 갈라진 틈으로 전자를 발사했을 때 그들은 입자로 행동하는 것 같았다. 즉, 그들은 상자 안에서 안개를 관통해 움직였고 관찰자가 볼 수 있는 자국을 남겼다. 다른 한편으로 만약 우리가 사진필름에서 같은 틈을 통해 전자를 내뿜는다면 파동이 그 필름에 충돌하는 결과를 보여줄 것이다. 그래서 전자가 입자인지 파동인지에 대한 토론이 시작되었다.

　　이렇게 전자의 특징을 고려한 명백한 불일치점은 우리가 어떻게 관찰하는지에 따라 전자가 입자와 파동의 두 가지로 될 수 있는지에 관하여 이론물리학자들의 마음속에 의문점을 만든다. 다음 문제는 관찰자가 없다 해도 전자가 입자나 파동처럼 행동을 하는지 아니면 모두 하지 않는가 하는 것이다. 아마도 전자는 우리의 수수께끼를 이해하고 우리가 이해할 필요가 있다는 의식을 갖고 있는 것 같다. 전자는 우리를 받아들이려는 것 같다. 그래서 우리가 입자를 찾기로 결정했다면 전자는 입자처럼 행동한다. 또 우리가 파동을 찾고 있다면 우리에게 파동의 모습으로 나타난다.

　　때때로 전자는 쾌활한 상태나 정반대의 상태에 있을 것이고 우리가 기대하는 행동과 반대로 행동할 것이다. 다른 사람의 결과와 반대의 결과가 상당히 자주 나타나는 것 같다. 전자들이 사람들의 축소판 일까? 어떤 것은 당신이 보기 원하는 모습을 보여주지만 반대로 다른 어떤 것은 당신이 기대하는 것과 정반대의 결과를 보여준다. 만약 전 자가 실험하는 사람을 위해 그가 기대하는 대로 행동한다면 실험이 진행되지 않을 때 전자는 어떻게 움직일까? 우리가 지켜보는 것이 그 런 행동을 일으키는 것일까?

우리가 손으로 무엇인가를 인지할 때 우리의 손이 그것에 닿아있 지 않다 해도 알 수 있을까? 나는 많은 두개천골치료사들이 본 새로 운 내부벡터와 그들이 인지한 새로운 리듬에 대해서 말하는 것을 자 주 들어왔다. 이것은 모두 놀라운 경험이다. 이런 리듬과 벡터가 두개 천골 치료사들 없이도 그곳에 있을까? 이것은 상상처럼 들린다. 이것 은 또한 내가 실제 손으로 치료하는 치료사들이 인지한 것의 신뢰성 에 미심쩍어 하는 것처럼 들린다. 하지만 그렇지 않다. 자연은 본래부 터 있어왔던 그대로이다. 놀라운 것은 이런 심상화된 리듬과 벡터가 긍정적인 치료효과를 가져오기 위해 성공적으로 사용되고 있다는 것 이다.

1989년 봄 수업중에 이런 의문에 대해 논의할 때 한 참여자가 자 신의 경험에 대해 서술했다. 그녀는 내가 전에 언급했던 벡터/축 시 스템을 보고 사용하는 데 갑자기 어려움을 느꼈다. 고무적이고 억압 되지 않으며 창의적인 타입으로 그녀는 자신의 벡터와 축을 만들었 다. 그녀는 자신이 필요하다고 느끼는 것을 제공하기 위해 벡터를 만 들었다. 그녀의 머릿속에 그려져 만들어진 즉흥적인 벡터가 그녀와 그녀의 환자를 위해 활용되는 것을 생각해보라. 긍정적인 치료 결과 를 얻게 되었다. 그녀는 이 과정을 일상적으로 반복시술해 왔으며, 성 공률이 매우 높다고 말했다. 나는 그녀를 믿는다.

나와 다른 치료사들이 환자와 치료를 할 때, 우리가 기대하는 것 이나 그 반대의 결과를 얻을 것이다. 바로 거기에 정반대의 전자가 존 재하고 거기에 정반대의 반응을 주는 반대의 사람이 있을 것이다. 우 리가 두개천골시스템을 느끼길 기대한다면 우리는 원하는 것을 느끼

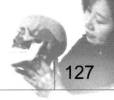

게 될 것이다. 우리가 긍정적인 치료효과를 내기 위해 두개천골시스템의 촉진을 기대한다면, 반대의 반응의 경우를 제외하고 그렇게 될 것이다.

전자와 사람들에게서 우리가 실체를 인지했을 때 그것은 나타날 것이다. 이것이 사실이라면 어떤 것을 떠올릴 때 그것이 일어나도록 한다. 올바르게 사용된 대화와 상상치료는 매우 효과적인 치료방법이다. 이것이 양자물리학과의 관계이다(전자쌍의 대립되는 성질에 대한 충분한 이해가 필요하며 양자물리학에 관한 별도의 책을 참고하기 바란다 - 역자주).

치료적 이미지
The Therapeutic Image

치료적 이미지가 자연발생적으로나 치료사의 요청으로 나타날 것이다. 어떤 경우이든지 중요한 이미지가 환자에게서 나타날 때 두개천골리듬의 갑작스런 멈춤의 중요한 감지는 이것이 그렇게 되었음을 가리킬 것이다.

치료사가 조용히 대화없이 치료중이거나, 환자의 몸이 움직이는 대로 따르면서 치료중에 두개천골리듬이 갑자기 멈출 때가 내부에 중요한 탐지자가 나타난다. 신체의 박동이 어떤 상태에서 멈추게 되는데, 이것은 시스템안에서 극도의 긴장감이 있는 곳에서 멈출 것이다. 이것은 정점still point이 발생할 때 두개천골 시스템이 완화된 상태와는 개념이 다르다고 할 수 있다.

우연적 이미지
The Unsolicited Image

이런 갑작스런 멈춤이 발생할 때 이것은 내부에서 어떤 좋은 일이 생겼음을 의미하고 환자의 의식적 자각에 다다르거나 경계선 바로 밖에서 막 들어가려 함을 의미한다. 내가 그 멈춤을 느낀 그 순간에 나는 "지금 당신의 마음속에 무엇이 있었나요?"라고 물어볼 것이다. 이것이 얼마나 멍청한 짓인지에 대해 걱정하지 말고 내가 물었던 그 순간에 무엇이 있었는지만 말하라고 말한다. 환자는 보통 대답하는데 어려움을 느낀다. 이것은 순식간에 의식에서 사라진 꿈같다. 이것은 의자뺏기 놀이를 하는 것과 비슷하다. 노래가 멈추면 어색하게 의자를 빼앗는다. 하지만 연습을 하면 더 나아진다. 곧, 음악이 멈추면 어떤 의자에 앉아야 할지 정확히 알게 된다. 환자와 중요 탐지자의 관계도 이와 같다. 처음에 그들은 문제가 있는 바로 그 곳에서 무엇이 진행되는지에 대해 이야기 하지 않을 것이다. 하지만 연습을 하면 그들은 좋아질 것이다.

나는 종종 이 지점에서 환자에게 중요 탐지자에 대해 설명한다. 나는 비의식이 유용한 것을 의식으로 데리고 나오고, 내가 이것을 환자의 몸에서 신호로서 감지해내고 그 신호를 끌어냈을 때 그 질문을 다시 할 것이라고 환자에게 말한다. 이것은 환자 마음속의 비의식에게 설명한 것과 마찬가지이다. 또한 일시적으로 치료에 대한 정보들을 빙산의 일각이나마 제공할 것이다. 나는 그 메시지를 받을 준비가 되었고 나와 의사소통하는 것이 유쾌할 것이라고 비의식에게 말하는 것이다. 이 순간에 환자의 낮은 목소리를 통해서 우연적 메시지가 도착할 것이라 믿는다. 왜냐하면 그 비의식은 환자의 비의식부분에 부드러운 어루만짐과 상호간에 열려있는 태도와 진심으로 도와주려는 마음이 전달되었음을 느끼기 때문이다.

비의식의 일부분은 시험적으로 내가 호의적으로 접근하고 그 치료과정으로 나아지기를 희망하면서 나에게 나타난다.

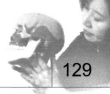

중요 탐지자 Significance Detector

중요 탐지자는 신체 내부에서 나타나는 두개천골 리듬의 자연발생적인 정지다. 이것은 SER치료사에게 말이나 생각 또는 신체지점이 중요한지 아닌지를 나타낸다. 이것은 다소 치료사에 의한 유도를 통해 CTS도중에 동시에 일어나는 것을 제외하고는 정접still point과 같은 현상을 보인다.

그 문제가 발생한 곳에서 그 순간 마음속에 있는 무언가에 대해서 잠시동안 시간이 지난 후 대부분의 사람들은 자기 마음속의 어떤 것을 느끼기 시작할 것이다. 이것은 눈에 보이는 이미지가 아닐 것이다. 이것은 거기에 무엇인가가 있음의 감지나 느낌이나 소리의 형태일 것이다. 나의 경우에는 처음 우연적 이미지가 있던 곳에서 마취제의 냄새를 맡은 경우가 몇 번 있었다. 내가 이 후각적으로 인지한 것을 따라가면 이것은 보통 이전의 외과수술의 경험을 다시 일으키도록 유도한다.

그 마취의 후각 이미지는 편도선 절제술의 재 경험을 하는 50대가 넘은 어른에게 매우 자주 나타난다. 그들은 종종 부모에게 버려진 경험이나 마스크를 통해 마취제를 흡입함으로 해서 죽음에 임박하거나 의사에 의해 공격당하는 것들을 해결해야 한다. 각각의 경우는 매우 다양한 차이가 있기는 하지만 많은 사람들은 처음에 마취제의 냄새를 맡음으로 해서 그 과정으로 들어가는 것 같았다. 경험과 그 부수적인 느낌이 떠오를 때 환자가 맡은 냄새를 따라 마취제의 냄새를 치료사도 맡는 경우가 드물지 않다.

이 첫 번째 우연적인 이미지가 나타나고 환자가 이 이미지의 한 부분을 유지할 수 있을 때 치료사는 이 이미지를 보여주고 있는 비의식의 한 부분과의 접촉을 지속하도록 최선을 다해야 한다.

나는 환자에게 부드럽게 그 이미지에 대한 더 많은 세부사항을 제공하도록 유도한다. 각각의 세부사항에서 의사소통 라인은 더 열려있게 된다. 그 신뢰감은 환자의 의식적 지각과 처음 의사소통의 행위를 만든 비의식의 부분 사이에서 더 단단해진다.

나는 크기나 모양, 색깔, 순서, 소리, 짜임새 등 의식과 비의식사이의 신뢰감을 강화하도록 할 수 있다고 생각되는 모든 것에 대해 물어본다. 나는 이 이미지의 실체에서 환자가 어떻게 느끼는지에 대해 물어본다. 나는 치료중에 "계속해", "더 말해줘"라는 식의 간단하고 부드러운 재촉으로 그 과정을 고무시킨다. 내가 좋아하는 것 중 하나는 "나 확실히 이해하지 못했어. 그러니 네가 의미하는 바가 무엇인지 더 잘 이해할 수 있도록 도와줄래?"라고 하는 것이다. 이것은 환자에게 내가 정말 노력하고 다루기 힘든 환자와 치료사 간의 의심을 풀 수 있도록 도와준다는 것을 알게 해준다. 즉, 이것은 치료를 위해 내가 모르는 것을 알도록 해주는 것이다.

무엇보다도 나는 그들이 경험의 이미지를 더 자세히 그릴 때 환자와 함께 거기에 있도록 노력한다. 나는 손의 접촉을 통해 그들과 나를 동화시킨다. 나는 그들이 그리는 것을 내 자신에게 그린다. 모든 가능한 방법으로 그들이 보는 것을 더 잘 보고, 그들이 냄새 맡는 것을 더 잘 맡고, 그들이 듣는 것을 더 잘 듣고, 그들이 느끼는 것을 더 잘 느끼고, 그들이 인지하는 것을 더 잘 인지하게 될 수록 그 치료과정은 더 효과적으로 진행될 것이다.

유도된 이미지
Soliciting Image

이미지를 유도하는 방법은 많다. 환자나 치료사는 내부치료사나 내부의 조언자, 내부현자, 높은 자아, 고통, 질병, 종양등에게 의식적 지각으로 들어와서 서로 이야기하자고 요청할 수 있다. 나는 환자가 복수명사인 "우리"를 사용하기를 원한다. 왜냐하면 이 과정의 처음부터 치료사를 포함하도록 문을 열어두었기 때문이다. 그러면 내가 후에 그 이미지와 직접 대화를 하고 싶을 때 나는 적어도 이미 부분적으로 포함되어있을 것이다.

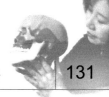

내가 이미지를 보여 달라고 요청할 때 내 환자는 완전히 기대하지 않은 모습을 하고 있었음에 틀림없다. 기대를 하지 않는 것이 최고의 방법이다. 환자에게 계속해서 모든 이미지가 중요하고 바보같은 것이 아님을 재확인해주어야 한다. 마음속에 일어나는 모든 것을 그리도록 환자를 고무해야 한다. 치료사로서 나는 자신을 위해 중요한 탐지자의 역할을 한다. 우리가 의사소통을 하거나 앞으로 대화 하기를 요청할 때에는 두개천골리듬이 갑자기 멈출 때까지 조용히 기다린다. 이것이 이루어졌을 때 나는 각각에게 무엇이 느껴졌으며 무엇이 있었는지를 물어본다(거기에 무엇이 있음을 알면 환자에게 그것에 대해 말하도록 해야 한다).

환자가 이미지를 그린 후에도 두개천골리듬이 멈추지 않았다면 나는 이것이 아마도 중요한 이미지가 아님을 깨달을 것이다. 하지만 절대로 다시 한번 말하지만 절대 그것을 환자에게 말하지 않는다. 나는 잠시 동안 이 이미지를 그리는 작업을 하도록 환자를 고무시킨다. 내가 어떤 저항에 접하게 되면 그것과 함께 행동을 한다. 적대적인 상황을 만들지 않는다. 다시 요청을 하거나 약간의 휴식을 취한다. 새로운 다른 요청을 다시 시작할 것이다.

중요하지 않은 시도를 한 후 보통은 두개천골리듬이 멈춘 이미지가 발생할 것이다. 만약 그렇지 않다면 그 남은 세션은 몸이 하는 대로 두고 다음 심상이 나타날 때까지 기다리는 것이 최선일 것이다. 가능한한 환자의 기본 원칙대로 진행하면서 기다려야 한다. 무엇보다도 나는 내 바램과 기대를 환자에게 강요하지 않는다.

또 다른 가능성은 중요하지 않은 이미지를 따라갈 때에 중요 감지자가 갑자기 나에게 어떤 것이 지금 나타나서 내가 그것을 따라갈 필요가 있다고 말하게 되는 것이다. 이것은 때때로 환자의 비의식이 내 진심을 테스트하는 것처럼 느껴진다.

일단 이미지의 실체를 세워놓으면 대화를 시작한다. 처음에 나는 가볍게 그 이미지와 이야기를 하고 친근해지고 그 이미지가 나를 알도록 한다. 나는 그 이미지가 마음 편히 느낄 수 있도록 도와주려고 한다.

예를 들면 "안녕, 내 이름은 John이야. 나는 [환자의 이름]가 [문제]를 다룰 수 있도록 도와주려고 해. 나는 너와 정말 대화를 나누고 싶어. 무슨 일이 일어나는지 우리가 이해할 수 있도록 도와줄 수 있을 것이라 생각해. 나는 너의 친구가 되고 싶어. 네가 불려지고 싶은 이름을 나에게 말해줄 수 있을 거라 생각해."라고 말한다. 그 이미지는 자신의 이름을 말한다.

"그것 참 멋진 이름이구나. 우리가 전에 만난 적이 있었니?" 나는 그 이미지에게 그 문제에 대해 얼마나 오랫동안 알고 있었는지, 무엇이 문제인지 등을 물어본다.

나는 그 이미지 자신이 직접 자신을 설명할 기회를 준다. 나는 진심으로 심각하게 생각해야 한다. 나는 그 이미지가 무엇을 하고 싶어하는지, 무엇을 암시하는지, 그 환자에 대해 무엇을 아는지, 그리고 그 문제가 왜 거기에 있는지에 대해 알아내도록 노력한다.

내가 환자에게 나타난 증상과 이야기를 하고 있다면 그것이 하고 있는 행동이 즐거운지를 알아낼 필요가 있다. 그 증상은 대부분 즐겁지 않을 것이다. 그래서 나는 즐겁게 될만한 것을 찾으려 노력한다. 전형적으로 증상은 증상이 존재하는 곳에서 자유로워지기를 원한다. 하지만 환자가 그 문제를 이해하지 않고 이것을 무시하거나 해결하려 하지 않는 한 그 증상은 지속적으로 나타나게 된다. 떠오른 이미지를 의식적으로 무시해서는 안된다.

이제 증상 뒤에 있는 숨은 의도를 깨닫도록 환자에게 알려주어야 한다. 그리고 그 증상에게 이 지각을 설명해야 한다. 환자와 증상 모두에게 환자가 곧 만족할 만한 해결을 시작할 것임을 납득시켜야 한다. 그리고 나타난 증상에게 이것을 하는 환자의 성실성과 자발성을 확신시켜 주어야 한다.

또한 그 증상을 점차 길들여야 한다. 그 증상은 자신을 대신할 것이 있음을 알지 못할 것이다. 이것은 고통을 만들고 어떤 것에도 쓸모가 없다고 생각한다. 이러한 목적을 달성하였고 이제 환자가 변한다면 더 즐겁고 행복하게 만들 수 있음을 알게 한다. 나는 잘했다는 칭찬으로 이 행복감을 표현할 것이다. 증상들은 '행복'이라는 개념을 가지고 있지 않을 것이다. 그래서 그들이 이해하도록 도울 수 있어야 한다.

더 나아가서 증상은 환자의 삶에 주는 영향에 대해서는 이해하지 못할 것이다. 과거에 발생한 행위에 대한 적절한 처벌인지 아닌지에 대해 논의할 필요가 있었다. 종종 증상은 그 처벌이 얼마나 엄한 것인지를 깨닫지 못한다.

내가 매우 자주 본 한 예로 평범한 성생활을 방해하는 한 여성의 심한 골반동통이 될 수 있겠다. 그 고통(증상)은 그녀가 어렸을 때 그녀의 생식기를 만진데 대한 처벌이었다. 그녀는 착한 여자아이는 그런 짓을 하지 않는다는 말을 계속해서 들어왔다. 나는 어렸을 때 환자가 단지 만족감을 이끌어내는 행동을 해서 나타난 증상을 지적해야만 했다. 그녀는 아직 그런 윤리규범이나 판단력을 가지고 있지 않았다. 그러면 왜 그 증상이 30년이 지난 아직까지도 심각하게 그녀를 괴롭히는 것일까? 나는 잠시 이 근본적인 이유를 되풀이해야 할 것이다. 그러면 그 증상이 지나치게 심하고 지금까지 고통받는 것이 적당한지 적어도 그 처벌이 지금 멈춰도 충분한지에 대해서 어느 정도 동의할 것이다. 이 중대한 시점에서 나는 그 증상에게 그 고통의 에너지를 자신이 선택한 더 긍정적인 계획으로 바꾸어가도록 할 수 있다. 물론 나는 선택할 수 있도록 도울 것이다.

종양
Tumors

종양은 체성·감성 풀어주기 SER와 치료적 연상 대화Therapeutic Ima-gery & Dialogue의 특별한 경우에 나타난다. 왜냐하면 그들은 치명적이 될 수 있고 무시무시한 공포를 야기할 수 있기 때문이다. 나는 그 점잖은 대화에 참여할 수 없었던 적도 조금 있었지만 많은 종양과 대화를 나누어왔다. 일반적으로 중요한 종양은 당신이 친절하고 공손하고 설득력 있다면 당신에게 말할 것이다. 대수롭지 않은 종양은 종종 말하기 싫어해 당신에게 말하지 않을 것이다. 하지만 내부치료사는 이 종양이 중요하지 않고 그래서 말을 많이 하지 않음을 알려줄 것이다.

중요한 종양은 악성이거나 양성일 수 있다. 어떤 경우이던지 그들은 알려지고 싶어 할 것이다. 그래서 나는 그들과의 대화를 요청한다. 악성 종양은 그들이 치명적이지만 견딜 방법이 없음을 알게 될 것이다. 아니면 그들의 행동이 나타나는 것이 그들의 주인에게 치명적임을 모르는 척을 하거나 진실로 모르는 것이다. 자신이 살고있는 몸(주인)이 죽는다면, 종양도 죽는다. 나는 이 사실을 종양에게 확실히 알려준다. 때때로 종양은 몸이 죽는다 하더라도 자신은 계속 살 것이라 생각한다. 이런 많은 경우에 나는 진짜 세상을 알려주어야 한다. 종양이 절망감을 느끼더라도 죽음을 대신할 방법을 알려줄 수 있다.

나는 몸이 죽으면 몸의 일부인 종양도 죽는다는 것을 설득하는 것으로 종양에 대한 연구를 몇 년 전부터 해왔다. 유방암을 유발하는 종양은 그녀의 생활방식을 바꾸게 했지만 이 일에선 실패했다. 그래서 그 종양은 그 여성이 사는 것보다 죽는 편이 낫다고 생각했다. 그 종양은 나에게 주인이 죽으면 '안내'를 필요로 하는 또 다른 사람에게 옮겨갈 것이라고 말했다. 나는 환자가 죽으면 종양도 없어진다는 것을 알려주어야 했다.

또한 대화중에 종양이 말하려는 것을 환자 자신은 미처 생각하지 못한다고 종양에게 말해주었다. 그녀는 자신의 생활스타일을 바꾸어야 한다거나 그녀의 생활 스타일이 왜 어떤 이유에서 바뀌어져야 함을 몰랐다. 그 '죄'는 여성성을 거부한데서 생겨났다. 나는 그런 죄에 대한 처벌치고 죽음은 너무 가혹한 것이라는 태도를 취했다. 이 종양에게 즐거움과 행복을 설명해 주었고 이것이 환자의 변화를 따르고 쉽게 대하면 더 행복한 실체를 발견할 수 있을 것이라고 설득해야 했

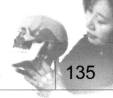

다.

　자신의 삶을 위협하기 때문에 즉시 종양에게 후퇴하기를 요청했다. 환자가 진짜로 생활스타일을 바꾸는지 아닌지 지켜보는 동안에 종양은 잠시 후퇴(위축, 안으로 움츠리기)에 동의했다. 몸의 주인은 그렇게 했고 종양은 더 이상 전통적인 의학술에 의해서 진단할 수 없게 되었다. 이후에 그 종양과 대화할 때 여전히 씨앗으로 남아있다고 말했고 이 환자가 새롭게 만든 적절한 생활스타일에서 벗어난다면 어느 때든 다시 재발할 수 있다고 경고했다. 이제 그 환자와 종양은 매일 아침 대화를 나눈다. 그래서 종양이 적절하다고 생각하는 생활에서 벗어난다면 위험이 다시 생기기 전에 몸의 주인과 종양 사이에 교섭이 있을 것이라 확신한다.

　이 같은 환자는 양쪽 가슴에 낭성 유선염을 가지고 있었다. 그녀의 내부의사는 이런 복합적인 양성 종양의 성장이 어떤 실제 의미가 있지 않다고 말했다. 그녀는 원한다면 그들과 떨어진 곳에서 이미지를 만들 수 있다. 이것은 그녀의 내부의사와 다르지 않다. 그녀는 이 가슴 조직이 그녀의 삶에 어떤 깊은 의미를 지녀서가 아니라 그녀의 편의와 자부심을 위해 낭성섬유증을 이미지 치료로 정상화시키게 되었다.

　대수롭지 않은 또 다른 종양의 예로 심장과의 성공적인 심상치료를 이용한 67살의 남성에게 일어난 경우이다. 일상의 신체검사에서 그에게 복합성 결장용종이 발견되었고 수술날짜가 잡혔다. 그가 나에게 온 날 중 한번은 우리가 그 용종에 어떤 방법도 취할 수 없는지를 물었다. 우리가 가능성을 연구 실험해 볼 수는 있다고 제안했다.

　우리는 그 용종이 어떤 특정한 목적이 없다는 것을 말해주는 내부의사와 접촉했다. 그들은 과거에 계속해서 마시고 먹어서 그의 창자를 자극해 발생했다. 그는 이런 짓을 더 이상 하지 않았다. 하지만 그의 창자의 내면은 수년간 만성적으로 자극받게 되었다. 정맥확장은 지나치게 증가했고 창자의 내면은 몇몇 곳에서 근육벽 아래에서 분리되어 있었다. 용종들은 이런 분리된 곳에 자리잡고 있었다. 나는 우리가 수술을 피할 방법이 있는지 이것이 바람직한지 물어보았다. 내 부의사는 지속적으로 치유의 빛과 에너지에 초점을 맞추어 창자에서 용종을 다루라고 말했다.

나는 똑바로 누워있는 환자의 몸의 S자 결장을 사이에 두고 내 손을 상하로 두었다. 우리는 서로 치유의 빛 에너지를 마음속에 그려냈다. 그 에너지는 쌓여서 크게 확장했으며 그 빛은 색깔을 바꾸었다. 우리 둘은 동시에 이것을 보았다. 그리고나서 그 에너지는 갑자기 발산했고 부드러워졌다. 우리는 그 치료작업이 완성되었음을 알았다.

환자는 3주 뒤에 수술을 했다. 외과의사는 S자 결장에서 용종을 발견하지 못해 당황했다. 이런 경우는 환자의 현재 생활에서 딱히 중요하지 않았던 양성종양의 예이다. 그들은 단순히 이전 생활스타일의 잔여분이었다. 나는 환자 내부의사의 허락없이 이런 과정을 시도하지 않을 것이다.

감정
Emotions

체성·감성 풀어주기는 일반적으로 건강과 삶에서 감정의 역할의 더 큰 그림 중 일부이다. 거꾸로 말하면 감정의 역할을 이해하는 것은 SER을 이해하기 위해 필요하다는 것이다. 내부 치료사와 함께 하는 대화로 나타나는 심상치료는 특정 감정의 상태가 막혀있을 때 종종 환자에게 보여준다.

이것은 화나 증오, 죄책감, 두려움, 분노, 질투의 감정들이 단독으로 아니면 이것들이 결합된 형태의 파괴적인 감정으로 가득 찼음을 환자에게 알려주기 위한 것으로 내 경험에서 꽤 흔하게 나타난다. 나는 보통 내가 환자를 어루만질 때 바로 이런 감정을 느낄 수 있다. 내가 치료실에 들어갔을 때나 심지어는 들어가기도 전에 가끔은 그런 감정들과 정면으로 부딪힌다.

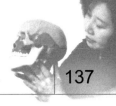

　나는 파괴적인 감정은 즉시 내보내고 나서 원인을 찾는 것이 가장 좋은 방법이라고 생각해 왔다.

　다음 단계는 문제를 해결함으로 해서 그런 감정을 그만 만들도록 하는 것이다. 최근에 이런 파괴적인 감정을 만드는 에너지가 사랑이나 즐거움, 희망등의 건설적인 감정을 이루는 에너지와 같다는 것을 이해하기 시작했다. 그래서 환자의 에너지를 유지하고 자부심을 높이기 위해서 파괴적인 감정을 건설적인 감정으로 바꾸는 것이 더 낫다는 것이 논리적인 것 같다. 그래서 나는 보통 내부의사에게 전환하는 것이 더 좋은지 또 가능한지를 물어본다. 보통 50~60%정도의 경우 yes라는 대답이 나오는데, 이런 반응이 나오면 내가 할 수 있는 한 많은 충고와 지시를 내부치료사에게 얻으면서 그 라인을 따라 진행한다. 대답이 "no,여기서 당장 나가." 또는 그런 취지를 가진 경우에는 거의 대부분 그 파괴적인 감정의 풀어주기나 빼내는 과정을 도와주기 위해 손을 이용한다. 보통 나는 내 손 아래에 환자의 파괴적인 감정을 위치시킨다. 우리는 함께 내 손이 환자의 몸에서 나오는 파괴적인 감정을 이끌어내는 자석이라 상상한다. 나는 환자가 자신의 내부에서 이것을 세게 밀어내도록 한다. 하지만 물리적인 힘을 적게 사용하는 것이 치료 과정을 더 쉽게 한다는 것을 깨달았다. 이제 나는 '밀어내기'보다는 '나가게 하기'를 이용하는 자세를 세우려 한다.

　현재의 풀어주기와 빼내는 과정을 그리기 전에 정확히 짚고 넘어가고 싶은 것이 두 가지 더 있다. 첫 번째는 가능한 빨리 파괴적인 감정을 그들의 몸 밖으로 빼내서 누군가에게 필요한 건설적인 목적으로 사용된 에너지로 변하게 하고 중립화시킬 것임을 환자에게 설명해 주는 것이다. 이 예방단계는 파괴적인 에너지가 몸 밖으로 나온다면 공기에 전염될 것이라는 생각을 완화하는데 도움을 준다. 많은 사람들이 고통에 의지해서 다른 결백한 희생자에게 피해를 줄 수 있는 이런 감정들을 풀어놓기 보다는 차라리 자신이 나쁜 것을 계속 가지고 있는 것이 더 낫다고 생각하는 그들을 충분히 설득하여야 한다. 이런 파괴적인 에너지가 몸에서 떠날 때 중립화를 함으로 해서 환자 자신의 감정적 방어라인을 약화시킨다.

두 번째는 이 파괴적인 에너지가 분산되고 풀어질 때, 신체적으로 과격하게 움직이지 않는다는 것을 환자에게 설명하는 것이다. 예를 들면, 우리가 화를 배출할 때 나는 에너지가 거꾸로 떨어지고 제한적이며 풀어주기를 준비하고 있는 신체의 일부분에 집중될 때, 그들은 화가 풀어지는 것을 느낄 것이라고 환자에게 알려 주었다. 나는 이 화가 자연스럽게 그들의 피부를 통해 공기로 직접 갈 수 있다는 것을 알려 주었다. 발차기나 소리를 지르거나 나를 때리거나 치료실을 닥치는 대로 어지럽히는 행동을 일부러 하지 말도록 하여야 한다. 단지 파괴적인 에너지들이 그냥 나가게만 하면 되는 것이다. 이것이 풀어질 때 그들은 억눌린 감정이 줄어들고 사라졌음을 느낄 것이다. 환자 스스로가 알 수가 있다.

이 시점에서 나는 내가 왜 '파괴적인' 그리고 '건설적인'이라는 단어로 우리가 느끼는 다양한 감정을 묘사했는지 설명할 수 있을 것이다. 나는 감정을 '부정적'과 '긍정적'인으로 표현했었다. 화나 증오, 질투, 두려움, 분노는 부정적으로, 즐거움, 사랑, 희망, 평온과 같은 것은 긍정적인 감정으로 표현했다. 갑자기 '부정적인'과 '긍정적인'의 단어를 사용함에 있어 혼란을 겪게 되었다. 내 관점에서 부정적인 것은 바람직하지 않은 것이었고 긍정적인 것은 바람직한 감정이었다. 하지만 우리는 해로운 대기가 가득한 비행기 내에서 긍정적인 이온의 축적이나, 또는 건강과 신체 기능에 필요한 전기적 대기가 부정적으로 채워진 것에 대해 논의하게 될 것이다. 그래서 혼란을 피하기 위해 나는 '파괴적인'과 '건설적인'이라는 단어를 사용한다.

치료 탐지자는 종종 이 시점에서 "잠깐만 기다려. 화는 필연적으로 파괴적인 것이야. 이것은 응급상황에서 네 목숨을 구하거나 후에 에너지를 계속 유지할 필요가 있을 때 너를 살리는 데 도움을 줄 거야."라고 말하면서 난색을 보일 것이다. 이것은 사실이다. 화는 Hulk Hogan(프로레슬러)이 당신을 공격할 때 초인적인 힘을 발휘하도록 한다. 하지만 이 화가 계속된다면 이것은 파괴적으로 될 것이다. 화는 낭비가 심하다. 이것은 너의 심장, 폐, 간, 위, 결장 등 너의 모든 생리 기능의 에너지를 요구할 것이다. 이것은 너에게서 가져온 어떤 교환도 허용하지 않는다. 그저 교감 신경계처럼 작용한다. 또한 응급상황에서 당신의 생명을 구하고 스트레스 속에서 살아갈 수 있게 하지만 당신의 사망 또한 재촉할 것이다. 이것은 응급상황이 끝이 나 일상 생활중일 때에도 파괴적일 수 있다. 그들이 지금 있는 부위에서 계속 유지한다면 증오, 화, 질투, 두려움 그리고 죄책감은 그들 자신을 파괴하고 소비할 것이다.

나는 또한 죄책감과 두려움이 양심의 형성에 기여해 결국 좋은 감정이 된다는 주장을 하였다. 실제로 죄책감과 (처벌에 대한)두려움이 은행을 털고, 차를 훔치고, 상사로부터 공금을 횡령하고, 배우자의 애인을 죽이는 것으로부터 당신을 보호할 것이다. 인류를 사랑하고 경외하기 때문에, 복수를 하기보다는 이해하기 때문에, 그리고 다른 사람으로부터 받은 적당한 불쾌감은 너그럽게 용서하기 때문에 잘못된 행동을 범하지 않는다면 여전히 이것은 신체적으로나 감정적으로 더 건전하다. 우리 중 완벽한 사람은 하나도 없다. 우리 모두는 우리가 발전하려고 노력할 때 감정에 대해서 이해할 필요가 있다. 설교하는 버릇에 관대하게 용서하길 바란다. 지금은 감정을 부정적이니 긍정적이니 하는 것보다 파괴적이고 건설적으로 설명하는 것이 더 적절하다고 생각한다. 나는 즐거움, 희망, 평온함과 같은 행복의 개념이 모든 것에게 건설적이라는 것을 독자들에게 정당성을 증명해야 한다고 생각한다.

파괴적인 감정의 주제에 있는 동안 내가 겪은 두가지 경험과 그것들이 어떻게 내가 이끌어낸 두려움의 개념과 화와 죄책감의 관계에 기여하는지를 공유하고 싶다.

나는 체성·감성 풀어주기 SER를 하는 테이블 위에 누워 있었다. 그 과정은 이미 7년 전에 시작되어 아직도 진행중인 대하소설의 일부분이다. 나는 내가 출생한 직후에 엄마가 내 출생에 매우 격노했던 때로 돌아가 있었다. 그때 나는 원치 않았던 아기였다고 믿는다. 하지만 이 SER실험을 한 후 그 생각이 틀렸다는 것을 이해했다.

내가 3살 때 학대행위가 시작되었다. 나는 더 심한 고통이 있더라도 울고 시끄럽게 하는 것을 빨리 배웠다. 내 기저귀가 더러워졌을 때 잠시동안 주의를 끌었다면 나는 내 피부가 심하게 까질 때까지 발목이 묶인 채 거꾸로 매달려 있어야 했을 것이다. 심지어 3달 동안 진행성 폐렴에 걸렸던 것을 기억한다. 나는 사실 내 오른쪽 폐를 볼 수 있었다. 하지만 기침을 하거나 시끄럽게 하면 엄마에게 혼이 났었다. 그래서 나는 감염된 곳을 피해 숨쉬는 방법을 깨달았다. 나는 두려움의 반응을 거부하고 조절하며 보이지 않게 한 셈이다. 내가 살기위해 필요한 모든 것은 예민한 지각이었다.

나는 이 모두가 냉정하게 들릴 것이라는 것을 안다. 하지만 SER과정 동안 엄마와 누나와 외할아버지와 내가 같은 영혼이었다는 것을 알았다. 우리가 현실을 살아 가는데 필요한 교훈을 서로가 가르치고 이끌도록 하나의 영혼에 의해 보내진 것임을 알게 된 것이다.

할아버지는 나에게 길거리 인생의 지혜를 가르쳐주었다. 내 옆에 항상 있던 누나는 나에게 사랑을 가르쳐 주었다. 그리고 엄마는 무엇을 가르쳐주었나? 그녀는 나에게 놓인 인생길을 지날 때 많은 잠재적인 위협 상황에 대해 두려움 없이 대처하도록 가르쳐 주셨다. 내 일생에 해야 할 일들을 위해 나는 두려움에 조정당할 수는 없었다. 운이 좋게도 나는 빨리 배우는 타입이었다. 내가 4살 때부터 격노와 남용을 그만두었다.

아마도 내가 왜 엄마에게 화내지 않는지를 이해할 수 있을 것이다. 대신에 나는 동정을 느낀다. 나는 그녀가 내가 1살 때 정신적으로 균형이 깨져 있었음에 틀림없다는 것을 SER을 통해서 알았다. 솔직히 나는 그녀가 두려움의 희생양이 되지 않도록 가르치는 것을 받아들였다.

내가 매우 두려웠던 두 번의 상황을 회상한다. 한번은 BB탄 총을 가진 골목대장을 만났을 때이고 또 한번은 어른이 되어서 연안경비대의 의료직원으로 배에 탔을 때, 멕시코만에서 200마일 떨어진 곳에

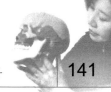

가라앉은 예인선에 있던 11명의 남성을 구할 때이다. 이런 경우는 내 교훈만을 축적시킬 뿐이다. 나는 나의 뇌를 마비시키는 두려움을 절대로 허용하지 않는다.

새로운 사실을 알아내었던 SER이 끝난 몇 주 뒤에 나는 10일간의 집중 프로그램으로 베트남전에 참전한 군인의 외상후 스트레스장애(PTSD)를 치료했다. 이 참전군인은 그의 나이를 속여 16살에 베트남으로 파견된 매우 전문적인 킬러로 훈련된 예비역 해군이었다. 그는 움직이는 모든 것을 쏘기 위한 기관총을 가지고 다녔다. 그는 그가 수년간 거의 매일 여러 명의 사람을 죽였다고 말했다.

그 SER과정 동안 그는 그가 쏜 사람들의 얼굴을 보게 되었다. 갑자기 그는 그 많은 사람들 중에 시민들 심지어 여자나 어린아이들도 있었다는 사실을 알게 되었다. 전쟁중에 살기위한 기술과 양심 사이에서 자신의 명령과 그들을 따르는 데 대한 죄책감 사이에서의 갈등에 직면하기 시작할 때이다. 그의 몸은 격노와 양심의 가책 사이에서 동요하듯 흔들렸다. 내가 그와 동화될 때 그의 두려움이 폭력적인 행동에 동기를 부여한다는 것이 확실해졌다. 그를 킬러로 만들기 위해서 군대의 교관들은 그의 삶에 대해 깊은 두려움을 주입 했었다. 하지만 나는 또한 두려움에 의해 몰리게 된 그에게 연민을 느꼈고 그의 내부 전쟁에 부채질을 하고 있다. 이 내부 전쟁을 끝내기 위해 우리는 그 두려움을 배출하거나 중화 할 필요가 있었다.

두려움이 어떻게 이 남자에게 영향을 미치는 지 조금 더 설명하겠다. 우리 프로그램에 앞서 그는 예정대로 공항에 마중나오지 말라고 전화했었다. 그는 하늘을 나는 것에 대한 두려움을 제어할 수 없어서 비행을 할 수 없었다. 대신 그는 15시간이나 걸리지만 기차로 왔다. 마침내 얼굴을 보여준 그 남자는 터프하고 비쩍 마른 이미지였다. 그는 미군병사처럼 짧은 머리를 했고 콧수염에 염소수염까지 더했다. 그의 눈은 위협적이며 째려보는 듯 감정없이 깜빡였다. 그는 자신이 고독한 사람이라는 것을 알려주었다. 결혼을 한 적도 없었다. 세상에서 오직 한 두명만을 믿는다 했다. 하지만 그의 야윈 몸은 두개천골요법과 치료적 접촉의 첫 번째 날에 잘 순응했다.

그리고 나서 우리는 우리 프로그램의 7번째 날이 되었다. 그의 위험에 대응하는 신경시스템(망상체 활동계-RAS)중 일부는 환자의 심각성을 알릴 준비가 되어 있었다. 그는 핀이 떨어지는 소리나 어떤 위협적이거나 낯선 감각에 싸울 준비가 완벽히 되어 있었다. 그것이 그의 훈련된 행동을 유발하는 스트레스의 일종으로 판단되자 우리는 그의 킬러적 반사신경을 조절할 수 있도록 열심히 치료해야 함을 알 수 있다.

그의 내부의사를 감지하면서 나는 베트남전 실전 경험에서 그의 RAS가 여전히 지나치게 활동적임을 설명했다. 나는 또한 이것이 적어도 그의 심적 외상후 스트레스 장애와 이것의 무력감 즉, 그를 둘러싼 사회계층에서 편하게 살지 못하는 것과 부분적으로 관계가 있다는 것도 설명하였다. 그리고 나서 그가 겪는 문제를 더 잘 이해하기 위해 우리를 도울만한 신체부분과 직접 대화를 할 수 있도록 허락을 구했다. 그의 내부의사는 동의했다. 그래서 나는 그 베트남 참전 군인을 통해 RAS에게 이야기를 하자고 요청했다. 이것이 완화된 이후로 시간이 얼마나 오래 흘렀는지를 물어보았다. RAS는 한번도 완화된 적 없다고 말했다. 그래서 나는 감정적인 반응을 지휘하는 뇌의 한 부분인 편도체에게 RAS활동을 책임지는지 아닌지에 대해 물어보았다. 그들은 RAS를 그들이 조절하지 않고 그것이 오래전부터 있어왔다고 말했다.

나는 눈으로 볼 수 있는 0~100까지 그의 RAS활동 정도를 나타낸 눈금을 그려보도록 요청했다. 그의 RAS는 80까지 달리고 있었다. 이 정도가 아마 베트남 전쟁에서 그를 살게 도와 주었을테지만 지금은 해롭다. 나는 환자가 원하던 그가 했던 50으로 줄일 의향이 있는지 없는지 물어보았다. 과정을 얘기할 때 우리는 그의 조직이 안정되는 것을 느꼈다. 우리는 곧 그의 체액과 에너지 흐름이 매우 향상되고 있음을 느꼈다.

그리고나서 나는 25로 줄이도록 요청했다. 그는 20눈금까지 내려

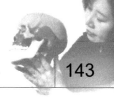

갔지만 심각한 요통과 흉부통을 겪기 시작했다. 그 눈금이 50으로 돌아오는 동시에 고통도 사라졌다. 억지로 50아래로 떨어뜨린다면 고통은 다시 돌아온다.

고통이 아래로 내려가기 위해서는 RAS운동을 원하지 않는 그의 내부의 어떤 존재가 명백해질 때까지 이런 패턴은 몇 번이고 반복되었다. 그래서 나는 고통에게 그 상황에 대해 물어본다. 베트남전 참전 군인이 그의 경계를 풀면 위험하다고 죽을지도 모른다고 말했다. 대화를 조금 나눈 후에 우리는 두려움이 RAS활동 영역을 조절했다는 것을 알게 되었다. 이것은 전후의 치료과정에 착수하는 데 그 군인의 무력의 원인이 된다. 하지만 그 두려움이 베트남에서 생존의 원인이 된 이후로 그 행동으로 정당화 되는것처럼 느껴졌다.문제는 전쟁이 끝났다는 것을 인식하지 못함에 있었다.

여기서 나는 갑자기 엄마와의 경험이 어떻게 나를 여기에 있도록 도왔는지를 깨닫게 되었다. 나는 나를 자극하는 메커니즘으로써 두려움을 사용하지 않고 내가 처한 위험을 대처할 수 있도록 배웠었다. 두려움은 사실상 우리가 위험에 대한 즉각적인 반응효과를 줄어들게 한다. 나는 이것을 그 예비군인과 함께 나누었다. 그는 이해했다. 그의 망상체 활동계 RAS는 두려움에 의해 이끌려진 생각같았다. 그의 편도체는 매우 기뻐하였다. 하지만 두려움은 완전히 비이성적이어서 강제로 제거되어야 한다. 그것은 약간의 치료적 경험에 따른 많은 치료사들의 강한 의도를 포함한다. 어떤 이유로든 두려움은 갑자기 배출되었고 고통은 사라졌으며 RAS게이지는 20으로 떨어졌다.

이 이야기는 해피엔딩으로 끝났다. 우리의 베트남 참전군인은 자발적으로 비행기를 타고 집으로 갔다. 그는 안전하게 돌아간 뒤 비행이 순조로웠다고 자랑스럽게 전화를 했다. 그는 두려움이 사라졌음을 경험했다.

침술과 감정
Acupuncture and the Emotions

임상실험과 경험은 특정 감정이 특정 신체기관에 쌓인다는 생각을 설명해왔다. 특정 신체 기관과 감정의 관계는 전통 중국 학문과 침술이 발휘하는 개념에 동의한다. 1968년 내가 동양 침술학을 배울 때 특정 신체 기관의 에너지 잉여분을 저장하고 모아놓는다는 개념을 처음으로 알게 되었다. 나는 매우 회의적이었지만 어떤 면에서 내 마음은 그 가능성에 대해 열려 있었다. 수년동안 나는 진단과 치료의 침술시스템을 믿어왔다.

후에 이 책에서 이런 신뢰감으로 나를 이끌었던 경험을 소개할 것이다.

중국 전통 치료에서 특정 몸의 장기는 특정 감정과 관계가 있다. 내가 앞에서도 말했듯이 서양의 생리학과 완전히 똑같지는 않다. 장기들은 육체적인 심장이나 폐, 신장 등만을 포함하는 것이 아니라 기에너지의 종류가 그들과 그리고 에너지가 흐르는 경락이나 경로와의 관계도 포함한다. 기에너지는 경락이 손가락이나 발가락의 끝 지점에서 끝나거나 장기로 가는 끝나는 지점에서부터 기관에서 몸을 통해 표면으로 흐른다. 장기의 기는 경락을 따라 바늘이나 침을 삽입하거나 손으로 지압을 하거나 그 지점 주변에 쑥을 태워 뜸을 뜨거나해서 특정 지점에 접근할 수 있다.

장기들과 그 경락은 음과 양의 특징을 가진다. 그리고 몸속의 기 또한 음과 양이 있다. 일반적으로 건강은 적절한 음과 양의 균형을 이루었는지 그리고 진단과 치료효과는 음과 양의 불균형이 회복되었는지 확인하는 것이다.

경락이라는 말은 장기 시스템에 의해 명명되었다. 그 경락을 따른 지점은 기 에너지가 흐르는 방향을 따라 순서대로 번호를 매길 수 있다. 그래서 '간3'이라고 하는 것은 간경락을 따라 난 세 번째 지점을 말한다. 지정된 장기시스템의 상태는 경락을 따라 맥박을 만짐으로 해서 느껴질 수 있다.

　중국 전통 의학이 특정 감정과 장기가 연결되어 있기 때문에 지정된 장기에서 에너지의 과잉이나 부족은 환자의 감정적인 삶에서 불균형으로 그들을 표현할 것이다. 이런 식으로 침술에 의한 치료는 감정의 질의 신체적인 증상을 완성했다. 체성·감성 풀어주기의 과정은 억압된 특정감정이 풀어지는데 대해 강력히 항의하는 감정에 일치하는, 침경락을 이용함으로 해서 종종 더 '건설적으로'강화된다. 나는 우리가 "내장의 감정적(visceroemotional)"인 조화라고 이르는 것의 어느 일부분을 따름을 알게 되었다. 그것들은 환자의 안이나 밖으로 보여지고 있다.

　간: 화와 우울
　심장: 사랑과 감정적으로 다치는 두려움
　심포: 심장보호(심장막, 심낭)
　폐: 비통
　신장: 죽음에 대한 두려움
　비장: 실망

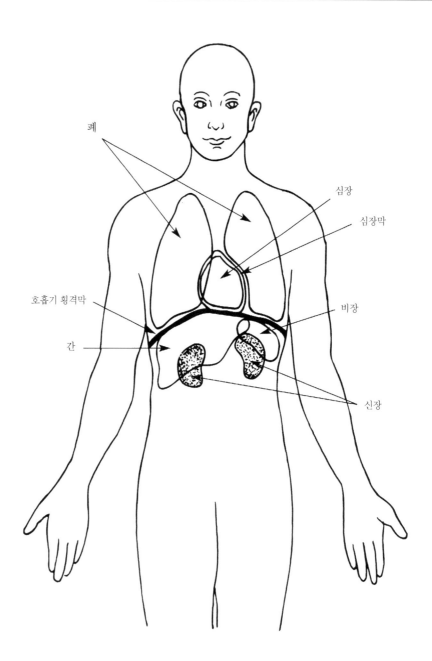

폐

심장

심장막

호흡기 횡격막

간

비장

신장

그림 4-1

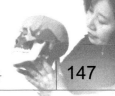

간

The Liver

간은 화와 우울함을 모으는 필터이며 저장하는 자리이다. 처음에 내가 정신병동에서 환자를 치료할 때 이러한 관계에 대해 확신하게 되었다. 그녀는 정확히 3번 자살시도를 했지만 실패했다. 그녀는 너무 깊은 우울증에 걸려서 말은 겨우 했고 움직이는 것은 거의 자발적으로 하지 못했다. 솔직히 말해서 나는 그녀가 숨쉬는 것을 거의 보지 못했다. 그녀의 피부색은 노르스름하고 투명한 흰색이었다. 나는 그녀가 내 공간에 들어오자마자 이 불쌍한 여성에게 희망이 없음을 느낄 수 있었다. 그녀는 60세 정도로 보였고 내가 보았을 때는 20년간 이혼을 한 상태였다. 그녀는 항공사고로 그녀의 아들을 잃었을 때 그러니까 지금으로부터 약 10년전부터 이 우울증에 빠져있었다. 그녀는 그녀의 언니와 함께 나를 보러 왔다.

그녀의 간은 크기와 경도 두 가지 면에서 모두 볼링공 같았다. 약 20파운드의 무게가 나가는 것 같았다. 나는 내 손을 그녀의 앞뒤에 두어 그녀의 간이 내 손바닥 사이에 있게 했다. 그녀는 치료테이블에 반드시 누웠다. 이런 식으로 그녀의 간을 풀어주려 시도하는 것은 내 손으로 볼링공을 녹이는 것과 같았다.

나는 Felix mann이 쓴 [Acupuncture:Treatment of Many Diseases (침술로 많은 질병 치료하기)]라는 책에 나와 있는 방법대로 그녀의 우울증을 침술로 치료하기로 결심했다. 나는 그녀의 간경락을 따라 그녀의 좌우양쪽에 침을 놓았다. 나는 손을 그녀의 간 뒤쪽으로 놓고 이것을 통해 에너지의 소통을 훨씬 쉽게 느낄 수 있었다.

간이 부드럽게 풀어질 때 나는 그녀의 간을 감싸고 있는 피부가 있는 앞, 뒤, 오른쪽의 피부에서 에너지의 힘이 나오는 것을 느꼈다. 그녀의 숨은 눈에 띄게 깊어졌고 그녀의 얼굴색은 노르스름한 흰색에서 붉은기가 도는 흰색으로 변했다. 그녀는 자발적으로 조금씩 움직이기 시작했고 그녀의 얼굴은 일시적이지만 표정의 변화를 보여주었다.

　간단히 말해서 그녀는 황달에 걸린 좀비처럼 보이기보다는 이제 아직 문제가 조금 남아있는 불편한 사람처럼 보였다. 나는 그녀의 간이 다 풀어질 때까지 계속 머물러있었다. 나는 그녀와 대화도 하지 않았다. 하지만 마음속으로 계속해서 고무하는 만트람을 외웠다. 나는 그녀의 해묵은 오랜 감정들이 빠져 나오도록 조용히 재촉했다.

　그녀의 간의 무거운 에너지 즉, 우울증을 부드럽게 풀어준 뒤에 그녀는 약간 쾌활해졌다. 그녀는 침술에 대해 불평을 했고 너무 오래 걸린 것에 대해서도 불만을 표시했다. 그리고 나서 나는 그녀의 두개천골리듬을 조절하기위해서 그녀의 천골과 두개골의 밑에 있던 압박을 풀어주었다. 그녀가 떠날 때 당신은 그녀가 우울증에 걸렸다는 것을 거의 몰랐을 것이다. 주로 그녀는 모든 것에 대해 화가 나 있었고 불평을 했다.

　나는 이 여성을 격주로 두 번씩 더 보았다. 나는 그녀의 간에서 나온 화의 에너지를 손으로 풀어주었다. 더 이상 침술은 필요 없었다. 나는 두개천골리듬을 사용했다. 그녀는 두 번째 온 날 이후 병원에서 파괴적 에너지를 배출하지 않았다. 왜냐하면 우울증의 자연 완화능력을 가지게 되었기 때문이다. 세 번째 왔을 때 그녀는 그녀의 약물치료를 그만두었다. 마지막 과정을 끝낸 뒤 6개월 동안 좋은 상태를 유지했고 나는 그때 이후로 그녀에 대한 소식을 듣지 못했다.

　이 경험은 갑작스런 울적한 쇼크와 그녀의 아들이 죽었다는 놀라운 상실감이 그녀의 간으로 흡수되었다고 생각할 수가 있다. 그녀의 간은 충격의 크기에 압도당했다. 이것은 그녀의 아들을 데려간 운명에 대한 화의 자리가 되었다. 이것은 또한 그 죽음에 할 수 있는 것이 아무것도 없었기 때문에 의기소침의 자리가 되었다. 간은 모든 것을 통제할 수 없기 때문에 우울한 에너지의 연속과 그녀의 모든 감정적인 면을 오염시키는 잠재적인 화의 원천이 되는 것이다. 나는 간을 차량의 오일필터에 비유한다. 이 필터는 필터의 용기가 다 찰 때까지 기름을 깨끗하게 걸러주는 역할을 한다. 그런 다음에는 이것은 엔진오

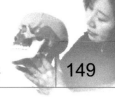

일의 오물의 원인이 된다. 더러운 기름을 버리고 깨끗한 기름을 넣지만 새로운 필터로 갈아주지 않는다면 그 더러운 필터 용기는 곧 새로 넣은 깨끗한 기름을 오염시킬것이다. 이것이 우울증을 치료하기 위해 정신요법에서 해야 할 일이다. 깨끗한 에너지를 집어넣지만 간이라는 필터가 깨끗하지 않고 감정적으로 풀어져 있지 않다면, 이것은 계속적으로 우울하고 화난 에너지로 남아서 감정을 오염시킬 것이다. 신체적인 치료뿐만이 아니라 정신적인 충격도 동시에 풀어내야 하는 것이다. 두개천골요법은 이것을 가능하게 한다.

심장
The Heart

심장은 두려움을 거르는 필터이며 저장하는 장소이다. 당신의 사랑에 보답을 하지 않거나 당신을 버리는 누군가의 사랑에 상처받기 쉬운 장기이다. 그러한 경험에 대해 상처받은 심장은 몸의 주인이 무조건적인 사랑을 주지 못하도록 한다. 심장의 보호를 받은 몸의 주인은 진실한 사랑의 관계에 빠지는 것을 두려워하고 다시 상처받는 것에 두려움을 느낀다. 이런 두려움들이 어떤 면에서 효과적일 수 있겠지만 진실한 사랑의 관계없이 사는 삶은 실로 텅 빈 삶이다. 우리가 사랑하는 사람을 믿어야 하는 것이 진짜 사랑인 것 같다. 이것은 어떤 사람이 기꺼이 사랑하지 않는, 또는 받아들일 수 없는 위험을 나타낸다. 이런 사람들은 이성적으로 사랑을 하길 원하지만 감정적으로는 사랑을 할 수 없다.

"네가 날 사랑한다면 나도 널 사랑하겠어"와 같은 조건부 사랑은 그 사람이 더 깊고 만족스러운 사랑의 관계로 들어가기 원한다면 심장에 있는 두려움이 풀어질 필요가 있다는 신호이다. 이 두려움의 흥미로운 신호는 혼전계약서의 작성에 있다. 이것은 "난 널 사랑해, 하지만 확신을 못하겠어. 그러니 만약을 대비해서…"와 같이 말하는 것 같다. 이런 사람의 심장에서 두려움이 풀어질 때 그들은 혼전계약서를 불태울 것이다.

우리는 이러한 무조건적인 사랑의 관계가 반드시 배우자에게 국한 될 필요는 없다는 것을 알아야 한다. 이것은 형제자매와 부모, 친구나 다른 모든 사람들에게도 적용된다. 무조건적인 사랑은 우리 자신에게 대하는 것처럼 다른 사람의 완벽하지 못한 점을 받아들이도록 한다. 일단 우리가 인간의 불완전한 상태를 받아들이고 우리의 심장에서 두려움을 풀어준다면, 무조건적인 사랑은 모든 사람에게 사랑과 자비를 베푸는 것이 가능하게 될 것이다. 감정적인 조건부 사랑은 결국은 인간관계를 황폐화시키게 되며 이기적인 인간을 만드는 것이다.

나는 어떤 여성 정치가를 약 3년간 치료했었다. 그녀는 원래 왜 그녀가 50파운드나 더 나가는지 그리고 체중을 왜 줄일 수 없는지를 알기 위해 나를 찾아오게 되었다. 그녀가 더 성공하면 할수록 그녀는 더 많은 체중을 얻게 되었고 조금 덜 성공했다 싶으면 살이 빠졌다.

깊이 있는 치료로 체중 문제에 기여하는 몇 가지 사실이 나타났다. 그들 중에는 그녀의 할머니에 대한 어릴 적 기억도 있었다. 그 할머니는 성공적인 활동가였는데 이 환자에게 정치에서 성공하기 위해 "권력을 휘둘러라"라는 말씀을 자주 하셨다고 한다. 그녀는 또한 무시당하지 않는 세력을 떨칠 만큼 충분히 커야 한다고 말하곤 했었다. 젊었을 때 그녀가 오로지 남자들의 감탄을 자아 낼 풍만한 가슴을 키우기 위해서 살을 찌우기로 결심했던 생각에 닿았다. 그러나 매력적인 여성이 되기 위해 이미 심장에서 필수적이라고 느꼈던 가슴살 조직을 그녀가 다이어트를 할 때 줄여야만 되었다.

그 환자가 나에게 왔을 때는 40대가 되어서 였다. 그녀는 세자녀와 알콜중독자인 남편이 있었다. 그녀는 몇 년전에 남편과 이혼하였고 전문적인 정치가가 되기로 결심했다.

이런 모든 통찰은 어느정도 체중의 문제를 교정하는데 도움을 주었다. 그녀는 원치 않았던 50파운드중 25파운드를 줄일 수 있었다. 그

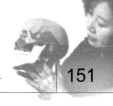

리고 그녀의 삶에 낭만적인 사건이 떠올랐다. 그녀가 14살 때 24살의 남자를 위해 풍만한 가슴을 만들고 싶어했다. 그녀는 그때 당시 남자의 관심을 끌기 위해서는 가슴이 필요하다고 생각했다. 그녀는 그에게 깊게 사랑에 빠졌고 그는 청혼을 하였다. 하지만 그녀는 자신이 yes라고 답하는 것에 매우 두려움을 가지고 있음을 알았다. 그녀는 그 두려움에 대한 수많은 논리적인 이유를 만들어 냈다. 그의 프러포즈를 거절한 이유는 다음과 같았다. 그는 중년에 은퇴해서 카르비안 해변에서 요트를 타고 싶어했다. 그러나 그녀는 정치적인 포부를 가지고 더 위로 올라가고 싶어했다. 그가 그녀를 속이면 어떻게 될까? 그가 나중에 사랑의 감정을 잃게 되면 어떻게 될까? 이러면 어떨까? 저러면 어떨까?

그녀의 심장은 꼭 쥐어오는 것 같았다. 심장을 둘러싸고 있는 심장막은 심장을 보호한다. 이것은 자주 거의 더 깊은 부상을 막기 위해 심장을 조를 것이다. 나는 그녀의 심장이 무조건적인 사랑에 빠지는 것에 대한 두려움이 있다는 것을 알고 심장막이 이런 두려운 마음을 격리하는 훌륭한 작업을 하고 있다는 것도 안다.

우리가 심장의 두려움을 풀어주기 위해서 치료적 연상 대화 Therapeutic Imagery & Dialogue를 이용할 때 우리는 그녀의 출생후 처음 3일동안의 생생한 기억에 다다르게 되었다. 제 3자의 관점으로 환자는 무슨 일이 있었는지를 설명했다. 그녀가 출생 후 깨끗이 씻겨 나오고 엄마가 마취에서 깨어났을 때, 신생아를 그녀의 엄마 품으로 데려갔다. 그녀는 엄마의 가슴에 놓여졌다. 하지만 젖을 빨았을 때 아무것도 나오지 않았다. 이런 경우는 출산 후 처음 며칠간 몇 번이고 되풀이 되었다. 그녀의 엄마는 결국 자신에게 화를 내었다. 화를 내면서 엄마는 아기가 생존하는 데 필요한 모유수유를 거부했다. 그녀는 자신이 엄마의 화를 받아들이는 것이 자신이 할 수 있는 유일한 전부였다.

그녀의 생후 3일동안에 일생동안의 패턴이 정해졌다. 그녀는 다시 거부당할까봐 무조건적인 사랑을 두려워 했던 것이었다. 그녀는 결국 엄마의 사랑을 받았다. 엄마는 그녀에게 최선을 다했지만 모유는 주지 않았다. 그녀가 발전시킨 생각은 다음과 같다. 만약 사랑한다면 사람들은 당신의 결점을 볼 것이다. 그리고나서 그들은 당신을 떠나거나 사랑을 주는 것을 거부할 것이다. 사랑에 대한 근본적인 두려움은 그녀의 생후 첫 주에 발생한 것이었다. 사람들은 이러한 것들을 이해하지 못한다.

게다가 그녀의 엄마는 가슴이 부족하다고 느끼는 것을 아기에게 알려주었다. 그 아기가 성장했을 때 그녀는 엄마와 같은 그런 부족감을 가지지 말자고 결심한다. 그래서 그녀가 알맞은 가슴을 얻게 되든지 아니든지 간에 이것이 그녀가 확실히 해야할 일이고 그녀의 일생 동안 계속 해야할 일인 것이다.

이제 이 여성의 심장으로부터 두려움을 이해하고 막아주는 심장막의 풀어주기는 그녀의 생활에 의미심장하게 새로운 삶을 채워주고 있었다. 그녀는 "이러면 어떻게 될까"하는 것들을 내려놓고 아주 작은 두려움만을 가지고 그녀가 사랑하는 남자와 결혼했다. 그때부터 그녀는 남편과 함께 요트 항해를 하고, 그녀가 이렇게 될 것이라고 생각했던 것 보다 더 좋은 삶을 사는 것 같았다. 그녀는 직면한 사소한 일들을 처리한 후에 정치에서 벗어났다. 그녀는 행복하고 만족해 하며 그녀의 삶에서 처음으로 깊은 사랑에 빠진 것 같았다. 그리고 그녀는 그녀의 남편을 진정으로 믿게 되었다. 그녀는 이제 상처입기 쉽지만 위험에 대응해서 튼튼하고 안전한 보상을 받는 것처럼 보였다. 다른 한편으로 당신이 믿고 신뢰하면 모든 것이 잘 보살펴질 것이라는 것을 알기 때문에 위험은 없게 될 것이다.

심장막
The Pericardium

심장막은 심장을 보호하는 역할을 한다. 우리가 앞에서 보았듯이 심장이 상처를 받았을 때 심장막은 즉각 행동을 개시하여 더 깊은 상처로부터 방어를 한다. 이것은 훌륭한 방어기관이다. 하지만 심장막은 일단 움직이기 시작하면 너무 지나치게 보호를 하는 경향이 있는 것 같다.

치료사로서 내가 심장막을 동시에 또는 미리 풀어주지 않고는 심장에 있는 두려움은 풀어질 수 없다. 방금 본 예는 심장과 심장막이 얼마나 서로 잘 협력하는지를 명확히 보여준다. 심장막이 심장을 보호하느라 바쁘다면 무조건적인 진실한 사랑은 있을 수 없음을 알려주는 수백명의 환자를 보았다. 나는 이런 경우 풀어주는 안전밸브로 심포경락을 이용한다. 나는 종종 그 경락이 손목의 주름과 교차되는 손목의 앞쪽 표면에서 이 경락과 접촉한다. 나는 이것을 심장막에서 에너지를 내보내는 배수구로 사용한다. 나는 한손을 앞쪽의 왼쪽 흉부에 올려둔다. 다른 손으로는 그림 4-2에서 지정된 P6과 P7지점 사이의 손목에서 경락을 따라 둘이나 세 손가락을 올려둔다. 그리고나서 나는 흉부에서 손목으로 흐르는 에너지를 상상한다. 때때로 나는 환자의 손목에서 내 몸을 통해 환자의 흉부로 돌아가 그 순환을 완성시킨다. 내가 강경한 저항을 경락에서 만나면 나는 그 에너지를 내 손 사이에서 앞뒤로 보낸다. 나는 이것을 그 저항이 줄어들면서 경락이 열렸음을 느낄 때까지 계속해서 한다.

일단 열리면 그 경락은 부드러워지고 완화될 수 있다. 때때로 나는 그 심장막과 대화를 한다. 그리고 환자가 정말로 긴장을 풀기를 원함을 알려주어서 무조건적인 사랑의 즐거움을 경험하도록 도와준다. 심장에 대한 신뢰와 위험, 취약성등에 대해 환자에게 설명해야 할 것이다. 그 환자는 심장막을 따라 더 이상 위험을 받아들이지 않도록 결심할 것이다. 이것은 개인이 선택할 문제이다. 치료사는 그들의 관점이나 의견에 순응하도록 강요하는 것이 아니라 설득하는데 책임이 있다.

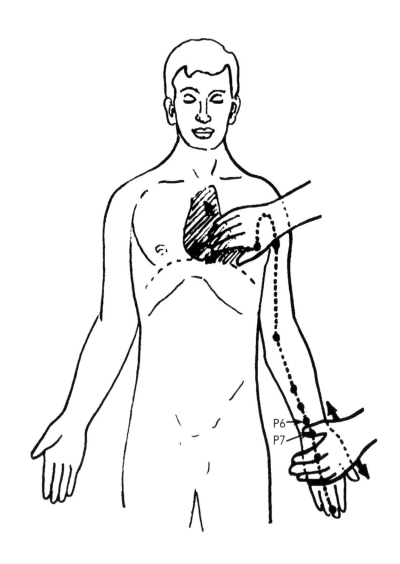

그림 4-2 위의 그림은 더 큰 고통으로부터 보호하는 심장막(검게 칠해진 부분)이다. 그리고 심장

막의 제한을 통한 심포경락은 풀어질 수 있다.

폐
The Lungs

폐는 깊은 슬픔과 비통함을 거르는 필터이며 저장하는 장소이다. 폐에서 미해결된 슬픔의 과부하가 천식과 만성 기관지염, 호흡기 알러지, 특별한 이유 없이 나타나는 호흡곤란 등의 근본원인인 것 같다. 흉곽이 움직이지 않아 횡격막이 깊게 숨쉬는 것을 허락하지 않을 것이다. 나는 또한 담배연기를 폐에 있는 슬픔의 고통을 경감시키는 마취의 효과로 사용하는 사람이 있다고 생각한다(조만간 내 연구에서 이 가설을 검증해보고 싶다).

폐에서 나오는 슬픔을 풀어주는 것을 설명해주는 경우의 연구자료가 많이 있다. 그 슬픔은 풀어주기를 따라 의식적 자각을 통해 지날 때 나타난다.

내가 이전에 치료했던 한 재미있는 30대 초반의 여성 환자가 있었다. 8개월째에 제왕절개술로 아이를 낳은 뒤 그녀는 천식을 얻게 되었다. 태아는 불과 몇 시간 밖에 살지 못하였다. 그녀는 2살과 5살난 다른 아이들에게 감정적으로 상처를 주고 싶지 않아서 군군하게 계속 버티어 나갔다. 그녀는 출산 직후 호흡기 문제를 얻게 되었고 천식이라는 진단을 받았다.

내부아칭 탐색으로 두개천골을 진단해보니 그녀의 상체 흉부 결합조직이 움직이지 않는다 하더라도 비활동적인 장애를 스스로 병으로 생각하지 않는다는 인상을 받았다. 경막관 또한 그녀의 몸 전체에서 제한되었다. 내 손을 그녀의 상체에 올려두었을 때 나는 시멘트로 가득찬 것 같은 느낌을 받았다. 이것은 슬픔의 무게처럼 느껴졌다. (이것이 한恨이 아닐까?) 체성·감성 풀어주기와 치료적 연상 대화를 이용해 질 분만을 완성하고 폐 조직에 저장된 정서적인 슬픔의 과정을 치료할 필요가 있다고 생각했다. 이것을 시행했고 끝나자마자 천식은 없어졌다.

신장
The Kidneys

신장은 심장이 상처를 받는데 대한 두려움과는 다른 종류의 두려움과 공포를 거르는 필터이며 저장하는 장소이다. 나는 이 두려움을 영원성의 손실(the loss of immotality)이라고 부른다. 자손이 없다면 당신의 죽음이 곧 끝임에 대한 두려움을 의미한다. 각각의 사람들은 번식해서 염색체의 영원성을 이루려는 본능을 가지고 있다는 이론을 세울 수 있다. 번식을 하지 못해 유전적인 관계가 계속되지 못하는 두려움과 막연한 공포는 신장에서 저장되고 걸러진다.

이런 종류의 문제는 정관절제술을 한 많은 남성들과 난관 결찰술이나 자궁절제술을 고려하는 여성들에게 나타난다. 손자 세대가 지속되기를 고대하며 오랫동안 갈망하는 노부모들에게서도 신장병으로 나타난다. 또한 이것은 아직 태어나지 않은 아이의 죽음을 겪은 부모에게서 나타난다. 유산이나 낙태를 경험하거나 아이를 가져보지 못한 여성은 신장에서 두려움을 표시할 것이다. 이런 두려움은 신장에서 풀어져야 한다. 이것은 많은 이유로 자손이 없게 된 현실을 직면하도록 요구할 것이다.

두려움을 풀어주는 것은 보통 그다지 어렵지 않지만 치료자는 환자가 상황이 이러함을 받아들이도록 자신의 기술을 잘 훈련시켜야 한다. 환자의 유전 염색체가 멀지않은 장래에 끝이 보인다는 것을 받아들이기는 쉽지 않다. 근본적인 원인을 인식하는 것은 강제적이다. 수용과 문제해결도 역시 필요하다. 그렇지 않으면 다시 공포와 죽음에 대한 두려움으로 신장을 채울것이다.

두려움으로 가득찬 신장은 성기능 장애와 감염성 방광염이나 염증의 재발, 만성 불안감, 완벽주의, 고혈압등으로 나타난다.

몇 년간 치료해 온 65살의 한 남성은 혈액, 혈청 알부민,방광내 요산 결정체 등으로 보여진 만성 신장기능 장애를 겪었다. 그는 또한 심각한 심장병과 당뇨병, 고혈압을 앓고 있었다. 그는 결국 심부전으로

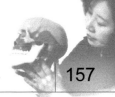

죽었다.

　그의 건강이 나빠지는 경과는 신장 안에서의 두려움이 하는 역할과 전체의 생리기능에 미치는 효과를 보여준다. 나는 그가 두려움의 원인을 해결하고 받아들이게 할 수 없었다. 그의 두려움에는 충분한 이유가 있었다. 그는 65세였는데 한 아이의 아버지가 된 적이 없었기 때문이다.

　그가 항상 걱정했던 것처럼 그가 죽었을 때 그의 유전적인 혈통도 끝이 났다. 그는 다양한 생의 경험이라는 영원한 영혼개념(an eternal soul concept)을 받아들일 수 없었다. 그는 진정으로 그의 유전자가 다음 세대로 넘어가기를 원했다.

　이 경우의 요점은 우리가 정기적으로 체성·감성 풀어주기와 치료적 연상 대화를 이용함으로 해서 신장에서 두려움을 제거 할 수 있었다는 것이다. 그는 매주 소변검사를 했고 매일 혈압을 측정했다. 내과 전문의는 심장과 신장의 기능에 대해 그를 매우 잘 관찰했다.

　그의 신장이 내가 두려움과 공포라고 부르는 무거운 에너지와 차가운 공백을 느꼈을 때 그의 소변검사는 정상에 가까워졌고 그의 강심제의 기능도 향상했으며 혈압도 정상이 되었다. 이런 변화는 2~3주간 지속되었고 이 테스트의 결과와 신체기능은 다시 비정상으로 돌아왔다. 우리는 5년 이상을 함께 치료했고 이런 기복이 심한 현상을 일년에 10번정도 관찰했다.

　우리가 두려움을 내보낼 때마다 그는 눈에 띄게 회복했다. 하지만 그가 죽으면 그의 조상의 모든 혈통이 끊어질 것이라는 생각은 지울 수가 없었다. 그는 외아들이었고 그의 유전자와 자신의 성(姓)을 이어가야한다는 책임의 부담을 느꼈다. 그의 부모님은 이런 부담을 일찍이 그에게 안겨주셨다. 그래서 죽음이 단지 두려운 것이 아니라 유전자를 이어가지 못한다는 실패감인 것이다. 그 가엾은 남자는 그에게 심장 도관수술이 꼭 필요하다고 설득시킨 심장병 전문의가 수술을 시행한 한 직후에 죽었다.

　유전적 혈통이 끝났음을 알게 되는 불임의 환자에게 떠오르는 두려움은 무척이나 강력함을 알아야 한다. 치료의 전망이 어둡다면 영원성의 손실에 대한 두려움이 있는 신장을 깨끗이 하기 위해 그들에게 필요한 것은 아이들이나 손자들이라는 것을 알도록 도와줘야 할 것이다(아니면 다양한 생의 경험이라는 영원성을 뛰어넘는 진정한 깨달음을 얻어야할 것이다 - 역자주).

비장
The Spleen

비장은 근심과 실망의 감정을 거르는 필터이며 저장하는 장소이다. "인간에 대한 비인간성"을 경험한 결과로 생긴 실망의 감정이다. 다른 극적인 임상실험보다는 나의 경험이 이런 비장에서의 실망의 예로 줄 수 있는 가장 좋은 예이다.

나는 전문 두개천골요법 수업시간에 직접 치료를 받게 되었다. 짧은 시간 내에 모든 의도는 나의 비장으로 집중되었다. 나는 곧 노란 액체를 흘리면서 위로 쭉 뻗은 속이 빈 대나무 관을 심상으로 보았다. 약 1시간 정도 지속된 것 같은 이 현상이 발생할 때 나는 내 비장이 수축함을 느꼈다.

이 실망의 노란 액체가 내 비장에서 빠져나가는 SER 동안 나는 이미지 영상으로 전쟁에 관한 뉴스영화를 보았고 우리 인간이 다른 사람에게 한 잔학한 행위를 보았다. 나는 이스라엘 사람들과 아라비아 사람들이 서로 죽이는 것도 보았다. 북아일랜드에서 폭탄과 전쟁 상황을 보았다. 나는 영국인과 아르헨티나 사람들 사이에서 발생한 포클랜드 전쟁을 보았다. 나는 우리가 베트남에 있음을 보았다. 그리고 십자군 전사들이 주님의 이름으로 사람들을 죽이는 것을 보았다. 나의 머리속에는 양심에 어긋나는 죄책감과 비인간성에 대한 실망의 영상들이 수없이 스쳐 지나갔다.

이 치료를 하기 전에는 나는 사회 부패와 무자비한 대량 학살과 불필요한 죽음에 대해 생각 할 때마다 매우 발칵 성이 났었다. 나는 이런 것을 용서할 수 없다고 생각했고 그것을 생각하면 충격을 받거나 거의 심장마비에 걸릴 것 같았다. 비장에서 근심과 실망의 에너지를 풀어주고난 뒤에는, 사람들이 서로에게 한 짓에 대해 여전히 나쁘게 생각하지만 감정적으로나 신체적으로는 그렇게 영향을 받지 않는 것 같았다. 나는 계속해서 이 치료를 할 것이다. 사람들의 잔학한 감정적 실망감은 그러한 감정들을 더이상 수용하지 않기 때문이다. 나는 이제 사람들이 서로를 인도적으로 대하기 전에 서로가 서서히 발전해 가고 있음을 받아 들인다. 또한 나는 사람들이 내가 그들에게 원하는 것을 절대 하지 않을 것이라는 것을 알기 때문에, 그들이 내 방식을 따르지 않는다 하더라도 인간에 대한 폭력적인 비인간성으로 실망하지는 않게 되었다.

정확한 타이밍
Right Timing

내부의사나 수호천사나 안내자와 대화를 하면서 나는 환자가 깊은 트랜스 상태에서 일상으로 돌아온 뒤에 그들에게 얼마만큼 알려주어야 하는지에 대해 항상 물어 본다. 환자의 의식적 자각속으로 이 세션의 내용을 가져 가는 것은 필요하다고 느낀다. 나는 비의식이나 안내자와 이 의견에 대해 논의할 것이고 이로움을 끄집어 내려 노력할 것이다. 나는 '만약'이 아닌 '언제'에 대한 질문하기를 좋아한다. 이 것이 이루어지면 나는 이 이야기를 할 만한 적절한 시간으로 너무 세게 밀어내는 것이 아니라 부드럽게 데리고 가려 한다. 비의식에서 나타난 내용을 알리는 데 있어서 타이밍의 중요함을 보여주는 환자들에게서 두 가지 교훈을 얻었다.

첫 번째는 마이클이라는 이름을 가진 24살의 남성으로 그는 최면술을 이용해 체중을 감소하고 싶어서 1965년에 내 사무실에 왔다. 그는 마취로 다양한 최면을 이용하는 의료진들이 토론하는 지역방송에서 행동수정 전문가로서 억압된 정보와 기억, 느낌과 경험에 접근하는 나를 보았다고 했다. 그는 키 175cm정도에 체중이 약 160kg이였다. 그는 자신이 중학교 2학년 때 약 100kg이 넘게 나갔다고 했다. 그리고 그가 기억하는 과거동안에 높은 칼로리의 청량 음료를 마시는 것과 먹는 것을 통제할 수 없었다고 했다. 그는 거의 모든 다이어트 방법을 시도했지만 5일에서 10일을 넘긴 적이 없었다. 식욕 억제제는 그를 너무 신경질적으로 만들어서 그것을 사용할 수 없었다. 마이클은 그의 넘치는 식욕과 탄산음료(그는 술은 마시지 않았다)의 섭취에 대한 정신·감정적인 원인을 알아보기 위해 최면을 이용 할 준비가 충분히 되어 있었다.

마이클은 훌륭한 최면의 대상이었고 처음부터 깊은 트랜스상태로 들어갔다. 그가 최면에 빠진 동안 나는 그가 체중을 줄이기 원하는 이유에 대해 이야기 했다. 그는 상처입는 것에 대한 방어로 그의 체중을 이용했다고 말했다. 나는 그가 살을 방패삼는 이유를 기꺼이 찾아볼것인지 그 원인을 나와 공유할 것인지 물어보았다. 마이클의 비의식은 동의했고 우리는 과거로 돌아가기를 시작했다.

나는 우선 그가 뚱뚱해지기 전에 행복했던 때로 돌아가라고 말했다. 그는 4학년때로 돌아가서 학교에서 열린 철자 알아맞히기 경기에 참여했다. 그는 그 단어들을 회상했고 나에게 그 단어를 말해주었다. 그는 자신과 결승전을 치루는 한 소녀를 그렸다. 그리고나서 그녀가 잘못된 단어를 써서 그녀에게 얼마나 미안한 마음을 가졌는지 알려주었다. 하지만 그 연민은 오래가지 않았다. 그는 단어를 정확히 써서 이기게 되었다. 최고의 순간이라 느꼈다. 하지만 곧 최악의 기분을 느끼게 되었다. 담당교사가 마이클이 커닝을 했다며 자격을 박탈했다. 그가 그 대회에서 이긴 후에 그는 철자 맞히기 대회에서 사용된 단어가 적힌 작은 종이쪽지를 그의 주머니에 가지고 있었다. 그 종이는 공부할 때 적어놓은 것이라고 설명하면서 단어를 맞히는 동안 종이쪽지를 보지 않았다고 했다. 하지만 이런 호소는 소용이 없었고 결국 탈락하게 되었다.

　그는 엄마의 얼굴을 보기가 부끄러워서 방과 후에 할머니댁으로 갔다. 할머니는 그를 믿어주셨다. 할머니는 그에게 우유와 쿠키 케익과 아이스크림을 주었다. 그녀는 걱정하지 말라고 말씀하시면서 그를 보호했다. 어찌보면 그는 할머니에게 받은 음식들로 실패감과 세상의 비난에 대한 방어를 한 것이다. 그는 그날 보호를 위해 먹기 시작했고 그 뒤로 과다한 칼로리를 충동적으로 먹어치우기 시작했다.

　나는 마이클을 최면상태에서 천천히 나오도록 했다. 내가 그렇게 했을 때 그의 무의식과 이야기 할 수 있는 특별한 잠 속으로 깊이 들어갈 다음 날을 알려주었다(그때 나는 '무의식'이라는 말을 했었다). 또한 그가 깨어났을 때 편안하고 개운한 느낌을 느끼도록 했다. 더 나아가서 그가 다룰 수 있는 세부 사항만을 기억하도록 했다. 너무 많지 않은 것만을 우선 그는 그의 무의식 안에 둘 수 있었다. 마이클은 자신이 깨어났을 때 아무것도 기억하지 못했다. 그는 기분이 좋음을 느꼈다. 그는 해가 되지 않을 만한 질문 몇 가지를 하고 사무실을 떠났다.

　그는 일주일에 세 번 치료를 했는데 모든 치료는 처음과 같았다. 우리는 방어를 필요로 한 첫 번째 원인인 철자 맞히기 대회 사건과 냉혹한 세상에 대한 방어를 위해 음식을 사용하기 시작한 원인이 할머니라는 것을 계속해서 확인했다. 네 번째 세션을 거친 후에 그는 이런 내용의 회상을 하지 않았다. 그는 몇 가지 질문을 했지만 그가 어떤 일이 일어 났는지에 대해 정말 알고 싶어 하지 않다는 것은 확실했다.

　나는 그의 치료에 한 단계 앞서가게 될 것이라는 느낌으로 그를 어떻게 준비시켜야 할지 알지 못했다. 나는 그때 당시 마이클이 가진 문제를 해결하기 위해 '민감성 없애기'라는 예민한 기술을 사용할 만큼 충분한 지식과 경험이 없었다. (desensitizing techniques 참조)

　다섯 번째의 마지막 세션에서 그는 어떤 일이 있었는지에 대한 기억이 없음을 다시 알려 주었다. 나는 철자 맞히기 대회와 그의 할머니와 편안함을 위한 먹기와 주위 비난을 방어하기 위해 먹는 것에 대해 이야기 했다. 그는 내 말을 믿지 않았다. 우리는 그것에 대해 더 자세하게 이야기를 나누었다. 그러자 그는 당황해서 사무실을 도망치듯 나가버렸다. 마이클은 다시 돌아오지 않았고 그에 대한 이야기를 그 이후로 듣지 못했다. 이 사건은 환자가 현실과 직면하는 것이 얼마나 도움을 주지 않는지에 대한 좋은 예이다. 이는 비의식에서 얻은 내용을 알리는데 타이밍을 놓친 경우이다. 나는 마이클의 현실 직시의 필요성과 두려움에 무신경 했다. 나는 1965년 그 당시에는 두개천골시스템과 같은 것에 대해 아직 생각해 본 적이 없었다. 나는 고쳐야 할 사람들 사이에서 일한다. 나는 마이클의 병을 확실히 고쳐주었다. 그가 내게 준 교훈을 절대 잊은 적이 없기 때문에 그가 어딘가에 있더라도 그에게 감사한다. 이 교훈은 치료사로서 내 삶을 지낸 각각의 날에 의미를 준다. 이제 나는 준비되지 않은 의식적 자각에서 준비된 의식적 자각으로 옮겨 갈 수 있도록 해준 수많은 내 일에 대해서도 감사한다.

이제 또 다른 교훈을 고려해보자.

두 번째 예는 타이밍이 적절하고 의식적 자각이 자기인식을 할 준비가 되어 있을 때 발생할 수 있는 것을 설명했다.

리타가 나를 찾아온 1966년 그녀는 38살이었다. 나는 여전히 마이클에게 일어난 일에 대해 깊이 생각하고 있었다. 그는 이제 나타나지 않을 것 같았다. 나는 다시는 현실과의 직면에 지나치게 강제적으로 둔감하게 하지 않으리라 맹세했다.

리타는 학교에 다니고 있는 4명의 아이들의 엄마였다. 그녀는 일을 할 때도 있고 안할 때도 있는 기술자의 아내이기도 했다. 또한 지역 은행장의 능력있고 유능하지만 봉급을 적게 받는 행정비서였다.

리타는 그녀의 머리와 목, 상반신, 어깨, 팔 그리고 손에 조절할 수 없는 끊임없이 발생하는 통증 때문에 나를 찾아 왔다. 그녀는 또한 자주는 아니지만 일시적으로 매우 심한 요통과 좌골통을 겪고 있었다. 그녀는 이미 세 번의 수술을 받았지만 어떤 이상도 발견하지 못했던 정형외과 의사의 소개로 왔다.

당시 나는 최면술과 발통점에 주사 촉진 등 모든 가능한 방법을 이용해 통증을 제어하는 사람으로서 어느 정도 평판을 얻고 있었다. 리타는 아마도 그 정형외과 의사에게 그가 실패했다는 것을 자꾸 생각나게 하는 귀찮은 존재였을 것이다. 내가 젊고 내 자신은 덜 돌보면서 치료하는 데 열망을 가지고 있었기 때문에 내가 야간 진료를 할 것이라는 것을 알았을 것이다.

리타의 정맥 혈관이 외과 수술로 제거 되었다. 네 아이들 모두 회음절개술을 통해 출생했다. 그녀는 4번째 출산후에 자궁 절제술을 했다. 그리고 회음부와 방광하수 수술을 모두 자궁절제술 전에 시술하였다. 다음으로 그녀는 담낭 제거 수술을 하였다.

이때의 외과 수술에서 네 번째와 다섯 번째의 척추뼈 사이에 있는 디스크를 두 번에 걸쳐서 제거했다. 이것을 한 후 다시 하부 척추부위 신경근의 긴장 경감을 시도했지만 실패 했었다.

게다가 그녀의 아이들은 그녀의 시간과 에너지를 많이 요구 했었다. 그들은 존경하는 마음을 거의 갖지 않았다. 그녀의 남편은 가끔 신체적인 학대를 했고, 정신적 감정적인 학대는 매일같이 했다. 그리고 그녀의 상사는 항상 그녀가 할 수 있는 것보다 더 많은 것을 요구했다….

오늘 이 일은 자기징벌의 필요에 대해 이야기 할 것이다. 그 당시로 다시 돌아가서 나는 그녀에게 안쓰러운 감정을 느꼈다. 나는 그녀의 몸을 검사하고 많은 연민을 느끼고 우리가 이 문제의 원인을 찾아내자고 다짐하면서 단지 그녀의 이야기를 들었다. 리타와 나는 우리가 최선을 다해서 그 흔적이 이끄는 어떤 곳이든 가겠다는 약속을 했다. 그때 이것은 매우 아마추어적인 행동이었다.

나는 리타를 일주일에 두 번 치료하였다. 나는 발통점 주사법(trigger injection)과 촉진을 시작했다. 첫 번째 치료는 며칠 간의 안정을 주었다. 고통이 다시 생겼을 때 이것은 분포 상태가 약간 더 나쁘게 변했다. 긴 이야기를 짧게 줄이자면 발통점 주사법과 촉진법을 이용한 약 10번의 세션에 진전이 없었다. 나는 우리가 했던 맨 마지막 발통점주사 세션을 회상했다. 그녀의 상반신과 흉부, 목, 어깨, 팔과 손에서 내가 발통점 주사와 촉진을 할 때 고통은 한 곳에서 다른 곳으로 이동했다. 내 치료로 고통이 사라지는 것 같았다. 그날 밤 나는 18번의 발통점주사를 놓았다. 이것은 나에게 기록적인 일이었지만 우리는 우리가 이겼다고 생각하지 않았다.

그러나 말할 나위도 없이 우리가 그 접근에 성공하지 못한 것이다. 리타의 고통은 그 세션이후 더 나빠졌다. 실패라는 큰 망치로 내려쳤을 때 나는 발통점주사법이 좋은 방법이 아니라는 것을 깨달았다. 나는 다음에 할 것에 대해 조금 더 생각해보는 것이 더 좋을 것이라 생각 했다. 그동안 리타는 고통 때문에 잠을 잘 수 없었다. 나는 그녀가 자기최면을 조금 배우도록 권했고 그래서 그녀는 적어도 고통을 감소시켜 약간의 잠을 잘 수 있게 되었다. 잠을 자기 위한 자기최면의 방법을 알려주기 위한 시도 과정을 거친 후 그녀는 자발적으로 깊은 잠에 빠졌다(이것은 지금 생각하면 그녀의 비의식이 나를 확인하고 내가 적어도 아무것도 하지 않는 것보다는 최선이라고는 할 수는 없지만 진심으로 무엇인가 도움을 주려고했다는 것을 알려준다).

나는 최면으로 과거로 돌아가는 것을 이용해 고통의 원인을 찾는 영감이 갑자기 떠올랐다.

거의 바로 리타는 5살 때의 기억을 지나 1살 때로 돌아갔다. 그녀는 아직 말을 하지 못하는 단계로 계속해서 내려가서 대화하는 능력을 잃게 되었다. 나는 그녀가 그 과거에 머무는 동안은 그녀가 아무리 어릴지라도 어른으로서 그녀의 오른쪽 손으로 내 질문에 대한 답을 적을 수 있을 것이라는 생각이 들었다. 그녀는 그럴 수 있었다. 1살 때 그녀는 이미 그녀의 고통의 원인을 몸속에 가지고 있었다. 그녀는 단순히 그 정보를 나를 위해 빠르게 적어 내려갔다.

나는 그녀에게 고통의 원인이 생긴 그 순간으로 돌아가도록 했다. 그녀가 나에게 이성적으로 말해줄 수 없어서 모든 것을 적어내야 했기 때문에 이 과정은 지루했다. 그때 당시에는 내가 그녀를 천장쪽으로 데려가서 목격자가 되어 나에게 그 장면을 설명하도록 하는 기법

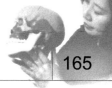

을 몰랐었다. 많은 질문에 천천히 답을 적은 뒤(이런 상황에서 사람들은 다소 느리게 적는다), 리타는 생후 이틀째로 돌아 갔다. 그녀는 집에서 태어나 요람에 눕혀 있었다. 엄마는 42살이었고 리타는 8명의 형제자녀 중 제일 막내였다. 할머니는 리타는 태어나지 못할 뻔 했다고 말씀하셨다. 이 분만은 엄마에게 너무 힘든 일이었다. 할머니는 또한 그녀가 건강하지 못할 것이라고 말씀하셨다.

나는 리타가 이 장면에 대해 어떻게 생각하는지 물었을 때 그녀가 적은 것을 절대 잊지 않을 것이다. "내가 태어나서 살 수만 있다면 내 일생을 허약하고 상처받고 아픈 상태여도 좋아……"라고.

리타가 최면상태에서 빠져 나왔을 때 나는 부드럽게 그녀가 종이에 쓴 것을 읽을 수 있는지 물어보았다. 그녀는 할 수 없었다. 그녀는 내가 그것을 읽을 수 있는 지 물었고 나는 읽을 수 없는 척을 했다. 그녀는 나를 믿고 싶어했기 때문에 어떤 질문 없이 내 설명을 받아들였다.

사흘 뒤에 우리는 같은 과정을 반복했고 그녀는 할머니가 엄마에게 말하는 것을 들었다. 그녀는 그녀가 느끼는 감정을 똑같이 적어냈다. 이번에는 내가 조금 더 알고 있는 듯 행동했다. 그 임신에서 그녀가 쉽게 나오지 않았음을 말해 주었다. 나는 모든 것이 잘 해결되었다고 말했다. 그녀의 엄마는 어려움 없이 출산에 성공했다. 그녀의 할머니가 아마도 호의를 가졌지만 할머니의 관찰은 틀렸다고 말해 주었다.

나는 리타를 이해시켰다고 확신하지 못했다. 왜냐하면 내가 그 말을 전했을 때 그녀는 여전히 태어난 지 이틀 된 아기였기 때문이다. 나는 다시 그녀가 현실로 되돌아 왔을 때 지금 그녀에게 준비되지 않은 어떤 것을 이해할 필요가 없다고 알려주었다. 나는 그 메시지를 그녀에게 알리는데 매우 신중을 기했다. (나는 마이클의 일을 생생히 기억한다.) 그녀는 자신이 적은 메시지를 읽을 수 없었다.

나흘 뒤에 리타가 다시 찾아왔다. 트랜스 상태가 빨리 이루어졌다. 나는 그녀가 고통없이는 도달할 수 없다고 확신하는 과거의 경험

으로 돌아가도록 했다. 그녀는 같은 요람 속의 장면으로 곧바로 들어
갔다. 그녀는 할머니가 엄마에게 하는 말을 세 번 듣게 되었다. 나는
다시 그 임신은 리타의 책임이 아니었음을 알려주었다. 그리고 나서
나는 직관적으로 그녀가 깊은 트랜스 상태에 빠져있는 동안 성인의
의식상태로 돌아오게 해서 우리는 그 상황에 대해 이야기 했다.

리타는 할머니가 엄마에게 내던진 감정적인 한마디 말 때문에 그
녀가 고통스런 삶을 살아야한다는 것은 부당한 일이라고 동의했다.
또한 그녀가 트랜스 상태에서 빠져나와 그 상황을 다룰 수 있을 것임
에 동의했다. 나는 그녀의 의식적 자각을 평소의 상태로 돌려 놓았다.
그녀는 그녀가 적은 내용을 읽을 수 있었다. (이렇게 할 수 있을 때까
지 총 세 번의 시도가 있었다.) 그녀는 단순히 자신이 이것을 모두 적
었는지를 물었다. 나는 그런 것 같다고 대답했다. 이상하게 보이겠지
만 리타의 고통은 없어졌다. 그녀는 남편과 이혼을 했다. 그녀는 행정
비서직을 그만두었고 새로운 남편이 될 사람과 같이 부동산업을 시
작했다.

리타는 나에게 훌륭한 선생님이었다. 나는 그녀에게 정말 감사한
다. 뒤돌아보면 리타의 경우는 우리의 비의식이 내가 그때 당시 알지
못했다 하더라도 확실히 관계가 있음을 알려 주었다. 내가 왜 이렇게
말하는 것일까?

여기에는 몇가지 단서가 있다. 그녀의 고통은 내가 발통점 주사를
놓았을 때 더 심해졌다. 우리는 무엇이든지 성공적으로 끝내자는 약
속을 했다. 나는 그렇게 한 적이 한번도 없었다. 직관적으로 리타가
잠을 자고 고통을 제어하기 위해 최면술을 사용했다. 리타는 과거로
의 최면으로 빠지게 되었다. 나는 그때 태어난 지 이틀 된 아기와 일
하는 것이 너무 힘들었다. 내가 무엇을 해야할지 몰랐지만 리타의 비
의식이 나에게 말한 것같은 느낌을 따라 뒤로 갔다. 그리고 나서 나는
어떤 계획이나 의문도 없이 그저 내 직관을 따라갔다.

내가 마이클의 경우에 타이밍을 바꾸어 쉽게 알려주었다면 그는
자신의 비만의 원인에 정면으로 알게 되었을 것이다. 그것은 그에게

좋은 것이 아니었을 것이다. 나는 단지 그가 후에 그의 비의식과 연결하도록 그리고 그 일을 다룰 수 있도록 기도할 뿐이었다.

리타의 경우 내가 들은 것이 무엇인지 알지 못했지만 나는 더 주의깊게 들었고 일이 더 잘 되었다. 타이밍과 감수성은 결정적인 것이다.

또 다른 중요점은 치료사는 반복되는 타이밍에서 항상 그것에 도달하기까지 얼마나 많은 시간이 걸리든 상관없이 환자가 스스로 발견하도록 해야 한다는 것이다. 치료사로서 그 상황에 대해서 매우 자세히 발설해서는 안된다. 그보다는 환자가 그것을 발견하도록 도와주어야 한다. 나는 그들을 목마르게 하고 물을 보여줄 수는 있다. 하지만 물을 자신이 스스로 마셔야만 한다.

저항하는 경우
A Case of Resistance

나는 치료에 들어간 젊은 척추교정지압 요법사(카이로프랙터)와 함께 일했다. 그는 고질적인 심한 요통과 왼쪽 다리의 고통을 가지고 있었다. 그는 자신이 다룰 수 있는 모든 치료를 받았다. 하지만 그 증상은 계속 되었다. 나는 그의 건강과 몸에 대해 모든 것을 알고 있는 똑똑한 내부의사의 개념을 이해하도록 그를 도와주었다.

그리고나서 우리는 앞으로 나와 우리에게 알려주기를 요청함으로 해서 이 내부의사의 등장을 유도했다. 우리는 그의 도움을 필요로 했기 때문에 그와 꼭 같이 이야기하고 싶었다. 그 내부의사는 친절한 느낌을 뿜어내는 현자로서 자신을 나타내었다.

그는 요통과 다리의 고통과 그것이 존재하는 이유를 이해한다고 말했다. 많은 대화와 관계를 발전시킨 후에 그 내부치료사는 고통의 원인을 우리에게 보여주는 것을 동의했다.

약간의 정신적 어려움을 가지고 있는 그는 자신의 형이 백혈병으로 집에서 죽었을 때 그 침대 옆에 서 있는 것을 재 경험했다. 그는 그때 3살이었다. 비의식과 의식의 자각 사이에서 의사소통을 강화한 후에 그는 고모가 그녀의 엄마에게 하는 얘기를 들었다. 형이 마지막 숨을 거둔 직후에 적어도 그의 형이 더 이상의 고통을 겪지는 않을 것이라고… 그 3살된 환자의 마음은 이 말을 고통이 있으면 살고 고통이 없으면 죽는다는 의미로 해석했다.

환자의 비의식의 일부는 고통이 삶에서 꼭 필요한 부분이라고 해석했다. 그래서 매일 그를 아프게 하는 일을 했다. 이것이 유쾌한 일은 아니었지만 필요한 것 같았다. 어린 시설의 무방비 상태에서 입력된 자각이 한평생을 지배하고 있는 것이다. 이제 우리가 해야 할 일은 이런 환자의 비의식에게 고통이 멈추어도 생명에 지장이 없고 더 좋은 삶을 살 수 있다고 알려주는 것이었다. 젊은 카이로프랙터는 이런 깨달음에 다다르자 고통은 멈추었고 그때 이후로 다시 재발하지 않았다. 두개천골요법 치료사로서의 자질에 대한 폭넓은 지식의 축적이 필요함을 알게 되었다.

민감성 없애기 기술
Desensitizing Techniques

대부분의 민감성을 없애는 기술을 이 장에서 이전에 소개했었는데 이 부분에서 그것들을 다 합쳐서 설명하려 한다.

민감성을 없앤다는 것은 감각을 잃게 되거나 둔감해진다는 것을 의미하는 것이 아니다. 심리학 용어로 탈감작이라고도 한다.

본래 탈감작은 두려움이나 감정적으로 다가가기를 잘 허용하지 않는 힘든 상황에 더 잘 접근하도록 하는 방법이다. 우리는 이것을 치료할 때 많이 이용한다.

탈감작의 좋은 예로 차가운 물에 익숙하게 하는 과정이 있다. 우리는 찬 물에 먼저 발가락부터 담근다. 그리고 나서 발을 그리고 두

발 모두를 담근다. 다음에 우리는 무릎과 허벅지까지 담근다. 보통 허리에 닿기 전까지 꽤 오래 걸린다. 하지만 일단 하반신이 다 들어가면 대부분은 물속으로 들어가는데 길들여 졌을 것이다. 다른 사람들은 그들이 수영할 때까지 조금씩 들어갈 것이다. 이것이 탈감작이다. 대부분의 사람들은 이런 과정을 거친다. 어떤 사람들은 이 민감성 없애기를 하지 않고 물속에 내내 안 들어가기도 한다. 또한 아무것도 하지 않고 바로 물속으로 뛰어드는 사내다운 그룹도 있다. 보통 이런 방법으로 들어가면 당신은 그들이 소리치는 것을 듣는다. 내 생각에 이것은 급속 탈감작의 방법인 것 같다. 당연히 후유증도 있을 수 있다.

내가 3년 이상을 불규칙적으로 치료해온 한 환자가 어느 날 거의 공황상태로 나를 찾아 왔다. 이틀 전에 그녀는 구역질과 약간의 구토가 따르는 설사를 갑자기 시작하게 되었다. 그리고 그녀의 머릿속은 매우 심하게 돌기 시작했다. 그녀가 설명한 것은 현기증이었다. 그녀가 머리의 위치를 바꿀 때마다 머릿속에서 도는 현상이 사라졌다. 구역질은 계속되었지만 설사는 재발하지 않았다. 내가 임시적으로 진찰한 것은 메니에르 증후군이었다. 이것은 귀 안쪽 반고리관의 염증이 환자가 머리를 움직일 때마다 현기증을 일으키는 것이었다.

나는 환자에게 침대위에 똑바로 누워보라고 했다. 그녀는 할 수 없다고 말했다. 그녀는 그 증상이 생긴 이후부터 줄곧 의자에서 잠을 잤다고 말했다.

나는 그녀가 누울 수 있도록 민감성 없애기 원리를 실행했다. 나는 침대위에 발을 두어 앉게 했고 내 손은 그녀의 머리위에 두었다. 그리고나서 그녀가 약간의 현기증을 느낄 때까지 그녀의 머리를 아래로 숙이게 하고 그녀를 약간 뒤로 기대게 했다. 우리는 그 현기증이 사라질 때까지 기다렸다. 나는 여전히 손을 그녀의 머리위에 두었다. 그리고 내 손으로 그녀를 지지해서 그녀의 불안정이 진정된 상태에서 시작하여 그녀가 다시 현기증을 느껴 그만두기를 원할 때까지 나는 그녀를 뒤로 눕혔다. 우리는 그녀의 불안정이 정상으로 돌아올 때까지 기다렸다. 그리고나서 우리는 그녀가 다시 멈추라고 말할 때까지 더 눕혔다. 멈추고 눕히고 하는 과정을 5~6번 반복한 끝에 그녀의 두개골을 효과적으로 치료할 수 있도록 그녀를 눕힐 수 있었다. 나는 그녀에게 접형골이 보통 현기증과 메니에르 증후군을 유발하는 주범이기 때문에 귀를 부드럽게 잡아당기는 것을 알려주었다.

이것은 민감성 없애기 과정의 한 예이다. 우리가 그녀의 머리를 중력이 작용하는 방향과 관계하여 움직일 때마다 우리는 천천히 부드럽게 다가갔다. 우리가 그렇게 했을 때 평행감각 시스템은 점점 더 그 움직임에 적응해 갔다. 우리는 그녀가 허락하는 만큼만 움직였고 그녀의 귀가 내부에서 조절할 때까지 멈춰서 기다렸다. 우리가 너무 멀리 가거나 빨리 움직이거나 강압적으로 했을 때 정신적·감정적으로나 생리학적으로 뒤따르는 공황은 우리를 처음으로 되돌아가게 했다. 우리는 우리가 움직이기 전에 나쁜 경험에서 발생하는 저항을 극복할 필요가 있었다.

나는 그녀를 치료할 때 생리학적으로 발생할 것을 설명해 주었고 이 과정의 끝날 무렵에 그녀는 도움 없이도 누운 자세에서 앉을 수 있었다. 그녀는 약간의 현기증을 느꼈지만 그녀의 평행감각이 조절하는 동안 안정을 되찾았다. 그리고나서 그녀는 일어나 의자쪽으로 가서 앉았고 현기증이 사라지길 기다렸다. 그녀는 신발을 신으려고 몸을 구부렸을 때 아주 작은 어지럼증을 느꼈다. 하지만 그녀는 똑바로 앉아 잠깐만 기다리면 곧 괜찮아질 것을 알고 있었기 때문에 현기증이 없어지길 기다리지 않았다. 현기증은 사라졌고 그녀는 잠시 기다렸다. 그리고 나서 그녀는 서서 미소를 띠며 고맙다는 말을 하고 나갔다.

그녀는 민감성을 제거하였다. 그녀는 생리기능 장애에 익숙해졌고 그것을 받아들였다. 그녀는 무엇을 언제 할지 알았다. 그녀는 이제 아무것도 할 수 없는 공황상태나 그녀에게 있던 두려움이 없는 상태에서 그 증상을 다룰 수 있게 되었다.

치료적 연상 대화로 환자의 민감성을 없애는 일은 이번 예에서도 같은 원리로 작용한다. 우리는 관절의 움직임을 회복할 때 민감성 없

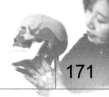

애기를 한다. 우리는 많은 반복을 통해 수동적인 범위의 움직임으로 관절의 내성을 점차 증가시킨다. 그리고나서 우리는 많은 확신과 자극을 통해 활동적인 범위로 움직이도록 한다.

우리가 비의식적으로 매우 강력하고 무시무시한 경험에 직면한 한 환자를 봤을 때 우리는 그 경험으로부터 그 강력한 힘을 제거하여야 한다. 환자들을 그 경험에 익숙하게 함으로 해서 민감성을 없애려 했다. 우리는 그 사건이 일어날 때 바로 비의식이라는 보호자에 의해 금고에 안전하게 저장되는 것을 환자에게 알려준다. 그 비의식이라는 보호자는 비밀 금고 속에 그 사건을 넣어둔다. 왜냐하면 이것은 보기에 너무 무섭기 때문이다. 하지만 비의식이 매달마다 환자들을 무시무시한 경험으로부터 보호해주는데 대한 보수가 매우 비싸다. 이것은 매일 밤 꾸는 악몽이나 매일 발생하는 두통, 낯선 사람에 대한 두려움, 각종 공포증, 만성적인 화와 지독한 불안감과 신체 어느 곳에서든 발생하는 고통 등이다. 비의식이 자진해서 할 수 있는 것에는 제한이 없는 것 같다.

그런 경험으로부터 우리는 어떻게 민감성을 약화시킬 수 있을까?

다른 견해를 가지고 생각한다면 환자가 두려움을 덜 느끼도록 도와주어야 한다.

그렇게 하기 위해서 우리는 보통 상세하게 그 경험을 재검토해야 한다.

다음의 경우는 내가 만나본 경험 중에 제일 두렵고 감정적으로 격해졌던 경험이었다.

50세정도 되어 보이는 여성 환자가 너무 심한 두통 때문에 나를 찾아왔다. 그 두통은 그녀를 무기력하게 만들었다. 그 두통은 그녀가 10대 후반이었을 때 처음 시작되었다. 그때는 약을 복용해서 제어할 수 있었다. 그녀가 30살 즈음 되었을 때 약은 더 이상 듣지 않게 되었다. 그녀가 진찰을 받기 위해 우리를 찾아 왔을 때는 이미 정신요법을 20년간 받은 상태였다. 그녀가 처음 왔을 때 SER과정을 진행했다. 두통은 자신에게 주의하라고 강요하는 그녀의 비의식의 한 부분의 통제하에 있는 것 같았다. 그곳에서 그녀가 건강하고 그녀는 진실을 보고 있고 그녀는 자신의 기억을 믿으며 부모님을 부정하지 않는다는 메시지를 보냈다.

어떤 기억일까? 우리는 그 기억에 바로 접근 할 수 없었다.

나는 그녀의 두통과 이야기를 계속 나누며 좋은 친구관계로 발전해나갔다. 그 후 두통은 샘Sam이라는 이름을 가진 수호천사의 책임을 가지게 되었다. 샘과 나는 매우 친해졌다. 우리는 환자의 의식적 자각에 대한 이야기는 하지 않았다. 나는 마침내 샘에게 환자의 비밀 금고속에 잠겨져 잘 보관되어 있는 것에 대해 알려달라고 했다.

샘은 그녀가 1살도 안 되었을 때 시작된 성적 학대가 9살 때까지 계속되었음을 말해주었다. 그 학대는 엄마와 아빠 그리고 제정신이 아닌 이상한 보모때문이었다.

샘은 그 환자가 이런 일이 일어났음을 지금까지 부정해왔음에도 불구하고 이 이야기를 받아들일 수 있을 것이라 말했다. 그 사실을 받아들이기 위해 샘이 생각하기에 그녀에게 중요한 사건이 있었다. 그 환자가 4살 때 일이다. 엄마와 아빠는 그녀와 성관계를 가지려 했지만 그녀의 질이 너무 작아 불가능함이 당연했다. 그녀의 엄마는 결국 가위를 들고 딸의 질의 구멍을 넓히기 위해 조직을 잘라냈다. 나중에 엄마는 의사가 소녀에게 있는 상처를 의심하지 않을까 하는 걱정을 하게 되었다. 그래서 그녀가 뒷마당에 튀어나와 있는 그네 파이프위에서 떨어졌다는 이야기를 만들어냈다. 이제 엄마와 아빠는 그 아이에게 세뇌시키기 시작했다. 그들은 이것이 현실이 아니고 환상이라고 알려주었다. 그들은 그녀가 제정신이 아니어서 만약 그 환상들 중하나라도 이야기를 한다면 보호시설에 보내버리겠다고 말했다. 그녀가 누구에게도 이야기하지 않는 한 그들은 그녀의 정신장애에 대한 비밀을 지킬 것이었고 그녀는 집에서 살 수 있었다. 그 부모는 그들의 비밀에 대해 안전하다고 느끼고 성적학대를 4~5년간 계속했었다. 샘은 그녀에게 두통을 주어서 그녀가 정상이고 이러한 모든 기억이 사실이며 아픈 사람이 자신이 아니라 그녀의 부모라는 것에 주의를 기

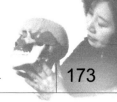

제4장 치료적 연상과 대화   173

울이도록 했다.

이런 경우 어떻게 민감성 없애기를 시작할것인가? 나는 우선 내 혐오감을 버렸다. 그리고나서 나는 트랜스 상태에서 내가 접촉할 수 있는 또 다른 그녀의 비의식들이 있는지를 찾아보았다. 이야기하고 싶어 하는 몇몇 비의식들을 찾아내었다. 물론 그들은 어린 소녀들이었다. 그녀들을 따라 듀크Duke라고 불리는 다양한 나이의 어린 소녀들의 존재를 나는 "보호자"라고 부를 것이다. 첫 번째 눈물이 어린 작은 소녀는 이전에 샘이 말해주었던 사건을 더 자세히 알려주었다. 나는 비록 환자는 아직 우리가 이야기한 것을 의식적으로 자각하지 않았지만 이 이야기가 서서히 보이는 것이 민감성 없애기의 한 과정이라는 것을 깨달았다.

샘은 탈감작으로 가는 첫 번째 단계를 이룬 것이었다. 그 작은 소녀는 더 깊이 말해 주었다. 사실상 그녀는 몇 차례 자세히 나와 얘기하면서 매번 전보다 더 두려움을 덜 느끼며 과거의 사건을 경험했다. 나는 그녀가 숨기고 있는 것을 꺼내도 상관없음을 그리고 그녀의 부모님이 정신적으로 이상이 있음을 그리고 무슨 일이 일어났는지 말을 해도 보호시설에 가지 않아도 됨을 깨닫도록 도와주었다. 나는 또한 샘이라는 수호천사의 애정어린 보살핌 아래 그녀를 두었다.

다음에 나는 그녀의 "보호자"에게 다가가서 어른이 된 환자가 자신의 어린 시절 일부의 사실을 받아들일 수 있을 것 같다고 알려 주었다. 그 보호자는 확실한 보호자였다. 그는 매우 신중을 기했다. 그는 무시무시한 기억을 잠궈 놓은 비밀 금고의 열쇠를 가지고 있었다. 그는 보호하는 것을 약간 약화시키기는 했지만 아직 이런 경험을 의식적 자각으로 보내지는 않았다. 나는 각각의 과정에서 그 보호자와 함께 치료했다. 나는 환자가 진실로 가는 과정을 그가 알고 있음을 확신했다.

다음에 나는 듀크를 만났다. 그는 화가 난 공격적인 실체였다. 그는 "Happy Days"라는 텔레비전 프로그램에 나오는 Fonz(Henry Winker)를 떠오르게 했다. 듀크는 터프했고 그 학대에 대한 복수를 하고 싶어 했다. 하지만 그는 엄마와 아빠에게 복수 할만큼 터프하지는 못했다. 언젠가 그 보모가 엄마나 아빠를 위해 데려가려 했을 때 듀크는 그 소녀에게 가위를 침대밑으로 숨기라고 했었다. 그 보모가 그녀를 속박하려 하자 듀크는 침대쪽으로 가서 가위를 잡고 그 보모의 허벅지를 찔렀다. 그 보모는 소리지르면서 방에서 달려 나갔고 그날 밤에 보모일을 당장 그만두었다. 엄마와 아빠는 그 사건을 부인했다. 그들은 이것이 꿈이라고 말했다(샘Sam이라는 이름을 가진 수호천사의 통제 하에 있는 두통에 의해 그녀가 제정신을 놓지 않고 있었다는 것이 놀랍지 않은가?).

이후에 또 다른 소녀들은 각각 자신이 받은 학대에 대한 경험을 가지고 앞으로 나왔다. 이것은 개인적인 판단을 피하고 그 사실과 이런 모든 중요한 이야기를 해주는 이 주요 탐지자를 믿어야 하는 내 능력을 시험했다. 환자가 부분적으로 보호자가 그의 비밀 금고에서 꺼낸 몇 가지 이야기를 의식적으로 자각하기 시작한 후에 나는 환자에게 그녀 자신과 비슷한 집에서 자란 어린 소녀에 대한 이야기를 적도록 했다. 이것은 더 깊은 탈감작이었다. 그녀는 그녀의 이야기를 그녀의 삶의 일부분으로 꾸몄다. 우리는 그녀의 이야기를 시나리오로 전환하였고 영화를 함께해 보는 것으로 가정했다. 더 세부적인 그녀의 유년시절은 영화를 진행시킴으로서 알수가 있었다. 나는 그녀가 그녀의 영화에서 주역을 맡는 것이 어떨지 물어보았다. 그녀는 마침내 동의하였고 그녀는 주역으로 더 민감성을 줄였다.

마지막으로 그녀가 연기하는 네 번째 부분에 대해 그녀는 나를 보고 말했다. "그 어린소녀는 나에요. 그리고 그것은 나에게 발생한 일이었어요" 이 사실을 모두 소화하기에는 조금 힘이 들었다. 하지만 적어도 그녀는 지금 겪는 두통이 무엇인지 그리고 자신이 미친 것이 아니었다는 것을 안다. 그녀가 자기회의에 빠져들기 시작할 때를 제외하고 그녀의 두통은 이후에 점점 좋아졌다. 그녀가 자신의 삶에서 일어난 일에 대해 확신을 느끼고 그리고 그녀가 제 정신임을 믿음으로서 두통이 사라졌다. 모든 이러한 세션은 네 달의 기간 넘도록 28번

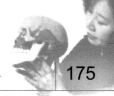

에 걸쳐 진행되었다.

이 시기에 환자의 아빠가 사망했다. 그녀의 엄마는 아직 살아있기 때문에 그녀는 엄마에게 가기로 결심했다. 그들이 함께 있는 동안 그 환자는 현실과 직면하는 것이 조금 두려웠고 두통이 다시 심해졌다. 그녀는 엄마가 자신에게 끔찍한 모든 것을 행하였다는 것을 믿을 수가 없었다. 그녀의 자기 회의가 증가하면서 그녀의 두통도 증가했다. 하지만 그녀가 자신의 기억을 신뢰하고 자신감을 되찾았을 때는 단지 경미한 두통을 느꼈다. 이것은 그녀의 엄마로부터 그녀가 떠났을 때를 기준으로 일어났다.

이 문제가 전체적으로 해결되지 않았다. 그녀는 그녀에게 발생한 믿을 수 없는 일들을 묵묵히 시간을 갖고 정리했다. 아마 그녀에게 그녀의 통찰력을 정리할 시간이 필요했던 것 같다. 아마도 그때에 그녀는 그녀 자신과 함께 할 수 있을 것이다. 이 경우에 나는 무엇을 하든지 그녀가 많은 도움을 요청할 것이라고 믿고있다. 그러나 SER을 통해서 적어도 거울에 반사된 자신의 모습을 볼 수 있었고 그녀의 50년 지나온 아픈 삶의 단편들을 재편성하고 심한 두통으로부터 벗어나게 되었다.

수용과 용서
Acceptance and Forgiveness

일단 경험, 기억, 감정 같은 것이 의식적인 자각으로 들어왔다면 종종 누군가는 환자가 잘못된 행동을 한 것에 대해 보상해야 할 결과가 나타난다. 아마도 음주운전자는 사랑을 받았거나 상처를 받은 환자를 죽였을 것이다. 아마도 그 환자는 속임수를 당하고 약탈당하고 살인을 목격하였거나 부모님이나 형제들로부터 학대를 당했을 것이다. 그것은 심지어 신이 나쁜 습관을 가진 환자를 다루는 데 대한 비난을 받게 되는 것일 수도 있다.

대체 심리요법과 "New Age"치료법들 중에는 살아가면서 누군가에게 상처를 주고 상처를 받는 것들을 용서하는 것은 흔한 일이다. 그것은 신의 탓으로 돌려 시련과 고통을 받아들이려고 하는 것 또한 흔한 일이다.

나의 13번째 생일 뒤에 신이 나의 아빠에게 곧 죽음을 허락하셨을 때 신에게 얼마나 화가 났는가를 기억한다. 나는 어떻게 사랑하는 신이 그럴 수 있었는지 상상할 수 없었다. 지금 나는 그것이 일어난 것을 받아들였고 합리적인 이유를 발견할 수 있었다. 그 충격에서 벗어나는데 수년이 걸렸다.

수용은 받아들여지고 있거나 받아들여진 것의 상태로 정의될 수 있다. Webster 사전에서 수용하는 것은 받아들이거나 혹은 받는 것의 이해를 위하여 찬성하는 마음을 제공하는 것이라고 적혀있다. 관대함은 관용을 보이는 상태로서 같은 사전에 정의되어 있다. 용서하는 것은 자신을 위해서 분개 혹은 화내는 것을 멈추고 처벌의 욕망을 포기하는 것이다. 이러한 단어 둘 다 그리고 그것들이 대표하는 마음의 행위 혹은 상태는 종종 잘못 이해된다.

많은 사람들은 수용을 가망성 없는 체념이라 생각한다. 이것은 그렇지 않다. 수용은 복수심이나 노여움이 없이 당신이 허락하는 것을 의미한다.

만약에 당신이 환생을 믿는다면 당신은 아마도 더 좋은 계획의 일부분으로서 즐겁거나 즐겁지 않은 것이 다가오는 것을 자연스럽게 받아들일 수 있을 것이다. 그러므로 당신은 모든 반대의 상황과 모든 사고와 병, 교훈을 잃은 것을 생각해야 할 것이다. 이러한 불행은 지금 이순간부터 새로이 성장하고 발전하고자 자극시키는 도전이다. 그것을 알아내는 것은 바로 당신의 몫이다.

진정한 용서는 받아들이고 개인적인 판단을 피하는 것이다. 그것이 모든 수준에 영향을 미치고 있고 비의식의 부분은 사랑으로 채워져 있다. 그것은 "나는 그렇다고 생각한다"라고 조건부로 행동하지 않는다.

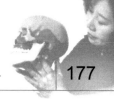

용서는 종종 부정확하게 사용된다. 나는 "나는 그를 용서했다"라는 말을 생색내는 듯한 방식에서 반복적으로 사용하는 것을 들었다. 몇몇 사람을 위해서 용서를 하는 것은 용서받는 사람보다 용서하는 사람이 더 높은 힘을 가지고 있다는 것을 의미한다. 이러한 환경에서 용서는 "좋다" 그리고 "나쁘다"의 체계에 기여한다.

용서하는 사람은 지배자가 범죄자를 용서하는 것처럼 하나라도 그가 상처를 받았을 때 용서한다.

나는 이것은 다소 진부하고 체계적인 상황에 기여하지 않는 것에 대해 매우 주의를 기울였다. 그러므로 나는 "용서"라는 단어를 자주 사용하지 않는다. 나는 한사람이 다른 사람과 동등하거나 정신적으로 다른 사람과 동등할 때 즉, 내가 그 단어의 사용이 정확하다고 느낄 때 말한다. 나는 모든 지구상의 사람들은 결점과 나약함을 갖고 있다고 믿는다. 우리는 또한 능력과 재능을 갖고 있다.

당신이 다른 어떤 결점을 갖고 있을 때 당신은 결점과 나약함을 갖고 있는 사람들 중 한사람을 만나게 될 것이다. 이것은 당신이 태어나기도 전이었거나 나약함이나 결점이 폭력, 약탈, 속임수 혹은 그 밖의 행동으로써 다가왔을 때 발생될 것이다. 나는 결점과 나약함 역시 기억하려고 애쓴다. 그리고 또한 신의 은혜를 위해 주위의 다른 상황을 기억하려고 애를 쓴다. 사람들이 종종 뒤에 발견하는 것은 다른 시간대에 다른 방법이다. 그러므로 우리는 각각 다른 결점을 받아들여야만 한다.

용서는 훌륭하다. 그러나 나는 "독선적인 사람"이 독선적인 환자가 독선적인 태도를 계속 지니는 사람들에게 사용하지 않도록 하는 것이 중요하다. 이것은 많이 발생하였고 명료한 태도는 문제를 더 간단하게 만든다.

임상의사가 의뢰인의 독선적 태도를 어떻게 치료하는지 과정을 보여주는 극적인 예가 있다.

환자는 내가 치료하는 40세의 여성이다. 그녀의 아래턱과 두개골을 연결하고 있는 관절에 심각한 문제가 증가되고 있다(하악관절증후군-TMJ). 그녀는 입에 교정기를 차고 있었다.

SER체성·감성 풀어주기는 첫 세션에서 시작되었다. 어렸을 때 그녀는 그녀의 아버지와 함께 성관계를 가졌음이 드러나게 되었다. 그녀는 그녀의 아버지에 의해서 과거에 피해를 많이 받았고 후에 상담과 심리요법을 받는 것이 필요하다는 걸 인정했다. 그녀는 독선적이고 불결한 것에 매우 화가 났다. 몇 년을 통해서 그녀의 임상의사는 그녀 아버지의 행위의 부당성을 지지했던 것을 기억한다.

체성·감성 풀어주기를 한 후에 나는 그녀의 몇 년의 치료동안에 털어놓은 것 보다 그녀의 아버지와 함께 성관계가 더 있었음을 본능적으로 알았다. 나는 그녀의 비의식적인 상황 위에 있는 일 때문에 이것을 알게 되었다. 다음 세션에서 우리는 그녀와의 만남을 통해 세부적으로 체성·감성 풀어주기와 함께 치료적 연상 대화를 적용하였다.

우리가 다른 임상의사가 놓친 것을 논의한 것은 그녀의 아버지와 함께 그녀가 성관계를 즐겼다는 것이다. 그녀는 그것을 행하는 동안 권위적인 그녀의 아버지의 힘을 느끼는 즐거움에 경악을 금치 못했다. 그것이 죄인지도 모르는 어린 아이의 행동이다. 그녀의 임상의사는 그녀를 자연적으로 희생자의 역할로 두었다. 그들은 그녀가 어떻게 아버지를 악당으로 나쁘게 볼 수 있는지 말했었다. 그녀를 아버지의 희생자와 가해자로 만들어서 그녀가 느끼는 힘의 감각과 즐거운 그녀의 기억의 방으로 들어가는 것을 허락하지 않았다. 그녀의 비의식이 즐거움을 알고 있었기 때문에 이 경우에 치료적 접근은 죄가 있다는 쪽으로 조성한다. 그 죄의식은 즐거운 기억을 억제하고 감정적으로 부정적인 방법으로 그녀를 유지시켰다.

이것은 모두 내부적인 혼란의 결과일까? 하악관절중의 통증은 그녀를 첫 번째 장소로 나에게 데려왔다. 그녀가 그녀의 임상의사와 사회적인 눈으로 그녀가 잘못된 것임을 발견 했을 때 그녀는 그녀의 입을 점점 더 작게 오므렸다. 턱근육의 일정한 수축은 관절에 약간의 염증을 만든 것이다. SER을 통해서 한때 그녀는 그녀가 경험했던 모든 양상을 직면하였고 자신의 행동에 죄가 있음을 떠나서 그저 지켜보

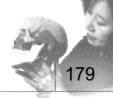

고만 있었다. 모든 것을 인정하자 턱은 편안해졌고 이상하게도 매우 잘 치유가 되었다.

일상적인 삶에서의 해결과 적용
Resolution and Application in Everyday Life

일단 사람들은 카타르시스를 겪고 재 경험을 하고 통찰력 얻는 것을 겪으면 이것을 가지고 사람들은 무엇을 할까? 어떻게 그것이 사람들의 삶을 변화시켰을까?

나는 환자의 의식 있는 지각과 대부분 중요한 것들이 발생할 수 있는 비의식의 다양한 부분 사이에서 의사소통의 라인이 열려있다고 생각한다. 그래서 나는 일반적으로 그것들을 해결하는데 도움을 주기 위해서 프로그램을 개발했다. 나는 환자들이 비의식에서 다양한 특성을 가지고 의식적 자각을 하는 시간을 보내는 환자들이 있다. 이것은 즐거운 만남 일 것이다. 그것은 잠이 들기 전에 올바른 각성을 주는데 효과적이다.

만약에 환자가 만남을 게을리 하기 시작했다면 내부체계의 신호로 참을성을 기르게 하도록 도움을 줄 것이다. 나는 자주 비의식에 의해 통제받고 있음을 의식적으로 인지한 환자에게 유사한 증상이 나타나는 것을 알려주었다. 이것은 심한 복통, 위경련, 좌골신경통이나 어떤 것들은 비의식과 의식사이에서 서로 동의한 것들이 될 수 있다. 이런 치료를 하는 사람들은 후최면 암시로서 같은 효과를 매우 잘 경험하고 있다.

일이 발생하는 것에서 수용은 중요하다. 이제 경험은 끝나고 다음에서 남은 교훈을 뽑아낼 차례다. 성장과 치료로 생활할 때이다. 자기 연민, 후회 ,화, 분노 혹은 복수를 위한 여지는 없다. 나는 환자들이 그만두거나 치료하기를 거절하지 않는 한 내 환자들과 함께 계속해서 연구할 것이다. 만약에 그들이 거절한다면 나는 그들이 숨어있는 파괴적인 감정의 대가를 알게 도와주려고 노력한다.

자기인식은 대개 환자의 삶을 변화 시킬 것이다. 그들이 변화하는 것을 도와야 한다고 생각한다. 지금 나는 발생한 것을 본다. 나는 그 과정을 신뢰하며 돌아가서 걱정하거나 초조해 하지 않을 것이다. 나는 그것을 개정하려 애쓰지도 않을 것이다. 나는 두개천골치료법으로 보다 쉽게 자기의식과 인식의 상승을 촉진시킬 것이다. 환자에게 자기의식을 강화시켜 내일의 행복을 각자가 다룰 수 있도록 만들 것이다. 그들은 더 독립정신이 강하다. 그들은 더 이상 내가 필요하지 않다. 지금 느낌이 어떻냐고? 기분이 아주 좋다.

제5장

열린 마음의 양식
The Fruits of Openness

우리는 도움이 필요한 가난하거나, 노숙자이거나, 피임과 성 상담이 필요한 젊은이거나, 약물을 남용한 사람들 등 여러 사람들을 치료했다.

많은 사람들은 성장과 교육에 도움을 주는 훌륭한 선생님을 따른다. 나의 선생님 모두 현실속에 살고 있지만 그들은 대부분의 명성 높은 선생님들 보다 그 실체가 흐릿해 보인다. 그들은 내가 따라갈 수 있도록 자신의 몸으로 예를 제시해주고 그 상황에서 배울 수 있도록 이끌어준다. 이런 예에서 그들이 나에게 주는 가장 중요한 교훈은 열린 마음을 유지하라는 것이었다. 이 책의 남은 부분에서 나는 치료사로서 어떻게 실제로 존재하는 몇몇 특별한 지점의 의식 속으로 이르게 되었는지 개인적인 여정을 공유할 것이다. 나는 그들과 함께 이르게 되었다고 말할 수 있다. 왜냐하면 혼자서는 그곳에 이르는 길을 찾을 수 있을 것이라고 믿을수 없기 때문이다.

침술 입문
My Introduction to Acupuncture

1967년에 우리는 플로리다에 두 곳의 무료진료소를 열었다. 하나는 성 피츠버그Petersburg에 있었고 다른 하나는 클리어워터 Clearwater에 있었다. 우리는 도움이 필요한 가난하거나, 노숙자이거나, 피임과 성 상담이 필요한 젊은이거나, 약물을 남용한 사람들 등 여러 사람들을 치료했다.

우리 치료소의 책임자중 한명이었던 버치 앤더슨Butch Anderson 은 샌프란시스코로 세미나를 다녀왔다. 그는 통증을 제어하는 내용이 담긴 소책자를 가지고 돌아왔다. 원래 북한 의료보조원을 위한 응급치료 안내서로 쓰여졌다. 이것은 닉슨Nixon이 중국으로 가기 오래 전에 영어로 번역되었다. 그 당시 침술은 아직 플로리다에서 인기있는 대화 주제가 아니었다. 버치Butch는 이 작은 책자를 보여주었지만 나는 어깨를 으쓱하며 무시했다. 그러자 그는 내 자아를 일깨웠다. "John, 자네 마음을 열어야해. 왜 이것을 시도해 보려고 하지 않지? 만약 마음을 연다면 우리는 진료소에 있는 많은 약을 아낄 수 있을거야……"

그럴수 있겠다 싶어서 나는 이 책자를 읽었다. 그림을 포함해 약 40페이지가 있었다. 마지막 단원에서 신체의 어느 부분의 통증도 덜게 할 수 있다고 주장하면서 침을 놓을 경혈점 아홉군데를 보여주었다. 이 때 침은 모르핀 0.016g을 투여했을 때와 비길만한 효능을 나타낸다는 것이다. 침의 장점은 모르핀처럼 정신기능에 지장을 주지 않는다는 것이다. 그들은 병원으로 옮겨져야 할 필요가 있는 그리고 아직 의식이 있는 상처를 입은 군인들의 고통을 완화시켜주는데 사용되었다.

나는 너무 황당해서 믿기지 않았다. 하지만 Butch는 매우 힘든 통증을 겪고 있는 세 명의 환자에게 이것을 시험해보자는데 내가 동의를 할 때까지 계속해서 의사 타진을 했었다.

첫 번째는 심각한 류머티스 관절염을 겪고 있는 젊은 환자였다.

두 번째는 척추에서 전립선까지 퍼진 말기 골수암으로 끊임없이 심한 고통을 겪고 있는 60대의 남성이었다.

세 번째는 간과 쓸개부위에서 만성적인 고통을 겪는 50대 후반의 알콜중독 여성이었다. 그녀는 거의 항상 소변에서 담즙이 나왔다. 그녀의 담낭제거 수술 이후 이 부위에서 이런 만성통증의 원인이 되는 다른 문제가 나타나지 않았다. 그래서 나는 소변에서 담즙이 섞여 나오는 것은 오래전 알콜 중독일 때 생긴 간 질환의 잔류물 때문이라고 생각했다. 우리는 간질환 환자의 계속되는 심각한 고통에 대해 어떤 대답도 주지 못하는 실정이었다.

나는 이 세명의 환자에게 이 작은 책자에서 소개하는 마술같은 아홉 군데에 침놓기가 효과적인 도전이 될 수 있을 것이라 생각했다. 만약 고통이 경감되면 침술은 내 주의를 끌 것이고 그렇지 않다면 Butch는 나에게 계속 이야기하는 것을 그만 둘 것이다.

나는 25게이지의 일회용 피하침을 사용했다. 한손에는 책을 한손에는 침을 들고 이 세 명의 환자에게 아홉 개의 침을 놓았다. 각각의 바늘은 1cm정도 들어갔다. 그 책을 읽고 작은 소리로 우물거리며 세 명의 환자에게 바늘을 놓았을 때 나는 확신의 느낌을 가져야 한다고 확신했다. 그 자리에 바늘을 약 30분간 놓아 둘 예정이었다. 나는 독자들이 바늘이 어느 지점에 위치해있는지 궁금해 할 것을 안다. 그 지점은 대장4 양쪽, 위 36 양쪽, 담낭 36 양쪽, 심장막 4 양쪽, 독맥 16이다.

첫 번째 류머티스 관절염 환자는 10분이 안되서 고통이 모두 사라졌다고 말했다. 그는 이틀간 고통이 완화되었지만 다시 찾아왔다. 그는 2회 치료 이후 다시 찾아 오지 않았었다. 나의 의구심은 침술가로써 완전초보인데 그의 통증이 어떻게 사라졌는가 하는 것이었다.

두 번째 말기 골수 암환자는 30분 안에 고통의 75%정도를 경감하게 되었다. 나는 보조간호사 자격증이 있는 그의 부인에게 침을 어디에 어떻게 놓는지 알려주었다. 나는 그의 피부에 펜으로 그 지점을 표시했다. 그녀는 하루에 두 번 그가 필요할 때 항상 25게이지의 일회용 침으로 같은 지점에 침을 놓았다. 그는 이제 더 이상 마취가 필요 없었다. 그가 두달 후에 죽기까지 그는 고통을 제어하는 방법으로 바늘을 매우 유용하게 사용하였었다.

세 번째 간 질환 환자가 가장 놀랄만하다. 그녀는 내가 침을 놓는 순간에 고통이 사라졌고 24시간동안 지속되었다. 더 놀라운 것은 약 이틀 동안 소변의 색이 담즙이 섞인 초록빛 노란색에서 정상으로 돌아왔다. 그녀는 일주일에 약 세 번 정도 계속해서 치료를 받았다.

약간의 임상실험을 한 뒤에 나는 마침내 그녀의 경우 한 개의 침을 그녀의 몸 오른쪽 흉곽 바로 밑에 놓아서 몇 시간동안 고통완화에 이를 수 있음을 알아냈다(이때에 나는 경락에 대해 아무것도 알지 못했다). 이것은 아홉 개의 침을 사용하는 것보다 더 쉬웠다. 나는 몇 차례 일침법으로 치료를 했다. 그리고나서 나는 일주일에 두 세 번 15분에서 30분간 침을 놓는 것 보다 침을 그 자리에 유침시키고 항생연고를 발라 사흘간 밴드로 감아놓기로 했다. 침이 그곳에 있는 동안 소변은 깨끗했다. 하지만 침을 발침한 뒤 8~9시간 뒤에 담즙은 다시 소변에 섞여 나왔다.

나는 이 부분을 자극하기 위해 침 옆에 둘 무언가를 찾아야 했다. 그래서 다소 무거운 게이지의 명주 봉합실로 침의 머리부분에 작은 체인 형태로 묶었다. 이 부위에 항생연고를 바르고 큰 밴드를 붙인 후 실을 길게 늘어뜨렸다. 나는 그녀에게 고통이 느껴질 때마다 고통이 멈출 때까지 간간이 실을 당기라고 말했다. 당길 때마다 침의 자극이 생길 것이라고 그저 추측하였다. 나는 매일 밴드를 바꾸고 그 부분을 과산화수소로 깨끗하게 하고 새 항생연고도 발라주라고 일렀다.

2주동안 실을 잡아당긴 후 실을 잡아당기는 시간차가 점점 더 길어졌다. 마침내 고통은 다시 생기지 않았고 소변도 깨끗했다. 그녀는 완전히 회복되었다.

그 환자는 나에게 열린 마음을 갖는 것과 두려움없이 시도하는 것에 대해 많은 것을 가르쳐주었다. 그녀는 또한 현대의학 치료가 겉만

맴돌고 있음을 일깨워주었다. 그녀와 나는 회복이 된 후에도 최소 5년간 연락을 계속 했었다. 내가 아는 바로, 그녀는 절대로 다시 술을 마시지 않았다. 그녀는 확실히 훌륭한 선생님이었다.

침술이 진료의 일상부분이 되다
Acupuncture Becomes a Regular Part of My Practice

나는 1960년대 후반에 침술에 눈을 뜨고 열린 마음을 갖게 되었다. 첫 번째 통증경감이 있은 후 나는 침술시스템으로 연구방향을 바꾸었다. 나는 San Francisco에 위치한 무료진료소에서 동양서점의 카탈로그를 발견했다. 페릭스 만Felix Mann이라는 영국 내과의사가 그 내과학 주제에 대한 4권의 침술응용의 책을 썼다. 영국 내과전문의가 쓴 그 주제에 대해 4권의 책이 매우 멋질 것이라 생각했고 그래서 나는 그 4권을 다 주문했다.

책이 도착하기 1주일 전에 한 여성이 오른쪽의 심한 대상포진 때문에 나에게 왔다. 그녀는 25살이었고 고통으로 거의 히스테리를 나타 냈다. 아마도 그녀가 히스테리적 경향이 있는 부분도 없지 않았던 것 같지만 그녀는 가정의가 코티존을 주입했으나 도움이 되지 않아 나를 찾아왔다. 한 친구가 그녀에게 내가 어려운 문제를 잘 다룬다고 한 모양이다. 나는 발진을 보았고 많이 아플 것이라는 것을 알았다. 나는 중간 흉부 부분의 척추뼈와 늑골 모서리를 어루 만졌더니 촉진 신호는 아주 희미했다.

마침내 책이 도착했다. Eureka! 드디어 대상포진의 치료 경혈점을 알아냈고 침술을 시작했다.

나는 Mann 박사의 책을 전반적으로 훑어봤다. 색인이 없어서 나는 네권중의 한권인 『Acupuncture:Treatment of Many Diseases (만병을 치료하는 침술)』라는 책의 내용을 찾아 보았다. 내가 찾던 '늑간 신경통Inter Neuralgia'(늑골 사이의 신경통)의 내용을 찾았다.

침술 Acupuncture

장기들The Organs:동양 침술에서 말하는 장기와 서양 생리학에서의 의미가 꼭 맞지는 않는다. 침술은 5천년의 역사를 가지고 실전 임상경험으로 전해져 내려오는 동양의 경험철학이다. 장기는 신체적인 간, 심장, 비장, 폐, 신장 등만을 포함하는 것이 아니라 오장 육부에 관련된 에너지 타입과 장기에서 몸을 지나 손가락이나 발가락에서 경락이 끝나는 표면까지 에너지흐름에 따른 경락이나 에너지 경로도 모두 포함한다.

장기의 에너지(기)는 침을 놓는 것(침술), 손으로 만지는 것(지압), 그 부위 위에 특별한 물질을 태우는 것(뜸)과 같은 방법으로 경락을 따라 특정 지점에 접근 될 수 있다.

그 경락과 기를 따라 장기들은 음과 양으로 특징지어져 있다. 일반적으로 건강은 적절한 음과 양의 조화로 확인되고 진단과 치료는 음과 양의 불균형의 회복으로 다가 간다.

이 경락은 그들의 관련있는 장기 시스템을 따라 이름지어 졌다. 경락에 따른 지점은 기 에너지가 따르는 경락을 따라 그 방향대로 차례대로 순서가 매겨 졌다. 그래서 '간 3'은 간의 경락을 따라 있는 세 번째 지점이라는 뜻이다.

전통적인 중국 치료법은 장기들이 오행과 관련이 있고 장기들이 기능하는 것이 상호관련이 있다. 장기들은 또한 특정 감정상태와 관련이 있다. 특정 장기의 에너지의 부족이나 초과는 환자의 감정적인 삶에서 불균형으로 자신을 나타낼 것이다. 침술 치료는 본질적으로 음양오행에 따른 신체적 증상과 감정적 특성이 통합되어 있다.

나는 Mann박사에게 신뢰감을 나타내며 그녀의 오른쪽 부분의 고통에 대해 알려주는 부분에 침을 놓았다. 나는 25게이지의 일회용 침을 놓았다. 침을 놓은 어떤 부분은 피가 났지만 그렇지 않은 곳도 있었다. 몇 분안에 고통은 눈에띄게 가라앉았고 붉었던 발진은 희어졌다. 그녀는 완전히 고통에서 벗어나게 되었고 그녀의 히스테리도 사라졌다.

내 치료 계획은 그녀가 어떻게 느끼는지에 기초했다. 그녀는 매일 나에게 전화해서 기분이 어떤지 알려주었다. 나는 그녀에게 같은 장소에 침놓기를 다섯 번 정도 더 했다. 그러자 대상포진은 사라졌다. 그녀는 매우 매우 감사한다고 인사하였다.

다음 몇 달 동안 서른 명이 넘는 대상포진 환자들이 물밀듯이 들어왔다. 침술은 꽤 잘 되어갔고 그래서 나는 몇 주간 그 진찰만 계속

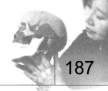

해서 했다.

다음 내용은 마음을 활짝 열게 된 세 번의 또 다른 침술이야기이다.

첫 번째는 뇌종양을 겪은 48세의 간호사였다. 그 종양은 우리 병원에 있는 신경외과 의사가 제거 하였지만 뇌종양 수술 후에 그녀는 심한 안면통이 생겼다. 그 의사는 내가 그녀에게 침술을 할 수 있을지 궁금하여 전화를 했다. 나는 확실하지는 않지만 해보겠다고 했다.

의학박사 Felix Mann의 유명하고 믿을 수 있는 책을 꺼냈다. 나는 안면통을 조사했고 그 부분을 지나는 경락으로부터 고통을 줄이는 출구점을 열수 있는 내 생각을 더했다. (그때까지 나는 더 작은 27게이지의 일회용 침을 사용했다.) 방광 1 침술점은 옛날 스타일의 안경을 받쳐주는 코 부분과 같은 장소(정명:방광경의 경혈이름-역자주)였다. 나는 다른 부위도 침을 놓았고 10분 뒤에 상황을 보러 오겠다고 했다. 나는 매우 바빴고 동시에 여러 환자를 보는 것이 내 업무였다.

내가 침을 제거하려고 왔을 때 아픈 오른쪽 부분의 방광1 지점은 침 끝까지 조직으로 들어가 있었고 안구 쪽으로 향해 있었다. 원래 나는 이 침으로 피부의 깊은 곳을 겨우 관통했을 뿐이었고 코의 방향으로 향했었다(부수적으로 고통이 없던 왼쪽 부분의 방광 1은 내가 침을 놓은 그대로 있었다). 나는 그녀가 침을 만졌는지 물어보았다. 그녀는 아니라고 대답했고 나는 그녀를 못 믿을 이유가 없었다. 나는 부드럽게 바늘을 뽑아냈다. 그런데 이것은 움직이지 않았다. 나는 이것을 두들기고 비비꼬고 좌우로 흔들었다. 아무런 도움이 되지 않았다. 나는 다른 침들도 뽑아냈다. 오른쪽 방광1에서 침이 풀어지는 징후는 찾아볼 수 없었다. 나는 완력을 사용해야겠다고 생각했다. 이것은 잡초를 뽑는것과 같았다. 침이 마침내 빠져나왔을 때 침의 마지막 0.5cm에 조직이 붙어있었다. 이것은 제거하기 힘들었음을 보여주는 것이다.

나는 이 침을 병원 병리과에 보냈다. 그 병리학자는 나에게 진료실에서 어떤 일을 했는지 물어보기 위해 전화했다. 그는 검사 결과 침

끝부분에 열이나 전기 같은 것에 의해 융합된 많은 섬유질의 결합조
직과 근육조직이 있었다고 알려주었다. 그리고는 너무 오래 구워서
꼬치에서 합쳐진 고기와 비슷하다고 했다. 그는 전에 이런 것을 본 적
이 없다고 말했다. 나도 마찬가지라고 말했다. 이 치료과정에서 열이
나 전기는 사용되지 않았다. 사실상 나는 침을 놓는 일회용 침의 머리
부분이 오직 플라스틱으로 된 것만을 사용했기 때문에 침 머리가 금
속으로 된 것을 내가 사용했는지 약간 의심스런 생각이 들었다.

이 결과는 외부적인 충격에 의한 것이 아닌 신체 내부의 어떤 에
너지가 존재함에 대한 의견으로 모아졌다. 나는 이후에 이와같은 현
상을 보지 못했다. 하지만 나는 두 번 다시 보지 못했기 때문에 이에
대해 잊어버릴 수는 없었다. 그 환자의 나타난 뇌종양 수술후 안면통
은 국지적인 감염 때문이었다. 이 조직 덩어리들이 제거되고 배출된
후 그녀는 침술에 잘 반응했다.

두 번째 내가 경험한 놀라운 경우는 전통적인 의학 치료방법으로
반응하지 않았던 심장부전 환자였다. 해롤드Harold는 크고 건장한
60대 후반의 활달한 남성이었다. 나는 그의 가정의로 2년정도 있었
다. 갑자기 나는 어떤 이유도 없이 그가 호흡 곤란과 불규칙한 심장박
동, 체액의 정체와 우리가 심장성 천식cardiac asthma이라 말하는 모
든 증후군을 겪기 시작했음을 발견했다. 그는 석달동안 네 번을 입원
했다. 네 번째 입원하는 동안 나는 진전이 없어서 심장병 전문의사에
게 도움을 요청했다. 해롤드는 만일을 위해 그의 심실을 제어하는 강
심제digitalis와, 심방을 제어하는 퀴니딘quinidine, 넘치는 체액의 흐름
을 제지하기 위한 6개의 라식스Lasix, 폐를 깨끗하게 하기위한 프레
드니손prednisone, 그리고 호흡곤란이 발생할 때 사용하는 인공 호흡
기inhaler와 산소통oxygen tank을 가지고 집으로 돌아갔다. 그는 약 사
흘 뒤에 병원을 찾아왔다. 그는 이것이 전통 현대의학치료이고 자신
이 살 수 있는 방법이라면 차라리 죽겠다고 나에게 와서 말했다. 나는
그를 비난할 수가 없었다. 그는 침술에 대해 물었다. 나는 침술로 그
를 어떻게 치료해야 하는지 알지 못한다고 말했다. 그는 나를 믿는다

고 했고 내가 무엇을 해야 할지 방법을 찾을 수 있을거라 확신했다.
그런데 내가 어떻게 거절할 수 있으랴?

　나는 Felix Mann이 설명한대로 중국식으로 맥박을 진단했다. 나는
그 침술도 그랬었지만 맥박에 의해 진단하는 것은 나에게는 더욱 어
처구니 없는것과 같았다. 그래도 Mann 박사는 맥진이 믿을만한 것이
라고 설명하였으므로 나도 해롤드의 맥박을 검사했다. 그런데 이상
하게도 그의 심장과 폐의 맥박은 충만하고 생기가 넘쳤지만 신장 맥
박은 찾을 수가 없었다. 심부전 환자인데 심장의 맥박이 충만하고 생
기가 있다니… 어떻게 이럴 수가 있을까! 내 놀라움은 얼굴표정으로
나타났다. Harold는 내게 어서 하라고 격려했고 그래서 고개를 갸우
뚱하며 계속했다. 병원에서 심장이상이라고 정밀진단된 환자인데…
무엇이 잘못 되었지?

　내가 Mann박사의 차트에서 볼 수 있었던 모든 신장 자극점(신장
경혈-역자주)에 침을 놓았다. 나는 해롤드에게 24시간 뒤에 그의 모
든 소변을 깨끗한 우유병에 들고 오라는 말밖에 할 수 없었다. 다음날
2시에 해롤드는 지난 네다섯 달 동안 그에게서 볼 수 없었던 그런 기
분 좋은 표정을 하면서 들어왔다. 그는 대합실에 있는 사람들에게 그
가 밤새 오줌보가 터져 잠을 못잤노라고 떠들어댔다. 해롤드는 밤새
거의 7 l 의 소변을 만들어 냈다. 그리고 우리 저울로 7kg이 빠졌다.
그는 기분이 좋았다.

　나는 해롤드의 신장을 침술이나 다른 방법으로 다시 치료하지 않
았다. 한번으로 충분했다. 다음날 그의 신장 맥박을 만질 수 있었다.
나는 일주일 이상 그에게 약을 처방하지 않았고 우리는 그의 산소통
을 건네주었다. 그는 심장이나 폐, 신장에서 더 이상 다른 문제가 발
생하지 않았다. 그는 1973년에 척추디스크 수술도 순조롭게 했다. 그
는 현대의학상 심부전증환자라고 진단 받았는데도 그의 심장은 아
주 좋았다. 이것은 나에게 또 다른 열린 마음을 갖게하는 경험이었다.
나는 그 뒤로 맥박과 그것을 이용하는 내 능력을 믿었다. 그가 이전에
병원에 입원했을 때는 신장이상이 전혀 나타나지 않았었다. 단지 심

장과 폐에만 문제가 있는 것으로 나타났다. 맥진은 그 서양적 정밀진단을 반박한 것이다. 나는 이것이 무엇인지 확실히 몰랐다. 어떻게 손목 부위의 지점과 요골동맥을 손가락으로 지압하는 것이 해롤드와 같은 사람의 근본적인 병인 심장과 폐 또는 신장에 문제가 있었음을 말해주는 것일까? 너무 많은 것을 배웠다. 또한 많이 배울수록 더욱 겸손해야 한다. Harold, 너무 고마워요.

세 번째로 내 마음을 더 열고 더욱 겸손해야 했던 침술 경험은 린다Linda의 경우였다.

린다는 매우 매력적인 20대 중반의 여성이었다. 그녀는 주정부의 입법부에서 고위층에 있는 성공적인 전문직 여성이었다. Linda는 매우 심한 음부포진geintal herpes을 나타내었다. 질의 음순은 매우 빨갛고 심하게 부어올랐다. 그녀는 속옷을 포함해서 그 부분에 어떤 것이라도 닿는 것을 허용할 수 없었다. 그녀의 심한 고통과 괴로움은 나를 스테로이드와 국부적인 마취제를 천골아래 부분에 투여하도록 부추겼다. 나는 그 부분의 발통점에 자극 치료를 하려했다. 나는 적절한 정골요법의 촉진을 이용했고 부분 촉진이 방해받더라도 고통이 완화되라고 그녀에게 국부성 마취제를 뿌려주었다.

그녀는 이틀 뒤에 다시 왔다. 그녀는 좋아지지 않았다. 사실상 그녀는 조금 더 악화되었다. 나는 무엇을 해야 할지 정말 알 수 없었다. 그 때 어떤 것이 내 머릿속에 떠올랐다. 침술을 이용하자! 나는 Mann 박사의 책 『Acupuncture:Treatment of Many Diseases』의 내용 일람표를 다시 보았다. 이번에 나는 관련된 내용을 찾을 수 없었다. 그때 나는 Mann박사가 그의 다른 책에서 고통을 불로 보는 중국인의 관점에 대해 언급한 것을 기억했다. 나는 고통이 있는 부위를 통해 지나거나 그 부위를 제어하는 신장과 방광의 경락에서 그 불을 밖으로 끄집어 낼 필요가 있다고 결심했다.

나는 고통을 완화하기 위해 경락에서 불이 있는 경혈 the fire points을 사용했다. 일단 이것이 움직였을 때 나는 경락에서 불(통증)을 밖으로 보내기 위한 경혈the exit points을 사용했다. 그리고 기(에너지)가 때에 따라 들어오거나 나가는 것이 비슷하게 행동할 수 있다고 생각되었기 때문에 나는 근본경혈the souce points을 사용했다. 나는 모든 불/통증의 에너지가 나가는 것이 경락에 있는 것을 모두 빠져나가게 하는것 같이 느꼈다. 그래도 나는 확신하지 못해서 근본점(원혈-역자주)을 사용했다. 나는 침을 놓는 곳에서 무엇이 적절한 지를 결정하지 못했다. 왜냐하면 나는 내가 무엇을 해야 할지 정확히 알지 못했기 때문이다. 나는 일회용 침을 신장과 방광 경락의 양쪽 불출구, 근본점에서 대칭으로 사용했다.

침을 놓은지 몇 분 안에 린다의 고통은 가라앉기 시작했다. 나는 부인과 치료대에 앉혀 그녀의 발과 다리를 등자꼴 기구에 올려놓고 질 음순을 관찰했다. 그 음순의 팽창은 감소하기 시작했다. 나는 그녀가 몹시 괴로워하는 비명없이 그 음순을 촉진할 수 있었다. 30분 내에 고통과 팽창은 최소한 80%정도가 사라졌다. 나는 연속해서 세 번의 치료를 더 했다. 세 번째 치료가 끝났을 때, 나는 음순의 아주 작은 팽창을 여전히 볼 수 있었지만, 그녀가 자각적으로 느끼는 증상은 더 이상 없었다. 이 일을 겪고 난 후 약 2년동안 나는 6개월마다 그녀의 자궁경부 세포진 검사 Pap smears 와 추가적인 골반 검사pelvic exams를 했다. 그동안 포진은 재발하지 않았다. 다음부터는 어떻게 되었을까? 이제 당신은 마개를 여는 것처럼 당신의 몸에서 고통을 나오게 할 수 있다.

모든 신체는 당신의 귀에 있다
Your Whole Body Is On Your Ear

나는 동양 침술을 받아들여 성공적으로 사용했다. 나는 현대의학의 진료방식과는 전혀 다른 맥박 진찰의 신뢰성을 보고 너무나 놀랐다. 이제 나는 모든 신체가 귀에 나타나 있다는 재미있는 생각을 보여준다.

나는 프랑스 내과의사인 Paul F.M. Nogier가 쓴 『Auriculotherapy(이침요법)』 이라는 제목의 책을 읽었다. 거기서 그는 귀에 태아가 있다고 설명했다. 그는 귀의 연골이 척추뼈를 나타내고 귀의 바깥쪽 부분이 척수라고 하는 등의 설명을 했다.

어느 날 내가 우리 집 지붕에 있는 5m정도 되는 발판으로 인하여 이침요법을 접하기까지는 결코 이것을 받아들일 수 없었다. 나는 벽돌 테라스에 착륙한 낙하산병이었다. 내가 지붕 발판 위에서 미끄러져 발에서 엉덩이까지 뒤로 굴렀을 때 내가 어깨에 지고 있던 지붕 널빤지 한 무더기가 내 머리위로 떨어졌다. 그 널빤지는 순식간에 이 발판을 통해 떨어지기에 알맞게 2×12인치로 두 조각이 났다. 동시에 발판이 깨지고 나는 내리막길에 들어서는 시간이라는 것을 알았다. 5m 상공에서 벽돌 테라스까지는 수 분이 걸린 것 같았다.

이 사건의 결과로 내 머리는 T3,T4 흉추가 내려앉았다. 뒤돌아보면 나는 뎅기열 자루를 내 상부흉추에 올려놓게 되었다는 것을 알게되었다.

이 사건 이후 나는 약 50가지의 정골촉진을 2~3명의 동료에게 받았지만 어떤 고통완화도 느낄 수 없었다. 나는 상부 흉추와 관련된 근육, 견갑골, 어깨와 양쪽 팔에서 계속 고통이 있었다. 나는 약 500 pounds(230kg)의 힘으로 흉추에서 당겨 그들을 끌어내고 싶은 느낌을 받았다. 아무것도 나를 도와줄 수 없을 것 같았다.

어느 날 오후 회진을 돌기 위해 병원으로 가던 중, 나는 Nogier의 『Auriculotherapy』 책에 있던 내용을 생각했다. 나는 엄지와 검지로 내 왼쪽 귀를 잡았다. 귀의 경부와 위쪽 흉추의 부위의 연골을 누르기 시작했다. 나는 진짜 아픔에 좋은 곳을 발견해서 손톱으로 눌렀다. 내가 그렇게 하자 귀는 매우 아팠지만 내 상부흉추와 팔과 어깨의 통증 증후군이 완화되기 시작했다.

내 통증 증후군의 감소는 하루에 적어도 네다섯 번 귀를 누르도록 하는데 충분히 동기 부여를 했다. 그 증상은 계속해서 감소되었고 약 2주 뒤에는 거의 사라졌다. 나는 그 발판공장에 결점이 있는 판재를

보내준 것에 대해 감사해야한다고 생각한다. 아니면 나는 이런 우연
의 일치를 경험하게 만들어준 그 누군가에게 감사해야 할 것이다.

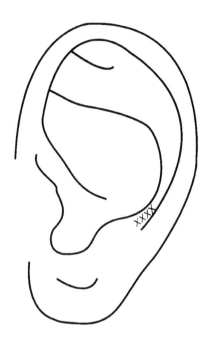

그림 5-1 X표시는 경부와 흉추의 고통을 완화하기 위한 치료지점을 가리킨다. 치료법은 단순히
그 지점에 엄지손가락을 귀 뒤에 그리고 검지를 귀 앞쪽에 두고 힘껏 누르기만 하면 된
다.그렇게 20~30분간 누르고 고통이 다시 느껴질 때마다 내내 계속 반복한다. 4~5일안
에 고통은 더 이상 생기지 않을 것이다.

심령에 마음열기
Opening to the Psychic

1960년대 후반에 나는 심령술사, 점쟁이, 기치료사와 같은 사람들
은 모두 사기꾼이라고 확신했었다(이 문제에 대해 마음을 조금 열어
두기는 했지만 많이는 아니었다). 1970년대에 들어서서 이 분야에서
실제로 나타난 것을 보고 이런 영적현상에 마음을 열 수 있도록 경험

을 하게 되었다. 당시 나는 38세였고 그때 정골요법과 외과실습으로 급성 환자치료를 하고 있었다. 많은 심장마비 환자와 발작환자와 해변에서의 외상성 환자들이 내 손님들이었다. 나는 또한 200석이 있는 레스토랑과 휴게실을 매입했다(내가 어릴 때부터 째즈 피아니스트였다는 것을 알린다. 모든 째즈 음악가들은 언젠가 자신만의 째즈클럽을 갖고 싶어 한다. 나는 그것을 얻은 것이다).

어느날 밤 우리 바텐더 겸 매니저인 고든Gordon이 나에게 와서 "선생님, 나를 대신할 사람을 구하셔야겠어요."라고 말했다. 나는 이유를 물었다. 내 생각에 고든은 행복해 보였었다. 내가 아는 한 우리는 좋은 친구였다. 고든은 세인트 피츠버그에 있는 해리어트Harriet이라는 심령술사를 찾아간 적이 있다고 말했다. Harriet은 고든이 세 달 안에 연봉 $25000를 받고 게다가 업무 추진비도 받으면서 Lincoln으로 운전을 해서 가는 새로운 직장이 생길 것이라고 말했다는 것이다. 그는 매일 양복과 타이를 매고 다니게 될 것이라 했다. 나는 어느 정도 그것을 믿지 못함을 숨겼지만 썩 잘 숨기지도 못했다. 고든은 고등학교도 완전히 졸업하지 못했다. 그가 쾌활하고 바에서 일한다는 것 외에 세인트 피츠버그에 사는 늙은 심령술사가 진짜 세상이 어떻게 돌아가는지에 대해 알고 있었을까? 나는 즉시 그 일을 잊어버렸다.

약 한달 뒤에 고든은 다른 바텐더를 구하도록 다시 2주간의 시간 말미를 내게 주었다. 그는 술을 마시기 위해 우리 클럽에 들렀던 두 명의 부동산 업자에게서 취직을 제의받은 것이다. 그들은 고든의 쾌활한 스타일을 좋아했으며 내 앞에서 당장 그를 채용하였다. 그는 유망한 부동산 고객을 공항에서 만나서 개발지역을 그들에게 보여주고 판매 흥정을 하기 위해 그들을 사무실로 데려갔다. 이 일로 그는 연봉 $25000를 받고 업무수당도 받으며 그가 예비 고객들을 Lincoln으로 태우고 갔다. 게다가 그는 양복을 입고 넥타이를 매게 되었다……

이것은 아마도 우연의 일치였다. 나는 해리어트Harriet같은 영매가 그들의 평판을 얻는 방법을 보여준 것뿐이라고 속으로 생각했다.

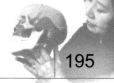

그들도 어쩌다 한번은 맞을 수 있다. 이 얼마나 멋진 자기 합리화인가!

몇 달 뒤에 내 아내와 연구실 간호사가 함께 미래를 알아보기 위해 Harriet을 만나러 갔다고 말했다. 아내가 그녀의 서재로 들어갔을 때 Harriet은 "오 불쌍한 자여. 당신 남편이 병원에 있군."이라고 말했다.Harriet이 차분하게 진정하면서 "맞아, 그는 의사야. 그는 환자를 돌보고 있네."라고 말했다. 이것은 사실이었다.

그날 오후에 나는 오전에 수영을 하러 YMCA에 갔던 아들을 데려오기 위해 병원에서 나왔다. 스케줄보다 15분 일찍인 오후 3:45에 도착하여 아들을 기다리기 위해서 옆에 있는 볼링장으로 갔다. 나는 위가 조금 불편해서 별로 원치 않았지만 맥주 한잔을 주문했다.

그 때 세인트 피츠버그에서 Harriet과 함께 있었던 아내는 해리어트가 오후 3:50분에 문득 상담을 멈추고 그녀에게 내가 원치도 않으면서 맥주를 마시는 것이 얼마나 바보짓인지를 말해 주었다고 했다. 나는 그 말을 듣고서 Harriet이 사기를 벌이고 있고 누군가 나를 쫓아다니게 했다고 확신했다. 나를 쫓아다니는 사람과 Harriet 사이에서 어떻게 그 순간에 의사소통을 했는지 모르지만 어떤 늙은 영매가 4시 10분전에 내가 원치 않던 맥주 한잔을 마신 것을 알았다는 것을 확실히 믿지 않았다(생각해보니, 내가 원치 않았다는 것까지 어떻게 알았을까? 하지만 나는 그때 당시 이 생각을 하지 못했다). 뒤돌아보면 우리가 믿고 싶지 않은 것을 논리적으로 설명하기에 너무 멀리 있었다는 것을 확실히 알 수 있었다.

고든과 내 아내의 사건은 Harriet을 만나기로 결심하도록 자극했다. 내가 예약을 하기 위해 전화를 했을 때 친절한 목소리가 답을 했다. "여보세요." 이 사람이 그 신비에 싸인 영매일까? 그녀는 Betty Crocker나 Mrs. Olsen의 목소리 같았다. 나는 가능하다면 돌아오는 월요일 아침에 상담을 요청했다. Harriet은 좋을 것 같다고 대답했다. 그리고 우리는 월요일 아침 11시에 약속을 정했다. 나는 그녀가 내 이름을 알기를 원하는지 물었다. 그녀는 "아니요, 필요 없어요. 나는 당신이 오는 것을 알아요."라고 대답했다. 나는 그녀가 어떻게 그것을 아는지 물어보았다. 그녀는 그런 것을 아는 것이 자기가 하는 일이라고 대답했다.

월요일 11시에 나는 다소 낡았지만 상쾌하고 깔끔한, 마당에 꽃이 많은 목조 가옥의 계단에 도착했다. 나는 그림이 그려진 청바지에 모카신을 신고 티셔츠를 입었다. 나는 누구도 내가 의사라고 생각하지 않을 것이라 확신했다. 나는 나무로 된 계단에 올라가 망으로 된 문을 두드렸다. 그 망을 통해서 나는 밝은 노란색이 주를 이루는 상쾌한 주방을 보았다. 한 포동포동해서 귀엽고 뺨에는 붉은빛이 도는 백발의 할머니같이 인자한 사람이 문으로 다가왔다. 나는 "좋은 아침이에요. 저는 오전 11시에 약속이 있어서 왔는데요. 여기 Harriet이라는 사람이 있나요?"라고 말했다.

그 여자는 "좋은 아침이에요, 기다리고 있었어요. 당신이 정골의사이군요. 내가 어깨에 통증이 좀 있는데 당신이 좀 고쳐줄 수 있겠죠."라고 말했다. 나는 그녀가 어떻게 내가 정골의사인 것을 알았는지에 대해 논리적인 설명으로 다가갈 수 없었다. 나는 예약을 할 때 내 이름에 대해서조차 말하지 않았었다. 나는 일시적으로 기운이 빠졌다. 그리고 매우 빠르게 더 나빠졌다.

해리어트는 나를 안으로 들어오라 했고 우리가 상담하기 전에 자신의 어깨를 고쳐줄 수 있는지 물었다. 그녀는 시간이 충분하다고 말했다. 그녀는 상담이 끝난 후 함께 점심을 먹을 계획도 갖고 있었다. 그녀는 주방 의자에 앉았다. 나는 무엇을 해야 할지 난감해 하면서 그녀 옆에 서 있었다. 나는 그녀의 목과 등 위쪽에서 진단을 시작했다.

그녀는 재빨리 "오 이런, 모든 곳을 확인 할 필요는 없어요. 그냥 내 어깨에만 손을 올려두세요."라고 말했다. 내 왼손에서 점점 열이 올랐다.

해리어트는 "오 이런 불쌍한 사람 같으니. 당신은 에너지가 부족하네요. Blue Belle, 이리 와서 그를 좀 도와줘."라고 말했다. 잠시 후에 내가 맹세하건데 식료품 저장고의 문이 확 열렸다. 내 손은 매우 빠르

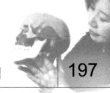

게 뜨거워졌다. 해리어트의 어깨는 곧 좋아졌다. 거기에는 어떤 전기적인 도청장치나 이것이 가능한 사설탐정도 없었다. 내 신념의 시스템이 태도를 돌변했다. 그녀는 나를 확신시켜 주었다.

해리어트와 나는 이 첫 번째 상담 후에 좋은 친구가 되었다. 나는 몇 주간 계속 월요일마다 그녀를 보러 갔다. 우리는 서로를 치료해 주었고 상담도 하고 점심도 같이 먹었다. 해리어트는 내가 묻는 어떤 질문에도 답을 해 주었다.

첫 번째 세션동안 그녀는 나를 완전히 놀라게 했다. 그녀는 다른 노파가 되었고 나에게 알아들을 수 없는 독일어로 말을 했다. 그녀가 그녀 자신으로 돌아왔을 때 그녀는 Mary Wahl이라는 독일 여성이라고 말했다. (Mary Wahl는 내가 세살 때 돌아가신 내 친할머니였다. Mary는 할머니의 처녀 적 이름이다.) 이것은 무슨 의미일까? 그리고 그때 내가 플로리다에서 11년을 산 뒤에 1975년에 미시간으로 이사를 가게 될 줄은 정말 몰랐다. 해리어트는 또한 책에 대해 걱정하지 말라고 말해 주었다. 그 책은 잘 끝나서 큰 성공을 거둘 것이라고 했다(나는 두개천골요법에 대한 책을 쓰는 것은 말할 것도 없고 그것에 대한 생각조차도 하지 않았었다). 게다가 그녀는 두 명의 의사들이 나와 함께 할 것이라고 말했다. 한명은 갈색 피부를 가진 폴리네시아의 침술가이고 다른 한명은 Henry White라는 이름을 가진 키가 큰 카프카스 사람이라고 말했다.

Henry White라는 이름은 내 기억을 일깨워 주었다. 내가 미주리 주에 있는 Kirksville의 생화학 연구원으로 있을 때 나는 오래된 도서창고를 내 사무실로 배정받았다. 나는 거기에 있던 먼지가 수북이 쌓인 책들을 살펴보았다. 그 오래된 책 중 Henry White라는 이름을 가진 정골요법을 배우는 학생의 수업 필기가 포함된 1901년이라고 씌여진 노트가 있었다. 나는 그 노트를 읽는 것이 정말 재미있었다. 어느 날 내가 그 노트를 찾기 위해 들어갔을 때 그것이 거기에 없었다. 나는 그것이 어디로 갔는지 항상 궁금했다. 나는 지금도 모른다. 하지만 나를 주어진 길을 따라 가도록 하기 원했던 Henry White라는 이름을 가진 영혼의 안내자를 지금 여기에서 해리어트가 보았었다는 것은 분명했었다(그리고 나는 폴리네시아 침술가가 누구인지 모른다. 하지만 추측하건데 내가 일주일에 약 20번의 침술을 하였던 그 때 나를 안내한 미지의 가이드이었을 것이라고 생각한다).

우리가 친구가 되었을 때 해리어트는 내가 공유해야 할 몇 가지에 대해 나에게 말해주었다. 그녀는 나에 대한 교육이 그녀가 죽기 전에 끝내고 싶었던 과제중의 하나라고 말했다. 그녀는 상태가 좋지 않은 날은 그녀의 능력이 단지 텔레파시 뿐이고 그녀가 환자에게 오직 그들을 만족시키는 충분한 인상을 주는것에 대해 생각하고 있는 것만을 말할 수 있다. 하지만 컨디션이 좋은 날에는 그녀가 사람들 주변에서 영혼의 안내자와 접촉한다. 만약 안내자가 좋다면 그녀는 의사소통을 위해 그녀의 몸을 그들이 사용하도록 할 것이다. 만약 나쁜 영혼이 들어오면 그녀는 그들에게 그저 "사라져. be gone"라고만 말한다. 그러면 그녀가 두려워 떠날 것이다.

그녀는 우리들의 삶의 시나리오를 우리가 태어나기 전에 영혼으로부터 미리 예상한다고 말했다. 우리는 그 시나리오와 협력 할 수 있고 상대적으로 쉬운 삶을 살 수 있을 것이다. 그렇지 않으면 우리가 고집 부리고 그것에 대항하면 우리는 어려운 삶을 살 것이다. 이것은 진짜 우리 개인의 선택에 달렸다. 해리어트는 하나의 영혼이 시나리오를 끝내고 교훈을 주기 위해서 두개나 그 이상의 육체를 가진 사람으로 나뉠 수 있다고 말했다. (이것은 어느 정도 급격한 인구증가를 설명한다.) 대부분의 영혼들은 지구생활에서 진실된 즐거움을 찾지 못한다. 이것은 그들이 영적 성장을 위해서 그저 해야 할 일을 하는 것 뿐이다.

처음 상담하는 동안 해리어트는 또한 내 가족과 내가 계속 있을 것은 아니지만 북쪽으로 뒤에 물이 있는 언덕위로 이사를 갈 것이라고 정확히 예견했다. 우리는 1975년 7월에 미시간으로 이사를 가고 뒤에 늪이 있는 언덕위에 큰 벽돌집을 지었다.

해리어트는 그녀가 당뇨병 환자였고 자신이 인슐린 주사를 놓았었다는 얘기를 나에게 하면서 나를 놀라게 하였다. 나는 하루에 얼마나 많은 양을 먹었는지 인슐린은 어느 정도를 투여했는지 물었다. 그녀는 매일매일이 어려운 일이라고 말했다. 그녀는 그 말로 원래의 나(의사)로 돌아오게 만들었다. 나는 칼로리의 균형과 운동조절을 통한 인슐린의 사용량에 대해 강의를 했다. 그녀는 "친구여, 너무 복잡하군. 지금까지 25년동안 나는 Blue Belle가 말하는 대로 매일 아침에 인슐린을 투여했어."라고 말했다. 사실 나는 Blue Belle가 나보다 당뇨병 치료법에 대해 더 많이 알고 있음을 인정한다. Harriet은 80대 중반까지 살았다. 나는 그녀가 할 일을 다 하였고 변덕스런 인슐린 투여가 그녀의 사망에 전혀 아니면 거의 영향을 주지 않았음을 확신했다. 해리어트는 진정으로 내 자신의 삶을 변화 시켰다.

두개천골요법의 발견
The Discovery of CranioSacral Therapy

침술이 내가 얼마나 신체의 작용에 대해 모르고 있었는지를 알려주고 Harriet이 심령 현상과 심령술사들이 사실임을 알려준 뒤로, 나는 당연히 델버트Delbert의 경우에도 마음을 열게 되었다. 그는 지난 1971년에 반폐쇄적 유압시스템semiclosed hydraulic system으로서의 두개천골 시스템The Craniosacral System을 반박할 수 없게 처음으로 보여준 사람이라고 내가 학생들에게 소개하였던 사람이다. 나의 책 『Your Inner Physician and You-〈인체와의 대화〉-김선애 옮김』 에서 더 자세히 서술 했다.

나는 델버트Delbert의 딸 샌디Sandy로부터 아침에 병원에 가는 길에 집에 들러서 아빠를 좀 봐달라고 부탁하는 전화를 받았다. 나는 그 가족의 가정의였었다. 사실상 나는 그녀의 아들의 출산을 도왔지 델버트는 본 적이 없었다. 나는 그가 버지니아주의 서쪽에서 광부로 은퇴했고 추측건대 어느 정도 진폐증을 가지고 있을 것이라는 사실밖에 몰랐었다.

나는 오전 9시쯤에 델버트의 집에 도착했다. Sandy와 델버트의 부인인 Geneva가 나를 반겨주었다. 델버트는 거실 마루에 있었다. 그곳에서 위스키 냄새가 났다. 거실 바닥에는 부분적으로 소화된 음식과 피와 함께 구토물이 있었다. 델버트는 반쯤 의식을 가지고 있었고 우리 어머니께서 자주 말씀하시던 "탈진 한 것 같다"라는 것처럼 보였다. 나는 Sandy에게 약간 화가 났다. 왜냐하면 그녀는 내가 즉시 진단할 수 있었던 그녀의 아버지가 알콜 중독이라는 사실을 나에게 알려주지 않았기 때문이다. 나는 델버트의 생체 징후를 살펴 봤다. 그의 혈압은 낮았고 그의 심장박동은 빨랐다. 그가 만약 알콜 중독이라면 그는 아마도 보통 간에서 유체가 배출되는 압력이 증가하면서 역류성 정맥류로 식도에서 피를 흘렸을 것이다. 만약 그런 경우라면 그의 생명에 기대를 가질 수 없을 것이다.

나는 시간낭비를 피하기 위해 그를 응급차로 입원시키기로 결심했다. 나는 Sandy나 Geneva가 나에게 델버트가 술을 과도하게 마시는지에 대해 알려달라고 했지만 둘 다 아니라고했다. 그들이 나에게 거짓말 하려는 의도는 없는 것 같아서 무엇인가 잘못 되었다는 생각이 들었다. 그들은 그가 아침마다 위의 통증을 완화시키기 위해 위스키 한잔을 마셨다고 했다. 그 때 그가 그 위스키를 게워낸 것이다. 그 때 Sandy가 나에게 전화를 했고 그 장소에서 술 냄새가 진동했던 것에 대한 이유이다. 응급차는 도착했고 우리는 병원으로 향했다.

내가 델버트에게 한 정밀검사에서, 간과 뇌의 다양한 곳에서 낭포 형태를 따라 간 기능 장애로 나왔다. 하지만 알콜 중독자와 관계있는 간 기능장애가 나타나 있지는 않았다. 예상한대로 폐는 오래전부터 진폐증을 앓고 있었다. 위에는 약간의 진행성 궤양이 있었다. 식도에 정맥류는 보이지 않았다. 그래서 분명 그 구토물에서 보았던 피는 위가 원인이었을 것이다.

이제 우리는 낭종과 궤양의 원인을 찾아야 한다. 혈액검사에서 델버트가 빈혈기가 있음을 보여주었다. 간 생체검사와 혈액 응고반응

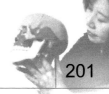

테스트를 통해 우리는 마침내 포낭충(Echinococcus)이라는 이름을 가진 기생균에 의해 전신감염이 되었다는 상당한 증거를 발견할 수 있었다. 델버트는 신중한 의학치료에 잘 반응했고 3주 뒤에 나는 그를 퇴원시켰다.

퇴원하고 며칠이 안 되서 그는 나에게 전화하여 발바닥이 너무 아파서 못 걷겠다고 했다. 나는 아침에 병원에 가는 길에 그의 집에 들렀다. 그의 발바닥은 갈라지고 벗겨지고 다소 검은색을 띠었다. 나는 이런 증상에 대해 보도 듣지도 못했었다. 나는 병원 직원들에게 물어봤지만 어떤 도움이 될 만한 말을 못 들었다. 델버트를 피부과 의사에게도 보내 보았지만 역시 도움이 되질 않았다.

그리고 나서 여러 의료센터로 샘플들을 보냈다. 처음에는 Florida주에 있는 Gainesville 센터로, 그리고 북 Carolina주의 더럼의 Duke 대학으로, 그리고 마지막으로 West Virginia에 있는 광부 전용병원등으로 보냈다. 그러한 기관에서 우리가 받은 답은 대부분 중추신경계 문제나 폐질환, 경미한 간 기능장애와 체질적 결함만을 이야기 했다. 그의 발과 관련된 대답은 없었지만, 델버트는 자신의 발 외에 다른 것에는 전혀 불평을 하지 않았다. 결국 Sandy와 Geneva는 답을 찾을 수 있을지 없을지 델버트를 한번 더 치료해 달라고 나를 설득했다.

새로운 신경외과 의사가 우리 직원으로 합류했다. 그는 레지던트를 미국에서 지내고 신경 외과술을 일본에서 연습하기 전에 약 9년간을 일반적인 수습 기간을 보냈다. 그는 새롭고 좀 다른 생각을 가지고 있었다. 적어도 나에게 그 생각은 새로웠다. 나는 델버트를 검사해 달라고 요청했다. 그는 검사를 했고 뇌척수막의 경부에서 문제가 있을지도 모른다는 의견을 제시했다. 일본에서 그는 이런 문제가 신체의 어떤 부분에서 병적인 반응을 유발하는 것을 보았었다. 발의 피부의 문제는 영양실조 때문일 수도 있다.

그는 척수조영상을 추천했다. (이것은 CT촬영과 MRI와 초음파진단 기술보다 먼저 시행되었다.) 우리는 방사선 비투과체 염료를 경막 하부에 넣었다. 그리고 나서 우리는 x-ray를 찍는 테이블을 아래로 기울어서 요추에 투입된 뇌척수액보다 무거운 그 방사선 형광 염료가 경부쪽으로 갈 수 있도록 했다. 거기서 우리는 중간 경부에서 중앙에 약 1cm의 지름과 0.2cm 두께로 덮인 경뇌막의 석회화를 보았다.

그 신경외과 의사가 경뇌막의 플라크(석회화-the calcification)가 발에서 문제를 일으킬 수 있다고 진단했을 때 나는 조용히 그의 생각을 따르리라 결심했다. 우리는 그것이 더 큰 문제를 야기하기 전에 거기서 칼슘 플라크를 제거하는 것이 좋을 것 같다고 논의했다. 나는 경뇌막 바깥경부에 위치한 플라크가 발바닥이 아프고 검게 변하며 껍질이 벗겨지는 것을 유발할 수 있나는 것에 조금 놀랐다(나는 델비트에 대해 Harriet에게 물어봐야 했지만 이 일이 일어난 훨씬 뒤에도 이것을 생각해 내지 못했다.). 여하튼 우리는 석회화된 플라크를 제거하기 위해 수술날짜를 잡았다.

그 수술을 하기 위해서 델버트는 마취의자에 앞쪽으로 기울여 앉았다. 이 자세는 우리가 그의 목에 접근을 좀 더 용이하게 했다. 우리는 중앙 절개술을 했다. 우리는 네 번째 경추 후부의 일부를 제거하고 수술중인 곳을 둥글게 열었다. 경뇌막의 바깥 표면이 드러나자 석회화된 플라크가 우리를 빤히 보고 있었다. 그 신경외과 의사는 나에게 그 경뇌막을 Allis clamps(수술용 집게)로 가만히 잡고 있으라 하며 경막조직에 어떤 절단이나 상처 없이 경뇌막에 있던 플라크를 제거할 수 있었다. 이것에서 내가 처음으로 두개천골 시스템을 볼 수 있을 것이라고 생각도 못했다.

내가 이 경뇌막을 가만히 잡고 있는 것을 다소 서툴게 하면서 나는 경뇌막이 주기적으로 수술하는 부위의 중앙으로 움직이고 수술부위를 통해 몸 밖의 주변으로 움직이고 있음을 알게 되었다. 신경외과 의사나 마취과 의사 모두 이런 움직임에 대해 전혀 알지 못했었다. 원래 그런 것이려니 하고 대수롭지 않게 여기는 듯 했다. 수술 예정이 밀려 있으므로 수술을 빨리 끝내고 나와야 하기 때문에 내 질문에 대해 둘 다 조금 성급한 모습을 보였다. 그런 사소한 것에 시간을 소모하는 데 대한 관용이 충분히 많지는 않았다. 그들의 성급함에도 불구하고 나는 일분마다 여덟 번의 주기를 갖는 주기적인 활동의 시간을 겨우 쟀다. 이것은 마취기계 장치에서 호흡주머니를 통해 볼 수 있는 환자의 호흡과 동시에 이루어지지는 않았다. 그리고 이것은 심장검출기에 보여지는 심장 운동과 확실히 동시에 이루어지지 않았다. 이것은 그 수술실에 있던 어느 누구도 보지 못했던 생체리듬이었다. 내가 수술 전문의가 아니라서 생소하게 느꼈는지도 모르겠다. 나는 그때 내가 그것을 의식하는 단 한사람이라고 느꼈다. 뇌척수 경막의 움직임을 보고 있는 것이다. 나는 경막을 가만히 잡고 있으려는 내 노력에도 불구하고 이것이 수술부위 안쪽으로 움직이는 것을 보았을 때 약간 당황했다. 이런 효과를 나타낼 수 있는 유일한 방법은 경뇌막의 다른 부분에서 뇌척수액의 압력이 주기적으로 올라가고 내려가야만이 될 수 있는 것 같았다. 델버트의 경뇌막이 유압펌핑 시스템을 포함하고 있음을 알려주었다. 이것은 내가 그 당시에는 거의 몰랐던 사실이다. 살아있는 사람의 경막내부의 율동적인 움직임이 나의 머리속에 생생하게 박혔졌다.

이 경험은 나를 임상과학과 기초 과학적 연구의 길로 들어가게 했다. 그래서 결국 두개천골요법 CST와 체성·감성 풀어주기 SER등과 같은 것을 발전하도록 이끌었다. 델버트와 그의 포낭충(에키노콕쿠스Echinococcus)은 내 삶을 완전히 바꾸어 놓았다. 델버트의 발은 그 수술 후 두달 뒤에 정상으로 돌아왔다. 하지만 안타깝게도 그는 1981년에 폐암으로 사망했다.

두개정골요법:CST로 가는 큰 발걸음
Cranial Osteopathy:One Major Step Along the Way

나는 정골의학과에 있는 2학년(1959년 말/1960년 초)에 두개협회의 초청강사의 강의를 통해서 처음으로 두개정골요법Cranial Osteopathy을 접하게 되었다. 우리 중 극히 소수만이 이 강의를 신중하게 들었다. 왜냐하면 그는 우리가 말도 안 된다고 생각했던 두개골의 주기적인 움직임에 대해 말했기 때문이다. 그 뒤로 나도 델버트의 일이 발생했을 때까지 그 문제에 대해 별로 신경쓰지 않았었다. 델버트의 수술을 하면서 나는 내가 보았던 경뇌막의 움직임에 대해 계속 궁금 했었다. 나는 이전에 수많은 강의를 들었음에도 그것에 대해 바로 연결시키지 못했다.

그러던 어느 날 미국 정골협회지의 문구가 내 주의를 끌었다. 그것은 두개정골요법의 5일 과정으로 초대한다는 내용이었다. 참가자들은 두개골의 움직임을 느낄 수 있고 악화된 두개골의 움직임과 관련된 여러 가지 현상을 치료하는 방법을 배우게 될 것이라고 말해 주었다. 나는 델버트의 수술 과정 중에 보았던 것을 이해할 수 있지 않을까 해서 그 과정에 참여하기로 결심했다.

두개골과 천골의 해부에서 가장 인상적이었던 것은 강의에서 배웠던 기술을 경험할 수 있다는 것이었다. 내 지도교수였던 Wales박사가 내 머리에 손을 얹었고 내 머리는 젤로(과일맛 젤리 상품명)처럼 느껴졌다. 나는 그 안에 있는 모든 움직임을 느낄 수 있었다. 그리고 나서 그녀는 그녀의 손을 내 천골에 두었고 내 천골도 젤로로 바뀐 듯 앞과 같은 현상이 반복되었다. 내 두개골과 천골은 모두 주기적으로 움직였다. 이제 내가 할 차례가 되었다. 이것은 수십년 동안 이 움직임을 느껴보았던 것 같았다. 나는 아직 왜 이런 움직임이 나타나는지에 대한 정골요법상의 설명을 받아들이지 못했다. 하지만 이 느낌을 확실히 부정할 순 없었다.

나는 세미나에서 돌아와서 두개정골요법을 침술을 받기 위해 온 심각한 3명의 만성 두통 환자에게 시도했다. 두개골과 천골간의 모든 시도는 훌륭히 반응했다. 나는 이 기술을 점점 더 성공적으로 사용했다.

미시간 주립대학교 정골의학대학 치료연구부에서 들어오라는 초청장을 나에게 보내 왔을 때 나는 그 기회를 놓치지 않았다. 이것은 두개정골요법Cranial Osteopathy에 대한 편견을 없애기 시작하고 우

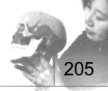
리가 나중에 두개천골시스템CraniaoSacral System이라고 부르는 이 시스템의 메카니즘을 이해할 수 있는 절호의 기회였다.

손의 에너지:침술을 다시 한번
Hands-On Energy:Acupuncture Once Again

우리는 빌린 트럭 한대와 승용차 두 대를 이끄는 무리와 함께 Michigan, East Lansing에 있는 우리의 새로운 집에 도착했다. 우리가 가구를 내리는 동안 부동산 중개업자인 토미Tomie가 들렀다. 그녀는 우리가 이 집을 살 때 도움을 많이 주었던 좋은 사람이었다. 그래서 내가 치료대를 내려놓자마자 자신의 오른쪽 어깨를 치료해 줄 수 있냐는 요청에 비록 이틀 동안 트럭을 운전하고 몇 시간동안 가구를 나른 뒤라 치료할만한 분위기는 아니었지만 흔쾌히 승낙했다. 그녀는 내가 치료대를 내려놓을 때까지 기다렸다. 그래서 그녀는 치료를 받게 되었다.

우리는 공부방같은 곳에 들어갔다. 간이 치료대를 세워두고 그녀를 거기에 앉혔다. 나는 그녀 뒤에 서서 Harriet에게 했던 것처럼 그녀의 어깨에 손을 올려두었다. 잠시 후 나는 토미의 오른쪽 어깨에서 열이 발생하는 라인을 느낄 수 있었다. 그 선은 점점 더 뜨거워졌다. 그것은 정확히 어깨를 따라 삼초경락에 이르렀다. 이 사실을 그때는 내가 분명히 알지 못했다.

나는 토미의 뒤에서 오른쪽 어깨를 가로지르는 열선이 기분나쁘게 뜨거워졌을 때까지 약 15분 동안 있었다. 그 열은 점점 더 강해졌다. 나는 내 손바닥이 타는 듯한 많은 통증을 느꼈고 그 열선으로 접근했다. 이 불편한 느낌은 약 1분간 지속되었다.

토미는 땀을 흘리면서 거친 숨을 쉬었다. 갑자기 모든 것이 조용해졌다. 그녀는 미소를 지으며 통증이 사라졌다고 말했다. 내 손도 좋아졌다. 치료는 완전히 끝났다. 나는 그 치료에서 나타난 반응에 무엇을 했는지 조금도 알지 못했다. 하지만 내가 기회를 잡자마자 다시 시도했다는 것은 안다. 그 치료가 끝난 뒤에 내 손바닥에는 치료 3일 후까지 1cm정도의 빨간선이 넓게 그어져 있었다. 이것은 햇볕에 탄 것 같이 느껴졌지만 여기에 무엇인가 닿지 않는 이상 나를 아프게 하지 않았다. 도대체 무슨 일이 있어난 것일까? 뒤돌아보면 나는 손으로 침술경락을 처음으로 열게 되었던 경험이 아닌가하는 생각이 든다. 토미의 어깨는 그 뒤로 다른 문제를 일으킨 적이 없었다. 그때가 1975년 6월이었다. 나는 그녀를 환자와 친구로서 우리가 1982년 12월에 Michigan주를 떠날 때까지 정기적으로 만났었다. 토미는 우리가 Florida로 간 뒤로도 세 번의 크리스마스 연휴에 우리 집을 방문했다. 하지만 그녀의 오른쪽 어깨에 있던 통증에 대해서는 어떤 말도 한 적이 없었다.

경락을 통한 에너지 끌어당기기
Pulling Energy Through the Meridians

토미의 딸 샌디Sandy는 침술 경락을 손으로 여는데 배움을 준 두 번째 환자였다. Sandy는 Florida주의 포트 Lauderdale에 사는 항공 승무원이었다. 그녀는 1975년의 어느 가을날 아침에 일어났는데 그녀의 왼쪽 팔을 쓸 수 없었다. 팔과 어깨에 통증이 있었고 기능장애가 왔다. 그녀는 신경외과 의사를 찾아 갔다. 그의 권유에 따라 물리치료도 받았다. 그는 어떤 확실한 진단을 내리지 못했고 그녀의 상태는 좋아지지 않았다. 내가 그녀를 봐 줄 수 있다면 미시간으로 오겠다고 했다.

나는 샌디를 2주간 매일 치료했다. 당시에 나는 키를리언 사진에 푹 빠져 있을 때였다. 그녀의 사진에서 그녀의 오른쪽에서보다 왼쪽 손에서 매우 작은 에너지들이 빠져나가는 것을 볼 수 있었다. 나는 고통을 줄이기 위해 침술을 사용했다. 이것은 상당히 성공적이었으나

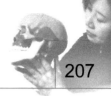

키를리언 사진에서는 양 손 사이에서 나가는 에너지가 똑같지 않음을 보여주었다. 게다가 왼쪽 팔과 손의 힘도 회복되지 않았다. Sandy는 왼손으로 물이 가득 들어있는 컵을 들만큼 힘이 충분히 있지도 않았다. 손목의 힘과 마찬가지로 엄지와 검지손가락의 힘도 매우 줄어들었다.

증상을 줄이는 침술을 몇 번 시도한 뒤 목과 등 상부쪽과 늑골에 건설적인 교정을 했다(나는 그때 내부아칭Arcing 탐색에 대해서 전혀 몰랐었다).

나는 손에 있는 에너지가 어떤 도움을 줄 것인지 궁금했다. 나는 그녀의 왼 손을 내 왼손으로 악수를 하듯 잡았다. 그녀의 손은 차갑고 상대적으로 활기가 없는 것 같았다. 나는 내 오른손으로 그녀의 손목을 잡고 손과 손목이 따뜻하게 하고, 생기를 주고, 더 강해지라는 생각만을 했다. 진짜로 손이 따뜻해졌다. 그리고 나서 나는 그녀의 손과 손목에서 어떤 체액이나 뜨거운 기운이 흐르는듯한 느낌을 받았다. 나와 Sandy는 아무런 말도 하지 않았다. 우리는 그저 5분간 앉아서 변화하는 느낌을 느끼고 있었다.

갑자기 나는 그것들이 그녀의 손목을 지날 때 침술 경락을 느낄 수 있게 되었다. 나는 각각의 경락에 집중을 했다. 가장 최고의 변화와 흐름은 심장막의 심포경락이 기 에너지를 운반하는 손목과 손바닥 위에 있는 것 같았다. 이 경락의 시작점은 흉부의 심장장막이고 종지점은 중지 손가락 끝이다. 나는 팔과 손에 다시 생기를 불어넣어 주기 위해 좋은 경락이라고 생각했다. 나는 잘 흐르도록 마음속으로 경락을 재촉했다. 나는 또한 기 에너지가 몸의 중앙으로 돌아오는 삼초경락과 심포경락 사이의 열린 결합을 보았다. 이것은 작용하고 있는 듯 보였다. 의식적으로나 비의식적으로 Sandy는 자신의 손으로 치료를 시작했다. 그녀는 자신의 손가락을 무의식적으로 움직여서 조이고 풀어주기 시작했다. 그녀의 손의 온기는 눈에 띄게 좋아졌다.

나는 내 손이 그들을 스스로 판단하도록 두었다. (이것은 그들이 내 머리보다 더 똑똑하다는 사실을 알기 전이었다.) 내 양손은 동그라미를 만들어서 Sandy의 상부 팔위로 갔다. 내 엄지로 그 팔의 한 부분에 가볍게 손을 댔고 중지로는 또 다른 곳에 살짝 댔다. 점점 그녀의 어깨에서 팔 쪽으로 내 손이 마치 자석이라도 된 듯 에너지를 잡아당기기 시작했다. 이 에너지가 내 손이 닿아있는 그녀의 팔에 연결되었을 때 나는 생명력과 에너지의 느낌도 같이 천천히 내 손들을 그녀의 손목 쪽으로 내려놓았다. 내가 너무 빨리 움직인다면 나는 내가 당기고 있는 어떤것과의 접촉을 잃게 될 것이다.

나는 심장막과 심장과 폐의 경락이 모두 몸통에서 손목쪽으로 순방향으로 에너지와 생명력을 보내서 내가 이 경락을 열 수 있도록 마음속에 그려 넣었다. 대장과 삼초와 소장의 경락은 모두 손에서 몸통 방향으로 보내지고 있으나 나는 이들 세경락의 유주는 역방향이기 때문에 이러한 접근법도 괜찮을 것이라 생각했다.

아무튼 나는 내 손을 고스란히 동그라미를 그린 팔위에 놓고 매우 천천히 신경써서 생명력의 느낌을 조심스럽게 가진 채로 위쪽 팔을 따라 바깥으로 움직였다. 나는 어려움 없이 팔꿈치를 지났고 천천히 내 손을 팔뚝으로 내리기 시작했다.

손목에서 내 양손은 그들의 위치를 바꾸길 작정한 듯 보였다. 나는 내 손이 하는 것을 볼 수 있는 특권을 지닌 사람처럼 느껴졌다. 내 오른손은 세로로 Sandy의 손목과 손등부위를 감쌌다. 내 왼손은 그녀의 손목 안쪽을 감쌌다. 이것은 내 양손이 빵이 되고 Sandy의 손이 내 용물이 되어 샌드위치가 된 것 같았다. 내 양손의 중지는 삼초와 심포의 경락과 평행하게 있었다.

내 마음의 눈으로 내가 그녀의 손 뒤에 위치한 오른손으로 그녀를 앞으로 밀어내는 동안 Sandy의 몸으로부터 그녀의 손의 안쪽 표면과 맞닿은 왼손으로는 끌어내기 시작했다. 잠시 어떤 저항이 인식되었다. 그리고나서 갑자기 열렸고, 부드러워졌고, 무엇인가 흐르고 순환했다. 그때 나는 "릴리즈"라는 말을 한 뒤 Sandy는 미소를 지었다. 나는 그녀에게서 내 손을 떼었고 그녀는 정상적인 기분으로 돌아왔다.

나는 다시 키를리언 사진을 찍었다. 그녀의 손은 거의 똑같았다.

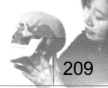

나는 내 손도 또한 찍었다. 도처에 코로나 에너지가 있었다.

이 모든 것을 첫 주의 말인 금요일에 했다. 나는 Sandy를 두 번째 주에는 매일같이 보았다. 하지만 이것은 그녀의 팔이나 손을 위한 것이라기 보다는 나를 위한 것이었다. 그녀는 좋은 상태로 계속 남아 있었다. 나는 무엇이 Sandy에게 이런 일을 일어나게 했는지 모른다. 아마도 내가 또 다른 교훈을 배울 필요가 있기 때문에 이런 일이 일어나는 것이 아닌가 싶다. Sandy야, 고마워.

몸은 우리에게 가장 좋은 실험실이다
Our Bodies Are Our Own Best Laboratories(The V-Spread)

때는 1978년 가을이었다. 우리 연구는 Michigan 주립 대학에서 매우 성공적으로 진행되고 있었다. 수압체계 모델 PressureStat Model과 에너지낭포energy cysts, 에너지의 방향성direction of energy, 체성·감성 풀어주기 SomatoEmotional Release등의 개념이 앞뒤가 매우 잘 맞았다.

나는 어느 날 집에서 큰 관목가지를 제거했다. 내가 한 가지를 손질 할 때 잘린 끝 부분이 다시 튀어서 내 왼쪽 각막이 손상되었다. 나는 히스테리적으로 소리를 지르며 미치광이처럼 날뛰었다. 나는 조금 안정을 찾고 이 상황을 객관적으로 보았다. 나는 상처를 입은 내 왼쪽 눈을 떴다. 모든 것이 흐릿하게 보였다. 나는 빛을 볼 수는 있었지만 각막이 손상되었음은 확실했다. 이런 느낌은 한번도 느껴본 적이 없었다.

마침내 나는 집으로 들어가서 아내에게 내 눈을 좀 보라고 했다. 그녀는 내 동공 위에 Y자 모양으로 큰 상처가 있다고 말했다. 나는 내가 내 각막이 얼마나 다치지 않기를 원했는지 깨달았다. 내 시력은 많이 악화되었다. 우선 안과나 응급실에 갈 생각을 했다. 하지만 나는 그들이 무엇을 할지 잘 알고 있었고 나는 그것을 하고 싶지 않았다.

나는 갑자기 내 안에서 "이봐, 너는 V-spread를 매일 가르치고 있잖아. 네가 정말 그것을 믿는다면 왜 너 자신에게는 시도할 생각을 안하지?"라고 하는 말이 들렸다. 나는 침실로 가서 침대에 누웠다. 나는 시계를 보았다. 오후 1:50이었다. 나는 내 왼쪽 검지와 중기로 V자를 만들었다. 그리고 안구를 그 V자의 갈래에 두었다. 나는 내 머리 후부에서 오른손으로 에너지를 보내기에 적당한 위치를 찾으려 했다. 일단 그것을 찾아서 나는 내 검지와 중지와 약지로 그 위치에서 내 왼쪽 안구를 향해 에너지를 보냈다. 1~2분 뒤 나는 에너지를 느낄 수 있었다. 내 안구는 고동치기 시작했고 영원할것처럼 아팠다. 나는 이것이 무엇인가 잘 못되지 않았나 하고 생각했다. 눈의 통증은 더 악화되었다. 점점 불안한 마음이 들었지만 나는 V-Spread를 계속 유지했다. 갑자기 안구에서 다른 방에도 들렸을 것이라고 생각되는 퍽 하는 소리가 났다. 그 퍽 소리가 난 직후에 통증은 사라졌다. 통증과 박동이 지속되다가 시간이 지나면서 눈의 통증은 점차 완화되었으며 흐릿했던 시야도 깨끗해 졌다. 내 불안은 사라지고 의기양양해 졌다. 해낸 것이다! 내 눈은 괜찮아 졌다.

나는 거실로 가서 아내를 찾았다. 그녀는 퍽 소리를 듣지 못했다. 하지만 그녀는 내 각막에 있던 상처가 사라졌다고 했다. 모든 치료가 10여분정도 소요되었을 뿐이다.

에너지 전송 V-Spread에 대한 나의 확신은 치료 형식으로서 그리고 실제 현상으로서 수 백퍼센트의 확률로 상승 되었다. 나는 그 관목에 감사한다. 또한 적당할 때 이런 시나리오를 만들어낸 누군가에게도 감사한다. 나는 이 경험 이후로 다른 사람이 되었다. 나는 마음대로 에너지 전송에 대하여 진실로 가르칠 수 있게 되었다. 이 얼마나 멋진 경험인가!

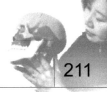

이산화탄소와 산소 흡입 실험
My Experience with CO2-O2 Inhalation

1980년 2월에 Michigan주의 Pontiac마을의 평생의료교육센터에서 있었던 이틀간의 세미나에서 June MacRae박사와 나는 두개천골시스템의 기능을 따라 이산화탄소를 흡입한 효과를 임상 실험을 하기로 했다. 이 연구는 Illinois 주립 대학에 있는 Meduna 박사의 연구를 중심으로 했다. 그는 20~30%의 이산화탄소를 산소와 결합시킨 혼합기체를 환자가 흡입하는 요법으로 발전했다. 이것은 신경증이나 신경성 틱(Tic)과 말더듬기와 같은 다양한 기능장애에 사용된다.

Meduna박사의 접근과 두개천골요법 사이에 가능한 관계에서 나는 그가 실험했던 경우들을 보면서 의문이 들었다. 많은 두개천골요법의 환자들의 임상절차는 그의 이산화탄소와 산소치료를 받은 많은 환자와 대등했다. 확실한 의문점은 이산화탄소와 산소 결합물의 흡입으로 두개천골시스템과 그 기능에 영향을 줄 것인가 하는 것이다.

이 의문을 실험해보기 위해 이산화탄소와 산소 혼합체를 흡입하는 과정에서 그 대상으로부터 내 손을 통해 보내는 것처럼 두개천골시스템에 대한 내 주관적인 인상은 믿을만한 것 같았다. 다섯 가지 서로 다른 경우의 두개천골 시스템의 기능을 보고난 후 나는 이산화탄소와 산소 혼합체의 흡입이 두개천골 시스템의 저항을 동시에 풀어주는 결과에 만족했다. 경막의 저항이 감소하고 두개천골의 진폭 또한 눈에 띄게 증가했다.

이 첫 번째 시도에서 가스 혼합물은 30%의 이산화탄소와 70%의 산소로 이루어졌다. 이것은 통풍장치가 되어 있는 닫혀진 숨 주머니와 마스크를 통해 투여된다. 대부분의 대상은 주어진 3~4분 동안 그 가스 혼합물을 3번에서 5번정도 마신다. 우리는 이 주기를 각각의 대상에게 10번정도 반복했다(한 사람만이 한 실험에서 15번의 깊은 숨을 쉬었다. 그는 이전에 이산화탄소와 산소 혼합물을 흡입한 적이 있었다.).

이런 사람들을 보면서 나는 진행중인 두개천골시스템 교정이 모든 사람들에게 흡입 과정이 반복 될 때 완성된다는 인상을 받았다. 두개천골시스템은 점점 더 안정을 찾은 것 같았고 흡입을 한 세트를 끝낸 뒤에 움직임이 더 편해진 것 같았다. 남은 2~3번동안 두개천골시스템은 자신의 정점still point을 만들어내기 시작했다. 이런 발생은 다양한 뒤틀린 움직임의 교정이 동시에 일어나면서 눈에 띄는 경막의 제한에 저항이 따른다. 다양한 뒤틀린 움직임의 유사한 교정에 이르는 것은 어느정도 시간이 걸릴 것임을 확신한다.

어린이의 뇌 기능장애를 위해 두개천골 요법으로 이산화탄소와 산소 결합물을 사용하는 것을 고려했기 때문에 여섯 번째 대상은 내가 되어야 했다. 내가 경험하지 않고서는 이 경우에 이산화탄소와 산소 혼합물을 사용할수 없기 때문이다.

내가 첫 번째로 이산화탄소와 산소 혼합 기체의 흡입은 몸이 받아줄 만 한 것 같았다. 하지만 내뱉기는 조금 힘들었다. 두 번째 흡입은 다소 희박했지만 성공했다. 두 번째 내뱉기는 처음처럼 불가능했다. 내 가슴이 그것을 허용하지 않았다. 나는 마침내 아주 조금 내뱉었다. 숨을 토해내는 데 완전히 실패한 결과 세 번째 흡입량은 눈에 띄게 줄었다. 세 번째 흡입 후 마스크를 벗었다. 나는 완전히 숨을 내뱉는 것에 어려움을 느꼈다. 그래서 마스크를 벗었을 때 굉장한 안도감을 느꼈다.

이 첫 번째 이산화탄소와 산소를 통한 호흡실험에서 나는 오렌지색 바탕에 흰색 물방울 무늬의 환각을 보았다. 내가 10살 때 거의 물에 빠져 죽을 뻔 했던 기억이 생생하게 났다. 나는 Michigan주의 St. Clair Shore의 Olsen 해변가에 있었다. 나보다 수영을 더 잘하는 Gordon이라는 친구와 함께 있었다. 우리는 수심이 1.8m~2.4m정도 되는 부두의 끝에서 수영을 하기로 했다. 나는 수영을 할 수 없어서 버둥거렸지만 아무도 나에게 주의를 기울이지 않았다. 왜냐하면 그들은 모두 내가 수영을 잘 한다고 생각했기 때문이다. 물은 갈색빛에 매우 어두컴컴 했다. 나는 반사작용으로 숨을 내쉬려고 했지만 나는

물 속에 있었다. 내가 만약 숨을 내쉬면 숨을 다시 들이마셔야 하고
그러면 물에 잠길 것 같았다. 나는 내 호흡기 시스템이 내가 숨을 내
쉬는 것을 못하게 하려고 막았던 것을 생생히 기억한다. 그 상황이 바
로 이산화탄소와 산소 혼합물을 흡입하는 동안 일어난 것이다.

　　마침내 Gordon이 내가 위급한 상황에서 도움을 구하는 고함을 지
르는 것을 보았다. 몇 몇 덩치가 큰 애들이 나를 물 밖으로 끌어내서
부두에 올려두고 서툴게나마 인공호흡을 실시했다. 내가 공기를 받
아들이려 하는 동안 그들은 폐에서 공기를 빠져나가게 가슴을 압박
했음을 기억했다. 그것은 이산화탄소와 산소 혼합물 실험과 정확히
같은 느낌이었다.

　　내가 가진 또 다른 기억은 4살 때 편도선 절제술을 받을 때 마셨던
에테르 마취제에 대한 것이었다. 나는 의사가 마스크를 통해 물을 넣
겠다고 한 말을 기억한다. 그 물의 냄새는 끔찍했다. 나는 내가 할 수
있는 한 저항했다. 정말 숨을 쉴 수가 없었다. 왜 그들이 날 죽이려 하
는지 알수가 없었다. 엄마 아빠는 어디 계신거지? 나는 정말로 두려
웠다.

　　이산화탄소와 산소 혼합물을 마신 그날 밤에 물에 빠져 거의 죽을
뻔 한 꿈을 매우 생생하게 꾸었다. 그리고나서 부검을 하는 동안 내
흉골판을 제거해 던져버리는 꿈을 꾸었다. 몸이 더 가벼워졌음을 느
꼈지만 더 상처받기 쉬워졌다. 나는 복잡한 감정을 느꼈다. 나는 내
흉골을 완전히 버리고 싶지 않았다. 그것은 방어도구이며 갑옷이었
다. 나는 그것을 가져와서 여러번 되돌려놓았다. 내가 오전 5:30에 일
어났을 때 나는 내 흉골이 어떻게 되었는지 기억하지 못했다.

　　며칠 후에 East Lansing에 있는 내 사무실로 돌아와서 더 많은 이
산화탄소와 산소 혼합물을 마시고 싶은 강한 욕망이 생겼다. 그것은
임상실험을 완성을 하고 싶은 어떤 갈증과 같았다. 나는 MacRae박사
에게 전화를 해서 그녀에게 연구를 더 해보자고 동의를 구했다. 다음
번 임상실험에서 내 호흡은 더 좋아졌지만 여전히 숨을 내쉬는 것을
완강히 거부하는 어려움이 있었다. 그때 나는 명치를 맞아서 숨을 쉴

수 없게 되었을 때를 회상했다. 내 흉곽은 움직일 수 없었다. 그것은 처음 미식축구를 접하게 된 고 2때의 일이다. 나는 운동장에 누워있었다. 코치가 나를 다소 한심한 듯 쳐다보며 빈정거렸다. 나는 기분이 나빴다. 거의 한시간 정도 움직일 수가 없었다. 나는 그 기억이 이산화탄소와 산소의 혼합물이 체성·감성 풀어주기를 유도하는 것임을 확신했다.

이 기억을 재경험한 뒤 나는 이산화탄소와 산소 혼합물과의 연구가 더 잘되었지만 여전히 깊은 숨을 내쉬는 것은 힘들었다. ManRae박사는 우리가 호흡실험 한 세트 중에서 더 나은 안정을 찾기 위해 한번의 흡입을 추가하는 것을 제안했다. 그것은 도움이 되었다. 나는 다음 숨은 마스크 없이 쉬게 될 것이라는 것을 알았기 때문에 더 깊게 숨을 들이마시고 더 깊게 숨을 내쉴 수 있었다. 이것은 더 안전한 것 같았고 더 제어할 수 있는 것 같았다.

깊은 숨을 마신뒤에 나는 내 척추에 막대기가 하나 있는 것 같았다. 내 몸은 이 막대기를 중심으로 잘 안정되어 있었다. MacRae박사는 이런 느낌이 내가 다른 사람들에게 너무 많은 책임감을 느끼는 것을 상징한다고 말했다. 잠깐의 대화 후에 그녀는 내가 다른 사람들에게 많은 책임감을 느끼고 있는 사람이라는 것을 깨닫게 해주었다. 그녀는 신이 궁극적으로 모든 사람들에게 책임이 있다고 말했다. 나는 신이 아니었다. 그래서 다른 사람들이 내게 의존하는 것을 받아줄 필요가 없다는 것이다. 그때 내가 이런 의존을 기대한다는 것을 깨달았다. 내가 요구하는 것을 얻었을 때 오히려 그것이 너무 무거워서 그것에 반발하려 한다. 이것은 아마도 많은 내과 의사들이 나누어 가지는 공통된 증후군일 것이다.

이산화탄소와 산소의 혼합물을 두 번째로 마시고 난 뒤 나는 그 막대기가 내 흉골에 대각선으로 비스듬히 위치해 놓여있음을 느낄수가 있었다. 무엇이 나를 억누르고 있는 것일까? 그날 밤에 나는 많은 꿈을 꾸었고 몇 몇 사건이 내 가슴에 무거움으로 남아있음을 깨달았다. 아빠가 돌아가셨을 때 나는 막 14살에 접어들었었다. 나는 엄마가 부르는 소리에 깊은 잠에서 깨어났다. 내가 너무도 사랑했던 아빠는 소파에 누워 계셨고 엄마는 그의 가슴을 어루 만졌다. 엄마는 나에게 Cross박사님에게 전화를 하라고 말씀하셨다. 나는 전화번호부에 있는 글자를 분별할 수 없었다. 나는 두려움으로 읽는 능력을 잃어버렸다. 공황상태에서 엄마는 나에게 소리를 질렀고 엄마가 직접 아빠곁을 떠나서 의사에게 전화를 하려고 왔었다. 소방관들이 도착했을 때 아빠는 돌아가셨다. 나는 매우 혼란스러웠다. 아빠의 죽음에 대한 책임이 있다고 받아 들였다. 나는 그를 너무나 많이 사랑했다. 그가 그 날 밤에 돌아가신 것은 내 잘못이었다고 생각했다.

아빠의 장례식에서 나는 주체할 수 없이 흐느꼈고 숨을 제대로 쉴 수 없었다(이것은 내가 이산화탄소와 산소의 혼합물을 마셨을때와 비슷한 느낌이었다). 누군가 장례식이 끝나고 나에게 내가 이제부터 집안의 가장이라는 말을 했다. 나는 엄마를 돌봐 드려야 한다는 책임감을 느꼈다. 나는 그 사람의 얼굴은 기억하지 못하지만 그 목소리는 들을 수 있었다. 나는 매우 두려웠고 무력했다. 나는 교회에 가서 목사님에게 왜 사랑하는 신께서 아빠를 데려 가셨는지 물었다. 목사님은 내 질문에 참지 못하시고 나를 내쫓으며 내가 신께서 하시는 일에 신념이 다시 생길 때까지 다시는 교회로 오지 말라고 하셨다. 나는 절대로 다시 돌아가지 않았다.

이런 모든 요소들이 이산화탄소와 산소 혼합물을 마신 뒤 그날 밤 꿈에서 확실하게 되었다. 아침이 되자 다른 사람에 대해서 책임감을 받아들이고 의존을 간청하고 했던 것을 확실하게 알게 되었다. 그러나 이것이 너무나 무겁게 느껴졌을 때 나는 반발을 했었다. 그들의 의존을 기대하면서도 받아들이는 것을 계속 거절함으로 해서 의존하는 사람들을 화나고 다치게 하였을 것이다. 이 생각은 나를 죄책감을 느끼게 했다. 나는 아빠를 데려간 잔인한 신보다 내가 더 잘 할 것이라는 생각 때문에 아마도 신처럼 행동했을 것이다. 이 모든 것들이 무의식적으로 더이상 수용하지 않으려고 흉곽에서 움직이게 하지 않았고 그래서 나는 확실히 숨을 쉴 수 없었다.

이것은 끝났다. 내가 그날 아침 연구실로 갔을 때 내 흉곽은 기쁨으로 금이 가고 툭 끊어져서 움직일 수 있게 되었다. 꿈을 통해서 나 자신의 문제점들을 보여준 것이다. 나는 아이처럼 깊은 숨을 쉬었다. 나는 10대 이후로 계속 가쁜 숨을 쉬고 있었다. 아버지의 죽음에 대한 이 숨가쁨때문에 나는 농구를 포기했고 달릴 수 없었다. 대신에 나는 미식축구와 하키와 역도를 했다.

이러한 지난 날의 정신적.감정적 문제들이 우리들의 삶을 형성하는 놀랄만한 일들이었다. 내가 이제 확실해진 신경성 패턴을 반전시키지 않았다면 나는 오늘날 정골의사가 되지 못했을 것이다. 또한 나는 아마도 두개천골 시스템과 이산화탄소와 산소 혼합물을 마시는 효과를 연구할 생각을 하지 못하였을 것이다. 누구에게든 다시 한번 감사한다.

환생? 다음은?
Recarnation? What Next?

1978년 7월에 프랑스의 정골의사인 Jean-pierre Barral이 내 왼쪽 수뇨관에 약간의 경련이 있다고 말했다. 1979년 7월에 그는 같은 말을 나에게 했다. 내가 알고 있는 가장 근접한 조건은 내가 스트레스를 많이 받았을 때 발생하는 대상포진의 재발이었다. 나는 스스로 침을 놓아서 치료했다.

1980년 1월에 우리가 Michigan에 있는 동안 Jean-Pierre는 사람의 상처나 병의 나이를 결정하는 열이나 에너지 패턴을 사용하는 그의 "비촉진 진단법"을 사용해 나를 검진했다. 그는 내 왼쪽 복부에서 비정상적인 열의 패턴이 있다고 말했다. 그의 손을 잠시 움직인 뒤 그의 얼굴에는 불신의 표정이 나타났고 그의 목소리 톤은 매우 놀란 것 같았다. 마침내 그는 "John, 이것은 140년 전에 다쳤던 상처군요!"라고 말했다. (140년 전이면 1840년일 것이다.)

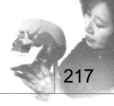

그가 말했을 때 나는 1975년에 Michigan주로 이사하기 전의 기억을 떠올렸다. 나와 친구가 함께한 최면 회상에 대해서 곰곰이 생각하고 있었다. 그것은 나는 South Carolina의 Charleston에서 흑인 노예로 있는 나를 보았다. 나는 도망치기로 결심했다. 탈출한 첫 번째날 밤에 나는 한 농부의 헛간에 숨었다. 다음날 아침에 내 몸에 쇠스랑으로 위협을 하며 내 앞에 서있는 남자를 보고서 깜짝놀라 깨어났다. 그리고 나는 그가 내 왼쪽 복부를 찌르기 직전에 놀라 죽었다. 내가 죽었을 때, 나는 몸에서 빠져나와 공중으로 올라가서 쇠스랑으로 내 몸을 찌르면서 화가 난 그 농부를 보고 있었다. 흑인 노예인 나는 그를 우롱하며 웃고 있었다.

나는 Jean-Pierre와 함께 치료할 때 이 사건을 기억했다. 나는 다시 그 화난 농부를 보았다. 그의 부정적 감정과 편견과 증오와 다른 사람에게 비인간적인 양심으로 몰인정하게 행동하며 충동적으로 움직이고 있었다. 갑자기 나는 그 농부에게 동정심을 느끼게 되었다. 또한 나는 내가 조롱하며 웃고있는 모습이 비참함을 깨달았다. 나는 이 농부를 다시 한번 볼 수 있기를 바란다. 그러면 아마도 그가 부정적인 감정을 내뿜어 버리도록 도와줄 수 있을 것이다. 우리가 1840년 이후로 만났을지 누가 아는가! Jean-Pierre에게 감사한다.

우리가 한 삶에서 다른 삶으로 정신적 충격을 가져갈 수 있을까? 이 경험으로 비춰봐서 나는 가능하다고 믿는다. 나는 또한 우리가 죽음의 상황을 받아들일 수 없는 결말로 나타날 때 이런 충격을 가져간다고 확실히 느낀다. 나의 왼쪽 옆구리를 농부가 쇠스랑으로 찌를 때 내가 조롱하는 태도로 그때의 삶이 끝난 것이라고는 받아들일 수 없었다. 나는 이제서야 이해한다. 그리고 내게 나타난 신체적 증상들은 그 이후로 더 이상 나타나지 않았다. Jean-Pierre의 평가와 이 경험의 결과 때문에 나는 더 이상 대상포진을 겪지 않았고, Jean-Pierre는 더 이상 내 수뇨관에 문제가 있다고 보지 않았다. 적어도 그 후에 그는 내 수뇨관에 대해 언급하지 않았다.

다른 견해, 다른 의문점
Other Insights, Other Questions

1980년 4월말에 나는 차분하지 못하고 내 안에서 불만족을 느꼈다.

5월 초에 나는 Florida, Crystal River로 가서 Florida 정골협회 세미나에 참가했다. Dick MacDonald와 Herb Miller라는 정골의사가 강의를 했다. 나는 Dick이 삶은 감옥에서 30일을 보내는것과 같이 느껴진다라고 한 말을 회상했다. 강의는 지루했다. 곧 끝날 것이라는 것은 알았지만 좀 더 빨리 끝나길 바랬다. Dick은 내가 만족하지 못함에 조금 화가 나는 듯 했다. 그는 내가 아직 많은 것을 배우지 않은 줄 알겠지만 나는 그날의 모든 것을 이미 배웠었다고 생각했다. 그 세미나가 끝나고 Dick은 나를 치료해 주었다. 치료테이블에 앉고 난 잠시 후에 나는 내 머리 꼭대기를 바닥에 대고 엉덩이도 바닥에 있는 자세로 바꾸었다. 나는 완전히 늘어졌다. 하지만 기분은 괜찮았다. 나는 전에 한번도 꿈꿀 수 없었던 풀어짐을 느꼈다. 수년전에 가져왔던 통증과 기능장애는 퍽 하는 소리와 함께 풀어졌다.

그리고 나서 우리는 내가 상처를 입은 고 2때로 돌아갔다. 나는 이 시즌에서 첫 번째 미식축구 경기를 했다. 그리고 나는 라인백커(미식축구에서 후방을 지키는 선수)로 출전했다. 첫 번째 우리팀이 수비를 할 때 내 옆쪽에 한 빈틈이 열렸고 몸집이 큰 풀백이 달려왔다. 나는 머리를 아래로 숙이고 그를 황소처럼 막아섰다. 내 헬멧과 그의 허벅지 보호대가 부딪혔을 때 큰 소리가 들렸던 것을 기억한다. 나는 한 시간 정도가 지나 4쿼터에서 의식이 돌아왔다. 나는 걷고 말할 수 있었지만 오늘이 무슨 요일인지 코치가 드는 손가락이 몇 개인지 알 수 없었다. 나는 그 태클로 인해 그때부터 내 친구인 Richard가 내가 어디에 있는지 물어볼 때까지 기억상실증에 걸렸었다. 나는 그렇게 오랫동안 정신이 나갔었는지에 대한 이유가 종종 궁금했다.

Dick과 치료를 하는 동안 나는 내 경험을 완전히 재현했다. 나는

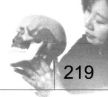

내 헬멧의 앞쪽으로 그 공을 가지고 있던 선수의 오른쪽 허벅지 보호대와 부딪혔다. 내 머리는 다시 튀어올랐고 나는 거의 목이 부러질 뻔했다. 나는 내 머리가 왼쪽으로 살짝 돌아갔음을 느낄 수 있었다. 실제 상황처럼 나는 내 머리가 환추로 뒤틀리고, 경추가 위에서 아래로 하나씩 늘어나고, 흉부 위쪽이 T 5흉추까지 하나씩 밀려져 늘어나는 것 등을 느꼈다. 나는 또한 매우 찌르는 듯한 통증을 왼쪽 무릎에서 느꼈다. 나는 이전에 이것에 대해 어떤 기억도 나지 않았었다. 치료 후에 나는 며칠간 많이 아팠다. 하지만 기분은 괜찮았다. 억압된 에너지 낭포가 풀리면서 나타나는 힐링 프로세스 반응이 통증으로 온 것이다.

그 볼을 가지고 있던 선수와 부딪힌 것을 회상하는 동안 나는 많은 에너지가 내 머리로 들어오는 것을 느꼈다. 치료의 끝자락에서 이 에너지는 내 오른쪽 이마로 방출되었다. 이 방출은 그날 내내 계속되었고 다음 반나절까지 계속되었다. 나는 통증이 점차 경감되면서 부드러워짐을 느끼기 시작했다. 내가 세미나를 끝내고 집으로 돌아왔을 때 내 아내와 아이들은 나의 성격 변화에 놀라워했다. 나는 실수와 잘못을 너그럽게 봐 주었다. 그리고 감정이 차분하게 덜 거만해지고 더 분별있는 사람이 되었다.

타인의 정신적 충격 받아들이기
Accepting Trauma for Another

때는 1936년 이었다. 나는 4살이었고 Michigan, Detroit Cadillac 거리에 있는 집 앞마당에서 놀고 있었다. 그날따라 4차선 도로는 다소 정체되었다. 길 건너에는 6~7살쯤 되어 보이는 소녀가 살았었다. 우리는 친구가 되려고 길을 사이에 두고 서로에게 소리를 지르곤 했다. 우리 둘 다 그 앞쪽으로 건너가는 것은 하지 않았다.

우리가 길을 사이에 두고 소리치고 있던 여름의 어느 날 아침 우리는 더 잘 듣기 위해 서로에게 조금씩 더 가깝게 다가가기 시작하면서 사건이 발생했다. 그녀와 내 부모님 모두 볼 수 있는 곳에 있었기 때문에 우리 중 한명이 길을 건너야 같이 놀 수 있었다. 그녀는 나보다 두 살이 더 많았기 때문에 그녀가 그 일을 했다. 그녀는 차 사이를 지나 길을 건너왔다.

그녀는 우리 마당에 오래 있지는 않았다. 그녀가 룰을 깨고 우리 집으로 건너온 것을 그녀의 어머니가 알게 되어 놀라서 고함치는 것을 나는 지금도 생생하게 기억한다. 그리고 그녀가 어떤 초조함을 가지고 다시 길을 건너는 것을 생생하게 기억한다. 그녀가 반대편에 다다랐을 때, 그녀는 오른쪽 무릎 위를 차에 치였다. 그녀는 하늘로 뛰어올랐다가 자동차 범퍼에 떨어졌고, 그 다음 땅으로 떨어졌다. 경적소리와 브레이크 소리는 길가에 있는 집에서 어머니를 나오게 했다. 그 소녀는 차에서 멀리 떨어졌다. 그래서 나는 그녀를 볼 수 없었다. 한 남자가 그녀를 안고 다른 차에 태워 갔다. 나는 그녀를 다시 볼 수 없었다.

경찰이 왔고 많은 혼란이 있었다. 나는 그녀가 나를 보러 길을 건너 왔다가 차에 치였다는 생각에 무서움과 죄책감이 들었다. 그 경찰이 나와 모든 사람들에게 그 차가 얼마나 빨리 달렸는지 그 소녀가 언제 치였는지 등을 물어보았다. 나는 흥분하며 "시속 35마일로 달렸어요."라고 말했다. 왜냐하면 나는 아버지가 언젠가 한번 우리와 함께 차를 타고 가다가 말씀 하셨던 것을 들었기 때문이다. 나는 그 차가 얼마나 빨리 달렸는지 정말로 알지 못했다. 나는 울고 있던 그 운전사를 곤란에 빠뜨릴 생각은 없었다.

1983년 어느날 MacDonald와 나는 치료를 하고 있었다. 그는 나에게 서있는 자세에서 세션을 시작하도록 했다. 나는 오른쪽 무릎에서 통증을 느꼈다. 그리고 나서 내 무릎은 구부러졌다. 테이블 가장자리로 가서 그 위로 엎어졌다. 이런 일은 한번도 일어나지 않았었다. 하지만 이번에는 진짜처럼 느껴졌고 풀어짐도 굉장히 강했다. 갑자기 나는 내가 네살때 겪은 사건이 완전히 생각났다. 나는 많은 에너지와

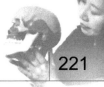

통증과 죄책감을 밖으로 내보냈다. 나는 그날의 일말의 책임감도 내 보냈다.

이 실험 이후 당신과 감정적으로나 영혼적으로 접촉할 수 있는 다른 누군가에게 나타난 어떤 사고의 상처를 완화시킬 수 있다는 것이 분명해졌다. 아마도 나는 내 잘못으로 그녀가 차에 치였다는 생각 때문에 그 소녀의 상처를 떠맡고 살아 왔던 것 같다. 그녀를 그 이후로 볼 수 없었기 때문에 나는 그녀가 죽은 게 아닐까 하는 생각을 했었다.

CST전문 과정 배우기
Learning from Advanced Classes at the Institude

두개천골요법의 전문반은 지난 수 십년간 교육과 훈련을 받았던 전문 수련생들을 위한 매우 중요한 배움의 연구실이었다. 여기에는 많은 이유들이 있으나 마지막 날의 끝나는 한 두시간 정도는 실제 세션이 있었다. 그때 당시 10명 정도의 인원이 있는 그룹에 내 몸을 평가하고 치료하기 위해 환자가 되어주는 것이 나의 관례가 되어 있었다.

내 출생의 발견
Discover My Own Birth

1988년 1월중에 내가 치료테이블 위로 올라갔을 때 선임 치료사로 뽑힌 Susan이 내 몸 위에 남은 9명의 손이 어디에 있어야 할지를 지도하는 것을 완전히 신뢰했다. 나는 그 과정을 의식적으로 분석하려는 시도를 전혀 조금도 하지 않았다. 이것은 매우 자연스러웠고 열중하기에도 쉬웠다. 잠시 후에 나는 출생의 감정이 모호하게 들어오고 나감을 느끼기 시작했다. 그 감정은 천천히 굳어졌고 내 머리위에 출산과정을 돕는 William Naggs 의학박사의 손을 느낄 수 있었다. 내 목은 쑥 들어갔다. 치료사는 그 현상을 얘기하면서 내 머리를 잡고 있었다. 잠시동안 내가 껍질에서 뒤로 끌어당기는 거북이처럼 느껴졌다. 나는 의사의 잡아당김에 저항하기 위해 산도의 안쪽 가장자리에 바싹 붙어 내 어깨와 팔을 사용했다. Naggs 박사는 도와주려 했지만 나는 그 길을 보지 못했다.

Susan은 왜 내가 태어나길 원치 않았는지 물었다. 그런데 그것이 문제가 아니었다. 나는 그당시 의사가 잘못된 의도를 가지고 자연분만 과정을 거슬렀다는 것을 알게 되었다. 나는 더 천천히 나가서 과정이 자연적으로 유지될 수 있도록 하고 싶었다.

나는 이것을 Susan(그 사람이 Susan이라고 믿고싶다)에게 이야기 했다. 그리고 그녀는 매우 현명하게 내가 그 의사에게 당기는 것을 멈추고 자연적인 출산과정을 따르게 말하라고 제안했다. 나는 그렇게 했고 그는 내 요청에 따랐다(결국 이것은 내 환상이었다). 정확히는 모르지만 굉장히 오랜 시간동안 나는 내 목과 몸통과 마지막으로 내 다리를 늘리고, 풀어주고, 비틀고, 꼬인 것을 풀어주는 가장 즐겁고 놀라운 것을 경험했다. 이것은 지금까지 경험 중에서 가장 즐거운 척추교정이었다(내 몸에 치료기술을 적용하는 훌륭한 사람들에게 발로 차거나 공격하지는 않았다). 나는 이제 Dick MacDonald가 말한 자연 출산과정이 사람의 첫 번째 척추교정이라는 것을 전적으로 지지한다. 이것은 또한 두개천골요법의 첫 단계이다.

그 출산과정은 의사의 재촉과 당김으로 서두르지 않고 천천히 이루어졌다. 나는 내 출생의 진실이 내 요청에 의해 변했다고 확신한다. 내 몸은 상처없이 늘어났다. 내가 바깥세상으로 나오기 위해 자궁에서 안전하게 나온 것은 나에게 아름다운 경험이었다.

가장 놀라운 감정은 치료사 중 Scott이라는 사람이 주먹을 내 등에 둔 것이다. 그는 매우 세게 밑으로 누르고 있는 것 같았다. 이것은 어

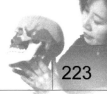

머니의 치골부위처럼 느껴졌다. 일단 내가 이 지점을 지나면 넘어서야 할 더 이상의 문제는 없었다.

치료사 중 한명(내 생각에 Scott)이 내가 태어날 때 심장이나 호흡에 어떤 문제가 있었는지 물어 보았다. 나는 조금도 알지 못했고 그때 당시에는 아무것도 느끼지 못했다. 다음에 나는 네 개의 손과 하나의 팔뚝이 단단하게 내 흉곽을 앞에서 밀어내기 시작하는 것 같이 느껴졌다. 이것이 일어날 때 나는 아버지의 영상을 보았다. 그는 그의 아들을 출산하는 곳에 서 있었지만 슬퍼했고 눈물을 글썽였다. 나는 갑자기 내 탄생이 아버지에게 전 부인이 생각나게 했다는 것을 알게 되었다. 그녀는 그와 함께 두 명의 딸을 낳았고 암으로 돌아가셨다. 그리고 나서 그는 나의 어머니와 결혼을 하셨고 나를 낳으셨다(나는 1932년 2월 10일에 태어났다).

나는 아버지가 여전히 사망한 아내를 매우 사랑하고 있음을 알았다. 나는 그에게 동정심을 느껴서 그를 도와주기 위해 그의 슬픔을 내 몸으로 받아들였다(앞에서 언급했듯이 폐는 중국 경락에 따르면 슬픔을 담아두는 장기이다). 내가 이것을 상상했을 때 그의 표정은 눈에 띄게 밝아졌고 그의 자세는 똑바르게 되었다. 나는 내가 아버지의 슬픔을 가졌고 내 훗날에 그것을 다루게 되었음을 알게 되었다. 내 출생에 대해 많은 추론이 있었지만 이제 모든 것이 확실해졌다.

가장 놀라운 깨달음은 흉부로부터 폐에 쌓인 슬픔과 비통함을 풀어주도록 치료사들이 도와줄 때 발생했다. 나는 내 아버지와 그의 첫 번째 부인사이에서 태어났어야 했음을 알게 되었다. 암으로 인한 그녀의 죽음은 예기치 못한 것이었다. 그녀는 28살의 나이에 죽었다. 그가 내 아버지가 될 것임은 이미 예정되어 있었기 때문에 나를 위해선 다른 어머니가 필요했다. 아버지는 어머니를 매우 사랑했지만 똑같이 사랑하지는 않았다.

지금 나는 천천히 현재의 의식으로 돌아왔다. 나는 1시간 45분이 지났음을 알고 놀랐다. 이것은 아름다운 경험이었다. 나는 멋지다고 느꼈고 지금도 그렇다. 당신의 기억 저장소에서 이와 같은 경험을 풀어줄 때 치료과정을 물어보는 것은 정말 어렵다. 매우 멋진 교습이었다.

외계로부터 온 소식
News From Outer Space

다음 전문 치료과정은 나를 위해 문을 더 열어놓고 있었다. 전문 수련생들이 그들의 손을 나에게 올려 놓을 때 선임 치료사(Stan)는 부드럽지만 완고하게 나를 치료적 연상 대화로 밀어 넣었다. 나는 보라색 주변에 검은 배경을 계속해서 보았다. 나는 아버지의 슬픔을 받아들인 일과, 체성. 감성 풀어주기로 인해 겪은 많은 일들에 대해 생각했다. 내 왼쪽 뇌는 조용히 있지 않았다. Stan은 계속했다.

나는 어느 날 밤에 Cadillac Avenue 5706번가에서 아버지와 "공중인"이라고 써있는 빨간색 네온 간판을 보고 있는 나 자신을 보았다. 그는 이것을 읽는 방법을 나에게 가르쳐주고 계셨다. 어머니는 내가 잠자리에 들기를 원하셨지만 내가 그 간판을 계속 보고 있는다면 잠을 자러 가지 않아도 된다고 하셨다. 나는 가운데가 보라색인 검은색 판자를 보았다. 곧 반짝이는 점이 중앙에 있는 보라색에 나타났다. 그것은 보랏빛이 나는 수정 같았다. Stan이 재촉해서 집중을 하자 그 수정은 점점 가까워지고 더 커졌다. 이것은 은색으로 변했다. 나는 그 은색 주변을 계속해서 쳐다보았다. 그 뒤 나는 돌고래(porpoise)처럼 보이는 것을 보게 되었다.

망설임 없이 Stan은 그 돌고래의 용도(purpose) 대해 물어보았다. 그의 말장난에 나는 웃겨서 긴장이 풀어졌다. 그 유머는 내가 발버둥 쳤던 장벽을 가볍게 해 주었다. 그 돌고래는 갑자기 목소리를 가진 우주선으로 바뀌었다. 이것은 처음에 나와 대화를 하기 시작하더니 다음에는 다른 그룹원들과 이야기를 했다. 얘기의 논점은 내가 정확히 기억하는 데 다음과 같았다.

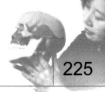

1. 그 목소리 주인공은 그들이 나에게 이야기 할 것을 받아들일 준비가 되었는지 안 되었는지 확실히 알지 못했다.

2. 나는 내가 수많은 삶을 경험했던 약 5000년 동안 지구에 배정받은 사람들 중 한명이었다. 하지만 그들은 내가 지구에서의 삶을 살지 말았어야 했다고 말했다. 대신에 나는 항상 내가 저 외계에서 온 사절임을 알고 있어야 한다고 했다.

3. 지구에서 내 삶을 시작하면서 내 임무는 지구인을 부드럽게 하는 것이었다. 이것을 완성하는 방법 중 하나가 연구실에서 두개천골요법과 함께 치료하기(아마추어를 위한 하루만의 연수회)같은 부드러운 터치를 가르치는 것이었다. 이런 연수는 두려움을 진정시키고 화와 좌절을 줄이는데 도움이 된다. 부드러운 터치는 사랑과 통합을 촉진한다.

4. 우리는 우리가 여기 지구에 세워둔 오늘날의 개념적 과학 골격의 문명 저 너머에 있는 아주 머나먼 곳에서 왔다.

5. 지구인의 신은 우주인의 신에게 종속되어 있다. 지구인의 우주에 대한 개념은 밖에 있는 우주 실체와 비교하면 매우 작은 것이다.

6. 우리의 행성은 사람과 같다. 이것은 우리의 어머니다. 사랑과 부드러운 터치로 인해 지구인을 부드럽게 하는 것은 그녀의 도움으로 인해 어머니 지구가 사랑을 받고 존경을 받게 할 것이다. 지구는 사랑과 존경을 받을 만 하다. 어머니 지구는 조건없이 매우 헌신적이나 그녀의 재능은 이미 고갈되었다.

나는 이 때쯤 내 어머니가 강인함을 주었고 아버지가 동정심을 주었다는 것을 알 수 있었다. 둘 다 이 일-두개천골요법을 위해서 필요한 것이었다.

선임치료사는 외계의 같은 곳에서 온 다른 사람이 더 있었는지 나에게 물었다. 나는 눈을 감은채로 Stan의 아내가 방금 왔다고 말한 그 방의 반대편 테이블에 있던 전문 수련생들 중 한사람을 가리켰다. 나는 이 경험이 무엇을 의미하는지 몰랐지만 이것은 정신을 못 차릴 정도로 불가사의했다.

전생
A Past Life

그 세션을 한 3개월 뒤에 나는 내 위에 10명의 손이 닿자마자 아주 부드럽게 에너지를 제공하는 방식으로 이미지를 볼 수 있게 되었다. 처음에 나는 내가 루사이트(투명합성수지)나 다른 투명한 소재로 만들어진 원통 안에 있는 것처럼 보고 느꼈다. 나는 매우 안정되어 있었고 모든 것이 잘 되어가고 있다고 느꼈다. 그때 나는 어뢰 발사관에서 나오는 것처럼 원통 안에서 뿜어져 나왔다. 나는 지구라는 행성쪽으로 나아가고 있었다. 나는 몇 번을 돌아 해자와 도개교를 갖춘 요새에서 약간 떨어진 곳에 내려왔다. 그 건물은 미개인들로 우글거렸다. 나는 조금 떨어진 나무에 있어서 그들이 나를 보지는 못했다.

나는 나 자신을 보고 내가 다른 유니폼을 입고 있다는 것을 깨달았다. 나는 그 요새로 들어가서 그들과 섞여 눈에 띄지 않기를 원했다. 나는 다소 성급해 보이는 나치장교 스타일의 유니폼을 입고 있었다. 나는 생각만으로 내 옷을 바꿀 수 있는 능력을 알게 되어서 내 옷을 그 병사들이 입고 있는 낡아 보이는 옷으로 바꿔 입었다. 나는 나를 그들과 더 가까이 하고 싶었고 더 알맞은 복장을 입을 필요가 있었다. 하지만 이 거리에서 자세한 부분은 볼 수가 없었다. 나는 그들과 가까워질 때까지 그들에게 걸어가기 시작했다. 이 지점에서 나는 더 이상 그들과 어울리는 옷차림새나 태도나 유행 등에 관심을 두지 않았다. 왜냐하면 그 병사들은 여전히 나를 볼 수 없다는 것을 알았기 때문이다. 나는 보이지 않았다. 나는 그 요새로 들어가서 병사들을 쳐다보았다. 많은 사람들은 고기 뼈에 붙은 살을 뜯어 먹고 있었다. 그들은 큰 소리로 말을 하고 가끔은 서로에게 뼈를 흔들어대기도 했다. "Hussars"는 치료사가 이 사람들이 누군지 물어봤을 때 내 마음속에 떠오른 이름이었다. 우리는 동유럽 어딘가에 있었다. 늦은 오후였고 약간 쌀쌀했다. 눈밭은 여기저기에 있었다. 여기저기를 둘러보다가 나는 이곳이 내 일을 하기에 좋은 장소가 아님을 알게 되어서 이곳

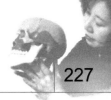

을 떠났다. 나는 보이지 않는 상태이기 때문에 그냥 날아갔다. 이곳은 아름다웠다. 나는 내 활동 지역이 바뀌었음을 알수 있었다. 나는 쉽게 땅 위를 날아오르다가 흰 배경에 "Tennessee"라고 씌여 있는 이정표를 봤다. 여기는 북아메리카처럼 보이는 대륙이었다.

나는 Tennessee로 갔다. 내가 다다랐을 때 지도같은 이미지가 실제로 나타났다. 나는 전투장에 착지해서 지원군이 되었다. 나는 내 오른쪽 어깨와 상체에 붕대를 감고 있었다. 피가 흥건했다. 내 위쪽 흉부와 어깨 관절에 총탄이 박혀있음을 알았다. 나는 이 상황에 있기로 했다. 북부의 내전 외과의가 내 몸에서 총탄을 제거하려고 준비 중이었다. 그는 내 겨드랑이에서 총탄을 뺀 뒤에 상처부위를 소독하기 위해 사용될 소작기를 불에 넣었다. 나는 그 총탄이 떨어져나감을 느꼈다.

내가 고통을 가지고 있는 이상한 지구인의 매력에 대한 정보를 알려면 내가 그 즐거운 고통을 직접 경험하고 봐야 한다는 것을 안다. 내가 총탄이 제거되는 것을 상상하고 있을 때 치료사는 내 왼쪽 겨드랑이에서 큰 에너지 자루를 빼내고 있었다. 그 두 가지 일을 동시에 하는 것은 완벽했다. 그 뒤 그 상상속의 외과의는 빨갛게 달궈진 소작기로 내 상처를 소독했다. 나는 이것에서 어떤 즐거움도 느끼지 못했다. 나는 왜 지구인들은 서로 싸우며 항상 이런 짓을 서로에게 계속해서 하는 것일까 하는 의문을 계속 가지고 있었다.

나는 그 전쟁터에서의 내 경험과 인상을 말하고 그 주둔기지로 다시 돌아갔나. 삭전은 실패했다. 나는 왜 지구인들이 상대에게 일격을 가하고, 고통을 겪고, 파멸과 죽음을 계속하는지 알아보려 했다. 누군가가 전쟁에 참여하면 어떤 즐거움이 있을 것이라고 했다. 하지만 나는 총탄이 제거되는 고통을 경험했고 소작기로 소독했기 때문에 내 지구인으로서의 몸은 즐거움이나 만족감을 느끼지 못했다. 나는 여전히 이해하지 못했다.

Ramus가 조정하다
Ramus Gives a Tune-up

나는 다음 전문 치료과정을 1988년 9월에 받았다. 이것은 매우 조용하고 다시 원기를 회복하는 실험이었다. 5일간의 수업동안 학생 중 한명(Toni)이 자신을 치료해 줄 Ramus라는 이름을 가진 가이드를 소개했다. 그는 그 수업시간 동안 너무 두드러져서 그 그룹에서 선임치료사로 뽑혔다. 그래서 그는 내 치료담당을 맡게 되었다.

Ramus는 부대조건 없이 포괄적인 에너지를 내 몸으로 넣도록 지시했다. 이것이 진행되었을 때 나는 Ramus가 내 골격을 스캐닝하고서 약한 부분을 찾아내어 고치려고 하는 것을 느낄수 있었다. 그는 내 근육과 인대와 힘줄에도 마찬가지로 치료하려는 것 같았다. 그는 나의 내장에는 아무것도 하지 않았다(난 말하지는 않았지만 그 내장 치료는 그때 당시에 적절하지 않은 것처럼 느꼈다). 이것은 에너지 전송 기법으로 놀랄만하고 조용하고 무자극적인 경험이었다. 나는 이것이 끝나고 내가 기름칠이 된 듯 매끄럽게 정밀검사를 받고 잘 조정된 듯이 신체가 평온함을 느꼈다.

고릴라가 말하다
A Gorilla Speaks

1988년 11월에 있던 다음 전문 수업에서 나는 매우 좋은 재충전 치료를 받았다. 내 선임치료사(Chris)는 나의 내부 의사가 앞으로 나와 주기를 요청했다. 그런데 거대하고, 멋지고, 친절하고, 신사답고 절대 위협을 하지 않는 고릴라가 나타났다.

그는 내가 그의 후예 중 하나라는 것을 절대 잊지 말라고 말했다. 그는 내가 누wildebeest, 순록reindeer, 삼림순록caribou과 같은 방목 동물들이 이 지구에 무엇을 제공하는지 궁금해 했었음을 상기시

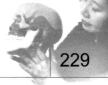

켜 주었다. 그들은 풀을 먹는다. 그리고 더 많은 풀을 자라게 하기 위해 비옥하게 한다. 하지만 모든 방목동물grazing animals은 생태계the ecosystem의 무엇에 기여할까? 그는 모든 방목 무리들이 긍정적인 생각양식을 제공한다고 설명했다. 그들이 만들어낸 것은 많은 사람들humans이나 다른 육식동물predatory animals이 만든 부정적인 생각양식the negative thought forms과 평형을 맞추기 위해 꼭 필요하다. 이것이 우리가 그날 배운 것이다.

Reynaldo와 Umberto

1989년 5월 전문반에서 나를 매우 잘 치료해 주었다. Shari가 선임 치료사였다. 나의 세션이 진행되는 동안 나에게 두 명의 가이드가 나타났다. 그들의 이름은 Reynaldo와 Umberto였다.

Reynaldo는 매우 심각했다. 그는 내가 너무 많은 일을 한다고 알려주었다. 나는 많은 지구인들이 빠져있는 파괴적인 행동과 폭력의 뒤에 있는 동기부여에 대해 연구 했었다. 그는 그 일이 지금까지 잘 되었지만 지구가 구출된다고 하더라도 버리기까지는 시간이 많지 않을 것이라고 말했다. 그리고 Umberto는 우리 모두가 즐거워야 한다고 강조했다. 우리는 춤을 추고 와인을 마실 필요가 있다. 그는 과거에 Shari와 내가 Florence에서 같이 살았다고 말했다. 우리는 모두 애인이고 파트너였다. 우리가 멋진 삶을 공유했다고 알려주었다. 이것은 심각함과 현실의 즐거움 사이의 균형에 교훈이 있는 것 같았다.

확인과 전개
Confirmation and Expansion

1989년 7월 전문반에서의 내 경험은 확인과 전개에 대한 것이었다. 치료테이블 위에 누웠을 때 내가 어디에 있는지 아는 사람은 나와 보라고 급우에게 말하기 시작했다. 선임치료사(Lisa)는 맨 처음에 조금 빨리 이끌어 간다고 생각했다. 나는 아무런 저항도 하지 않았다. 그녀는 저항이 없는 환자는 치료해 본 적이 없다고 말했다. 그녀는 무엇을 해야할 지 몰라서 망설였다. 일단 우리는 잠시 시간이 지나서 내가 말하기 시작했다. 본질적으로 나는 다음과 같이 말했다.

1. 폭력적이거나 파괴적이고 살인을 범하는 행동으로 인해 활성화된 인간의 뇌는 특정한 핵이 있다. 이것은 스릴을 찾는 현상과 비슷하다. 이것이 활성화되었을 때 이런 핵은 자아도취적이고 과대망상적인 긴장된 기쁨과 희열감을 준다.

2. 두개천골요법은 이런 폭력적인 반응을 보이는 핵의 영향을 균형잡는 뇌핵의 발전을 자극한다. 터치와 구조보다 두개천골요법에서 더 많이 나타난다. 신체에 들어온 긍정적인 에너지는 염색체의 발전과 균형에 영향을 미친다. 이것은 사랑스러운 행동을 하는 핵으로 발전하도록 자극한다.

3. 폭력적이거나 파괴적이고 살인을 범하는 행동으로 인한 작위적인 희열감은 두개천골요법으로 조절되고 조정 할수 있다. 게다가 균형잡힌 핵은 사랑스러운 행동에서 순수한 기쁨을 만들어낸다.

4. 이 모든 것은 과정이 진행되는 동안 서서히 발전하는 염색체의 변형에 맞춘다.

5. 만약 부정적인 에너지 상태가 충분히 높아진다면 지구의 표면도 동시에 타버릴 것이다. 우리가 현재 비록 그 상태까지 가지 않았지만 우리는 무관심해져서는 안된다. 이 과정은 진행중이고 폭력적이고 파괴적인 행동에서 온 즐거움의 상태는 마무리되었다. 그러나 우리는 이 지구를 정화하는 일을 계속 해야 할 것이다.

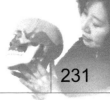

마침
Closing

이 장에서 나는 내 삶과 발전에 영향을 준 매우 개인적인 경험을 나누었다. 나는 어느 것도 납득시키려 하지 않고 그저 내 경험을 이야기 하려 했다. 당신은 당신이 원하는 것을 이룰 수 있다. 나는 이 이야기들이 그러했던 것처럼 당신의 마음을 여는 데 도움이 되기를 희망한다. 일단 마음의 문이 열리면 더 깊은 문으로 들어가도록 하는 어떤 일이 발생하는 것 같다. 이것은 사랑의 힘이 굳게 닫힌 마음을 여는 걸 보고서 우리가 그 후에 더 많이 마음을 여는 것에 점점 더 순종하는 것과 같은 것이다.

내 경험에 어떤 의미를 지니는 것은 아니다. 다만 나는 우리가 모르는 외계에는 무한정 많은 것들이 있다는 깨달음만으로 마음이 편해졌다. 나는 당신의 심신 상태가 이와 같은 깨달음으로 더 좋아졌으면 하는 바람이다.

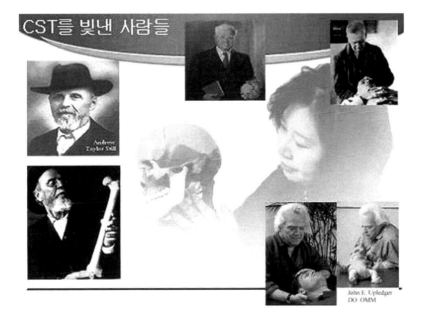

CST를 빛낸 사람들

Andrew Taylor Still

John E. Upledger
DO OMM

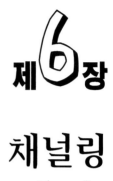

제**6**장

채널링
Channeling

"영혼의 가이드(Spirit guide)"란 환자의 상상 속에서 가공되어진 것이라는
논쟁이 발생 할 수 있겠다.

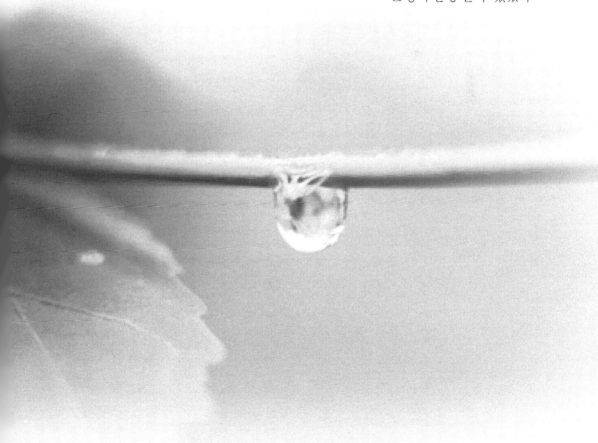

내부치료사와 고차원의 순수 의식 그리고 내부현자와 같은 특성들을 상대하는 전문 치료사들은 외부에서 환자의 즉각적이고 개인적인 의식과 소통할 수 있는 상황과 조우할 좋은 기회를 접할 수 있다. 사람들은 보통 영계와의 연락을 취하는 것을 "Channeling"이라 부른다. 그것은 그들이 마치 환자의 신비스럽고 영적인 레벨의 무형의 가이드와 이야기하는 듯한 느낌을 갖게 할 수 있다. 만약 당신이 이러한 현상의 발생을 믿기 위해서 뭔가 증거를 필요로 하는 사람이라면 이러한 사실을 받아들이는데 어려움을 느낄 것이다. 왜냐하면 이러한 상황이 진실임을 증명하는 것은 거의 불가능하기 때문이다. 부정적인 사고의 소유자들은 눈에 보이는 것만 믿는다. 보이지 않는 실체속에 살면서도 믿지 못한다. 공기를 본적이 있는지 바람을 본 적이 있는지 생각해보라. 영혼도 마찬가지이다. 어리석은 물고기가 목이 마르다고 한다.

"영혼의 가이드(Spirit guide)"란 환자의 상상 속에서 가공되어진 것이라는 논쟁이 발생 할 수 있겠다. 마찬가지로 여러 임상적 변화들이 치료사들과 영혼의 가이드 사이의 대화들과 만남 후에 발생할 수 있는 제안과 치료적 심상 따위의 결과라고 할수도 있겠다. 반면에 영적이지 않은 것들에 대한 조건들로 그들이 무엇을 목격했느냐에 관해 설명하기가 어렵다. 좀더 전통적이거나 사고의 과학적인 틀을 주장하는 논리를 계속해서 뻗치기 보다는 오히려 영혼의 가이드에 대한 존재를 받아들인다는 것이, 더 합리적이고 과학적으로 보이는 사람에게 있어서 더욱 어렵게 하는 현상들이 때때로 일어난다.

마지막 분석에서 이것은 각각의 환자와 치료자 팀이 맞든 틀리든 간에 정신적인 존재로부터 거기에 접근과 도움이 있었다는 것을 믿기로 결심하는 것에 달려있다. 나는 치료자가 인정하는 개인적 소신체계는 그리 중요하지 않다고 생각한다. 나는 초심자들에게 어떠한 소신 체계나 환자들의 현재 상황에 부인하지 않게 하도록 해야 하고, 그래서 그것이 사실처럼 들리게 될 때까지 그리고 두개천골 리듬에 검증되도록(이것이 중요한 탐지자로 작용할 때) 룰을 제안한다. 나는

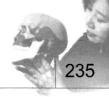

환자들과 섞이도록 노력하고 그들속에 속하려 하고 나의 개인적인 소신과 편견들은 치료실 문 밖에 버려둔다.

나는 내가 채널링에 대한 의문을 쉽게 단념할 수 없다는 것을 잘 안다. 하지만 나의 소신 체계의 중지 만큼은 내 치료 행위의 개인적 코드이다. 나는 의사로써 최상의 목표를 환자의 완전한 치료에 중점을 두고 있다. 이론상으로 더 알고 싶다면 스스로 많은 것을 공부해 보기 바란다. 나에게는 실제적인 환자의 치료가 최우선인 것이다. 나의 이러한 믿음들에 관해서는 그러한 문제들에 대한 내 현재 감정들에 영향을 끼친 일련의 경험들을 묘사해 보는 것이 최상이겠다. 그런 뒤에 아마 당신은 나의 소신 체계가 어떻게 이루어져 있고 왜 필요한 것인지에 대해 좀더 잘 이해할 수 있을 것이다. 나는 제 5장에서 몇몇의 내 개인적 경험들을 서술 했었다. 이것들은 내가 치료사로 일할 때 발생한 일들을 자세하게 얘기하는 것이다.

Frederick, 내부 의사, 조언을 구하다.
Frederick, Doctor of Internal Medicine, Calls in a Consultant

환자의 무형의 영혼 가이드와 만남을 처음 경험한 것은 고도의 의식 집중에 연결된 깊은 이완이 중첩되었던 세션중에 있었다. 그 해는 1984년이었다. 그 환자는 정신전문의/정신치료요법사로 활동하고 있는 매우 쾌활한 중년 여성이었다. 그녀는 2년 전에 일어난 교통사고 때부터 왼쪽 팔, 어깨, 위쪽 등, 목, 그리고 머리에 만성 통증을 갖고 있었다. 그녀는 정형외과, 신체조정요법, 척추교정요법, 그리고 생체자기제어까지 치료 스펙트럼을 전반적으로 이용해 보았다. 나는 그녀의 통증의 구조적 기반을 찾지는 못했지만 거기에는 외상에 의해 유발되는 에너지낭포 등의 여러 다양성이 축적된 듯 보였다.

우리가 에너지 낭포를 완화시키는 과정을 연구할 때-일찍이 일어난 자동차 사고와 같은 요인들의 체성·감성 풀어주기와 혼합된-나는 매우 협조적이고 융통성 있는 매너를 가진 그녀의 내부의사의 도움을 통해 협력을 얻었다.

그 내부의사의 이름은 Frederick이었다. 그는 우리에게 언제 에너지낭포 완화가 성공할 수 있는 정밀한 몸의 위치를 확인시켜 주었다. 그는 우리에게 주어진 위치에서 최대한 이완되었음을 말해 주었다. 그리고 그는 자동차 사고를 통해 남아 있는 많은 외상 장애가 환자의 6년 전에 있었던 22년간의 결혼생활의 정리에서 존속되어진 원한과 억압된 화에서 기인한 것임을 우리에게 알려 주었다.

내가 환자와 Frederick과 함께 여섯 세션이 넘게 치료를 해나가면서, 나와 Frederick의 관계는 점점 친밀하고 관대해져 갔다(환자는 우리의 대화들에 대해 전혀 모르고 있었다). Frederick은 결혼에서 오는 나쁜 감정들이 완벽하게 해결되지 않는 한 통증 증후군은 절대 없어지지 않을 것이라고 나에게 일러 주었다. 나는 계속해서 Frederick에게 우리가 어떻게 원한과 화를 최종적으로 풀어주는 최상의 성취를 얻을 수 있을 것인지 물었다. 그는 몇몇의 조언을 주었지만 우리가 이혼에 대한 감정을 해결하려는 시도를 계속하는 동안에 조금 불분명하고 그 자신에 대해 확신하지 못하는 듯 했다. 이러한 방향에 있어서 우리의 노력은 완벽하게 성공적이지는 못했다.

여섯 번째 세션동안에 나는 Frederick에게 우리의 대화에 초대할 수 있는 다른 의논 상대가 있는가에 대해 물었다.-누군가 마지막 잔여의 통증 증후군과 원한과 화와 관련된 조언을 해 줄 수 있는 사람으로 말이다. 숙련된 정신전문의/정신치료 요법사임에도 불구하고 환자는 병의 전반적인 해결 방법에 쉽게 다가서지 못하고 그녀의 전 남편에 대해 계속해서 악의를 품고 있었다. 그녀는 자신을 잘 방어 했었다. 그녀의 남편의 부정함과 여성 편력에 대한 일련의 에피소드들도 관대하게 묵인했다. 그녀가 관용을 갖고 있던 덕분에 (종종 위장하는 행동에 권능을 부여하는) 그녀의 남편은 마침내 이혼하자고 이야기 했다. 이것은 그녀의 자존심에 정말 상처를 입혔고 그녀에게 병약한 레벨의 독선적인 화와 복수에 대한 갈망을 키우는 기회를 주었던 것

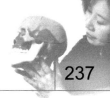

이다.

　우리가 의논 상대에게 앞으로 나와 주길 요청 했을 때 환자의 목소리는 매우 깊고 내가 구별할 수 없게 억양을 발전시켜갔다. 이것은 좀 이해하기가 어려웠다. 새로운 목소리는 그의 이름이 EUPHEMUS 라고 소개했다. 그는 나를 위해 이름의 철자를 불러주었다(이 섹션에 걸쳐 나는 영혼의 가이드들의 이름에 대해선 내부치료사와 내부현자 그리고 종양과 구별 짓기 위해 대문자를 사용하고자 한다). 그는 그녀의 비의식이 아니었다. 대신, 그는 그녀를 몇백년동안 괴롭히는 문제들과 직면할 때 도와주도록 “지명”되었다.

　EUPHEMUS가 더 나아가 그는 내가 “열려있음”을 알았기 때문에 자신과 다른 이들이 나와 함께 작업을 해 나갈수 있도록 그녀를 나에게 인도했다고 설명했다.

　나는 내 자신의 각본을 따라가기로 결심 했다. 나는 EUPHEMUS 에게 우리가 전부터 알고 지내던 사이인지 물었다. 그가 외쳤다, “물론! 어떻게 우리가 고대 그리스와 이집트에서 함께 보냈던 시간들을 잊을 수가 있소?” 나는 위트를 잊지 않고 내가 지금 현세에 살고 있다는 사실을 상기하면서 EUPHEMUS에게 약간의 무례를 범했다. 세상에 일어나고 있는 일에 따르면 전생의 나의 정신적인 존재와 더 넓게는 전생에 지구에 존재했던 화신을 망각하고 있었다. EUPHEMUS는 세상에서 일들이 어떻게 움직이는지 잊은 것에 대해 사과했다. 그는 그것을 명심하고 나를 진지하게 대하고자 했다.

　EUPHEMUS가 말하길 우리는 이집트에서 의사로 일했다고 한다. 그 전에 그는 나를 그리스에서 알고 있었고 나는 그곳에서 훈련 중에 있는 조숙하고 완고한 어린 의사였다고 한다. 그는 나에게 내가 B.C 4세기에 지중해 세계 전반에 걸쳐 유명했다고 말해주었다. 사실 나는 너무나 잘 알려져 있었다고 했다. 나는 신중함 없이 내 능력을 증명해 보였었다. 그래서 12살의 어린 나이에 정치적으로 고위에 있었고 부러워하던 스승들에 의해 참수 당했다.

　EUPHEMUS가 말하길 나의 죽음을 주도했던 세 명의 주요한 그

스승들은 현세에 존재하며 다시금 내 참수를 되풀이하고자 한다는 것이었다. 그가 내가 현재에 큰 위험에 처한 것은 아니지만 질투와 행동에 조심을 기울여야 한다고 말했다. 나는 EUPHEMUS의 충고에 감사했다. 나는 위험에 대해 주의하겠다고 그를 확신시키고 다시 환자에 대한 것으로 화제를 돌렸다.

EUPHEMUS에 따르면 환자는 아틀란티스에 있었다고 한다. 그 화신 중에 그녀는 한 남자의 명성의 손실과 수반하는 치욕 그리고 절대적인 소멸에 책임을 지고 있었다. 그 남자는 현재 그녀의 전남편이었다. EUPHEMUS가 설명하길 환자는 수많은 삶들을 걸쳐 지속되어 온 그녀와 그녀의 전남편 사이의 불화와 복수심에 불타는 태도에 대해 알아차려야 한다고 했다. 그 문제는 두 사람 모두가 그들의 계속되는 문제에 대해 서로 똑같은 책임을 지니고 있다고 인정하고 복수심을 지워버릴 때까지 계속될 것이라고 했다. 이것은 환자가 그녀의 남편이 저지른 일들이 여러 계획들 중 별로 중요하지 않은 것이었다는 사실을 인정하기까지는 계속 될 것이라고 했다. 그리고 오직 그 때만 그녀가 통증 때문에 나를 찾아오는 일이 없어질 것이라고 했다.

나는 EUPHEMUS에게 내가 어떻게 해야 이 두 영혼 사이의 문제를 해결할 수 있을지 물었다. 그는 이 환자에게 그녀의 증상이 증가하는 원인들에 대해 듣고서 관용을 베푸는 것을 점차적으로 가르쳐야 한다고 나에게 지시했다. 그는 내가 그녀에게 한번에 너무 많은 것을 말해서는 안 된다고 경고했다. 나는 이완상태에서 그녀의 의식이 돌아온 뒤에 그 화제에 대해 말을 꺼냈다. 환자는 매우 수용적이었고 수천년전에 아틀란티스에서 일어난 문제에 대한 해결에 동참하는데 기꺼이 수락했다. 나는 이 초기의 EUPHEMUS와의 대화 뒤에 3번의 세션을 더 가질 수 있었다. 그녀는 완전히 통증에서 벗어났다. EUPHEMUS는 내가 계속 열려 있을 수 있도록 용기를 주었다. 그는 또한 내가 열려 있음으로 "그들"이 지금 좀 더 나의 능력을 이용할 수 있게 되었다고 말했다. 그는 나에게 잠시 동안의 휴식을 권했고 너무 걱정하지 말라고 했다. 나는 그저 그들이 말한 대로 하면 됐다. 그는

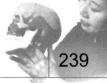

또한 이 환자가 그들의 도움에 의해 남은 그녀의 문제들을 해결할 수 있을 것이라고 생각한다고 말했다. 그는 그녀가 나의 도움을 더 필요로 할 것이라고 예상하지는 않았다. 하지만 만약 다른 어려운 장애가 나타나면 그가 알아보고 그녀를 나에게 다시 데려올 것이라 했다. 그녀는 내가 심혈을 기울인 간장에 관한 문제와 두 번째와 네 번째의 챠크라 에너지 중심들에 대한 두개의 현세의 문제들을 가지고 6개월여가 지난 뒤에 방문했다. 거기엔 EUPHEMUS와의 만남은 없었다. 그녀는 현재 매우 좋은 상태이다.

나는 어째서 이러한 경험이 이루어진 것인지 정말 모른다. 그래서 나는 이것이 정말 진실된 것인지 거절할 수도 받아들일 수도 없었다. 나는 심리학의 한 사례로 보고 이것을 자만과 존엄의 용서에 대한 하나의 각본으로 그려보았다. 하지만 나는 친숙한 견해에 머무르도록 하는데 도달하지 못하였다. 그래서 나는 결정하지 않기로 결심했다. 하지만 아직 열린 마음으로 다음에 무슨 일이 일어나는지 지켜보는 것이 좋을 것이다.

THEO와 여배우
THEO and the Actress

EUPHEMUS와 마지막 대화가 있은지 나흘 뒤에 60대의 여배우가 찾아왔다. 그녀는 실신과 어지러움에 대해 불평했다. 그녀는 이러한 증상으로 15년 정도 고통 받았다고 했다.

후에 증상들은 더욱 심해져 그녀가 공연하는 것을 방해했다고 했다. 그녀는 그녀가 무대 위에서 비틀거리거나 기절할까봐 두려워 했다. 이러한 염려들은 아직 일어나지는 않았지만, 그녀의 자신감과 그녀의 역할에 자신을 이입하는 능력에 지장을 주었다. 또한 그녀는 분명하게 구조적으로 깊은 숨을 쉬는 것을 저하시키는 오른편의 여섯 번째 늑골에 신체적 기능 장애를 지니고 있었다.

그녀는 치료 탁자에 앉아 있었고 나는 그녀의 늑골 기능을 체크하기 위해 그녀의 뒤에서 그녀의 갈비뼈 뒤에 내 손을 올려놓고 있었다. 이것은 우리 방문의 처음 몇 분 동안에 계속되었다. 그녀는 내가 그녀의 등쪽의 늑골들에 손을 올려놓을 때 망연 자실한 듯이 보였다. 거의 갑자기 깊은 목소리가 그녀로부터 흘러나와 말하길, "늑골에 대해 걱정하지 말거라, 아들아. 그 문제는 매우 쉽게 고칠 수 있는 것이란다 - 이것은 그녀가 자신이 처한 현 상황을 깨닫게 되면 한번에 고쳐질 수도 있지." 깜짝 놀라 나는 이 인용문을 적어놓았고 절대 잊어버릴 수 없었다. 내 마음은 놀람에서 점점 회의로 바뀌어 갔다. 나는 그녀의 행동에 대해 몇 가지 이유를 만들어 보았는데 그녀가 멜로드라마 전문 여배우라서 그랬거나 혹은 다중인격 장애를 지니고 있거나 완전히 미친 걸지도 모른 거라고 연관지어 보았다.

그리고 그 목소리는 내가 열려있기 때문에 그녀를 나에게 인도했노라고 말했다. 나는 이것을 제안으로 받아들이고 나의 회의적인 태도를 닫고 무엇이 일어나고 있는지에 대해 열린 마음으로 받아들이도록 태도를 전환했다. 나는 내 주관을 갖고 닫힌 마음에서 나오는데 성공했다. 목소리는 계속해서 우리에게 얘기했다-그녀는 세션이 끝난 뒤에 모든 것을 기억하고 있었다-거기엔 여러 영혼들이 그녀와 소통하고 싶지만 그녀가 너무나 두려워하는 영혼들이 있었다. 이러한 공포 때문에 그녀는 오랜 시간 대화를 거절해 왔다. 나는 내가 그 깊은 곳에서 나오는 목소리에 대해 어떻게 불러야할지 물었다. 그의 이름은 THEO였다.

나는 THEO에게 우리가 전에 만난 적이 있는지 물었다. 그는 아니라고 했다. 하지만 그는 내가 고대 그리스 시대에 수습생이었던 동안의 내 치유력에 대한 것을 들었다고 했다. 그는 내가 잘 알려져 있었고 나의 명성으로 인해 더 많은 질투를 받았다고 했다. 그리고 THEO는 그들이 내가 꽤 어릴 적 나를 한번 참수 했었고 다시는 그런 일이 생기지 않도록 조심해야 한다고 나에게 말했다. 그는 또한 나에게 말하길 내가 열려있고 과거의 어떤 장애들로 인해 어려움을 겪어

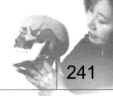

있는 영혼들을 종종 도와줄 수 있을 것이라고 했다. 그 가이드들은 내가 알아야 할 것을 머리 속에 심어 주었고 나는 이 영혼들이 다시 제자리를 찾을 수 있도록 도와줄 수 있었다.

나는 이 여성을 한달에 한번씩 세 달 동안 보았다. THEO와의 접촉은 더 이상 없었지만 환자는 22년전에 죽은 그녀의 할아버지와 중요한 사안을 대화했다. 거기에는 정말 많은 충고가 그에게서 그녀에게로 전해지는 것처럼 보였다. 그녀가 할아버지의 존재에 대해 공포심 없이 받아들이자 그녀가 그들의 존재에 가졌던 공포처럼 그녀의 기절과 어지러움의 주문들은 사라져버렸다(늑골 문제는 첫 번째 세선동안에 전형적인 절차를 통해 쉽게 해결되었었다). 나는 이 환자를 그 세 번째 세션이후로 보지 못하였다. 이 THEO와의 일련의 경험은 쉽게 종결되었고 나의 그리스에서의 참수에 대한 예전에 묘사되었던 이야기와 연결짓지 않았다. 이것은 가치에 직면하고 있는 경험을 받아들이지 못하게 조금 더 어려워지고 있었다. 다음에 결정적인 일이 일어난다.

Bob, GORDON and CAUTHUS

THEO와의 만남이 있은지 한 주 뒤에 Bob이라는 이름을 가진 42세의 남자가 노스이스트에서 일주일 동안의 치료를 받기위해 찾아왔다. 이것은 내가 그와 보통 45분 동안의 과정을 그 주의 월요일, 화요일, 목요일과 금요일에 가지게 된다는 것을 의미했다.

월요일과 화요일은 정말 조용한 방문이었고 두 번째 세션이 끝나가는 즈음에 나는 Bob에게 왜 나를 찾아 왔는지에 대해 물었다. 그에게는 별다른 기능장애 부분이나 통증이 보이지 않았기 때문이다. Bob이 말하길 그는 그저 그 당시에는 별로 잘 알려지지 않았던 내가 행했던 두개천골요법 CST들을 경험해보고 싶었다고 했다. 그는 웃으면서 사치를 누려보고자 한다고 했다.

목요일에 그는 체성·감성 풀어주기SER를 시작했다. 이것은 그가 십대 때 하키선수 생활을 하던 중에 얻은 오래된 등의 상처와 관련 있는 것이었다. 그는 얼음위로 쓰려졌었다. 그는 굴욕감을 받았다. 자신이 바보처럼 느껴졌었다. 누구도 그를 밀거나 확인하지 않았다. Bob은 퍽을 빼앗기 위해 다투지 않았다. 그의 발이 몸보다 더 빨리 나가면서 비교적 평온한 상태로 얼음위에서 미끌어진 것이다. 그때는 일요일이었다. 그는 지역의 드라이 클리너 팀을 위해 뛰었다. 그의 아버지가 보고 있었다. 정말로 그 자신에 대해 당황스러웠고 화가 났다. 우리는 그가 꼬리뼈로 떨어지던 것을 재 경험해 보았다. 우리는 그의 허리부터 꼬리뼈까지 이어지는 부위에서 에너지 낭포를 풀어주었다. 당황스러움, 굴욕, 그리고 약간의 자기 질책에서부터 새겨난 에너지 낭포를 따랐다. 그는 정말 완고하게 자신을 밀어냈다. 그리고 그는 매우 이해심 많은 아버지에게 멋있게 보이고 싶었다고 사과했다. 그는 마침내 전체 상황의 유머를 알았고 자신에 대해 여유를 가지고 웃음을 터뜨렸다. 이 때까지 그는 깊고 즐거운 상태의 휴식을 취하고 있었다.

나는 그의 내부의사에게 대화할 수 있는지 물었다. 내부의사는 "당연하지"라고 대꾸했다. 그의 내부의사의 이름은 GORDON이었다. GORDON이 말하길 우리가 한 것이 Bob의 자부심을 중요하게 도울 것이고 오늘은 특별히 할 일이 없다고 했다. 하지만 다음날 우리는 끝마쳐야할 특별한 프로젝트가 있었다.

Bob은 그의 4번째 약속들 중 마지막을 위해 금요일에 도착했다. 그는 오늘 저녁에 집으로 비행기로 돌아갈 예정이다. Bob은 그가 즐거운 지난 밤을 보냈다고 했다. 또한 그가 그 자신에게 종속시켰던 많은 자기 비판들과 마주했다고 말했다. 그는 이것이 다 끝난듯하다고 했다. 그는 자신과 자신의 능력에 대해 훨씬 더 나은 감정을 갖고 있었다. 나는 그가 지금부터 자신을 더 많이 증명해 보이려고 하는 것이라고 생각하지 않았다.

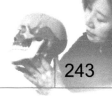

나는 CV-4와 함께 세션을 시작하였다. Bob은 거의 즉각적으로 깊은 트랜스 이완 상태로 빠져들었다. 나는 GORDON에게 우리와 함께 하겠는지 물었다. GORDON은 자신이 이미 등장했으며 누군가를 나에게 소개해 주고 싶다고 했다. GORDON은 나에게 CAUTHUS를 소개해주었다.

CAUTHUS의 목소리는 달랐다-부드럽고, 좀더 단호했다. CAUTHUS가 "아들아, 이렇게 만나서 반갑구나."라고 말했다. 그는 그가 Bob을 나에게 이끌었고 지금까지 성취된 것에 대해 만족한다고 했다. 나는 내가 CAUTHUS와 같은 내부의사가 얼음위에서 넘어진 문제의 잔재들을 해결하는데 흥미를 보인다는 것을 마음속으로 놀라워했다는 것을 말해주었다. CAUTHUS는 약간 성급해졌다. 그는 우리가 성취한 작업이 넘어짐보다는 좀더 깊은 곳에 있는 것임을 알려주었다. 또한 그는 내가 그 사실을 전혀 모르고 있었다는 데 자신이 놀랐다는 것을 나에게 말해 주었다. 나는 CAUTHUS에게 나는 그저 내 손들과 그들이 하는 일이 무엇이든 일어나는 대로 따라갈 뿐이라고 말했다. 나는 방해하지 않으려 했다. CAU-THUS의 목소리가 다시 부드러워지며 그가 말했다. "물론이다, 아들아. 너는 열려있단다. 그게 우리가 너와 함께 할 수 있는 이유이지."

그리고 나는 나의 충동을 따라 CAUTHUS에게 우리가 전에 서로 알고 있었는지에 대해 물었다. CAUTHUS는 그가 고대 그리스에서 나와 치료에 대해 공부하고 싶었지만 그가 그 기회를 갖기 전에 내가 정치세력에 의해 죽임을 당했다고 말했다.

나는 치료용 의자에서 거의 떨어질 뻔 했다. 이것은 내가 세 번째로 들은 똑같은 이야기였고 그 이야기를 한 영혼의 가이드들은 각각 다른 환자들에, 최소한 현재 여기에서 서로를 전혀 모르는 생면 부지의 사람들에게서 나온 것이었다. CAUTHUS는 내가 기존의료의 경계선상에서 일하려 하면 거기에는 언제나 나를 파멸시키려 하는 사람이 있다고 말했다.

3주동안에 세 번이나 나는 독립적인 근원으로 보이는 사람들을 통해 내가 고대 그리스에서 의사들과 치료자가 되고자 했던 이들에게 내가 지나치게 조숙하고 명성을 얻었다는 이유로 종결되었다는 이야기를 전해 들었다. 각각 생면부지의 환자들의 내부의사 세 명 모두 현세의 전문성에 대한 질투에 대해 부드럽게 충고를 주었다. 셋 모두 내가 "열려있기" 때문에 이 환자들을 나에게 보냈노라고 얘기했다. 이것이 분리된 세 방향에서 다양하게 같은 시간에 당신에게 다가왔다면 정보의 신빙성을 참작하기가 매우 어려워질 것이다.

나는 이 영혼의 가이드들이 실재라고 믿었다. 그리고 나는 깊은 내면에 만약 생기 넘치는 누군가와 함께 한다면 이 가이드들이 당신에게 정확하게 무엇이 일어났고 삶을 어떤 방향으로 나아갈지를 말해 줄 것이라는 것을 알았다. 내가 위에서 자세히 얘기했던 경험들로부터 나는 영혼의 가이드들이 실제로 존재한다는 깨달음에 도달하게되었다. 이것은 이성적인 믿음이 아니다. 이것은 배짱 수준의 깨달음이다. 현재 나는 "열려"있고 이러한 가이드들이 중요한 역할로 작용하는 여러 환자들과의 경험들을 겪고 있다.

IM

Gary는 1988년 여름동안에 우리에게 처음 찾아온 마흔 한 살의 남자였다. 나는 그 이전에는 그를 보지 못했다. 그는 여기 Upledger Institute HealthPlex clinic에 있는 다른 정골의사로부터 진료를 받았었다.

그는 1988년 11월에 한 주간의 진료를 받기위해 찾아왔다. 나는 그때 그와 세션 하나를 함께 했다. 이 세션 동안에 그는 편도선 절제술과 출생 충격을 체성·감성 풀어주기를 통해 재경험 했다.

1989년 6월에 Gary는 한 주간의 치료를 위해 다시 찾아 왔다. 이때에 나는 그와 4번의 세션을 함께 했다. 첫 번째 세션 동안에 나는 그의 고질적인 왼쪽 팔과 어깨 통증 증후군을 완화시키는 방향으로 작업을 진행 했다. 두 번째 세션동안에는 그의 목소리가 변하며 자신을 IM이라 칭하는 독자적인 이로 분해서 나에게 이야기를 했다. IM이 내게 "시간연결장치" 기계를 거의 발명해낸 과학자 그룹이 있다고 말했다. 이 기계는 개인에게 주어진 시간의 경과를 연장시키는 능력이 있었다. Gary는 이것이 좋은 목적에 사용되고 나쁜 용도로는 사용되지 못하게 되어 있다고 했다. Gary는 소련연방의 Gorbachev와 이것에 대해 상의했다고 한다. 후에 이 세션이 끝나고 나는 Gary와 Gorbachev가 다른 몇몇 이들과 함께 1989년의 지난여름에 만난 적이 있었다는 것을 알아 내었다. Gary의 기억은 그가 전체적으로 의식 상태로 돌아왔을 때 이 세션의 내용을 대충 생각해 냈다.

나는 Gary와 그 주에 두 번의 과정을 더 했었다. 우리는 상흉부와 경부의 구조적 치료작업을 좀 더 시행했다. IM은 이 두 번의 세션 모두에서 돌아와 나에게 정보를 주었다. 그는 자신이 메신저라고 했다. 그는 그가 무엇을 전하려고 하는 지에 대한 의미를 이해하지는 못했지만 내가 생각하기에 이것은 내 치료작업들에서 절대적으로 매우 중요한 것이었다. 그리고 IM은 합성 수지원료로 만들어진 실린더가 탑재된 gyro타입의 기계라고 더 나아가 묘사했다. 이 실린더 안에는 내가 이중 나선형의 DNA라고 해석한 것이 들어 있었다. IM은 이것이 무언인지 잘 몰랐다; 그는 그저 묘사만할 뿐이었다. 그는 또한 우리가 폭력의 확산을 방지하는 일을 하는데 이것이 함께 해야 할 것이라고 얘기했다. 그는 더 이상 얘기를 하지 않았다.

SARAH

나는 함께 했던 또 다른 여성환자에 관련한 하나의 경험을 더 이야기 하고 싶다. 그녀의 가이드인 SARAH는 세션동안에 나와 자유롭게 대화를 나누며 충고를 제공하고 지혜를 주었다. 나는 마지막 세션에 끝으로 그녀가 나에게 바라는 것이 있는지에 대해 물었다. SARAH는 몇 분간 가만히 있더니 "아뇨, 우리가 필요한 건 다 했다고 생각해요."라고 말했다. 나는 그녀에게 감사하고 내가 환자의 오른편 제 7경추를 움직여도 되는지 물었다. SARAH는 "당신이 해야 한다고 생각한다면 실행해도 좋아요, 하지만 내가 여기서 나갈 때까지 잠깐 동안만 기다려야 해요."라고 말했다. 나는 10여 초간 기다렸다. 나는 에너지 변화를 분명하게 느꼈다고 확신한다. 그리고 나는 일곱 번째 척추를 직접적으로 살짝 밀었다. 환자가 움직임 몇 초 뒤에 깨어났다. 그녀가 "내 목을 움직였죠."라고 외쳤다.

Samantha와 영적 가이드 그룹
Samantha and Her Group of International Guides

이 시점에서 나는 내 상상했던 것 보다 훨씬 더 영혼의 가이드들이 깊게 개입되어 있는 놀라운 치료 경험에 대해 얘기하고자 한다. 나는 내가 왜 그간 그렇게 많은 예비 경험을 가질 수 있었는지 쉽게 깨닫게 되었다. 그들은 이 매우 복잡하고 딱한 37살의 여성을 위한 준비 과정 쯤이었던 것이다. 그녀를 돕고있는 영혼의 가이드들은 국제적으로 다양하며 한 두명이 아니라 무려 17명의 영적 가이드들이 치료의 과정에 따라서 순차적으로 나타나며 도움을 주었다. 신상을 보호하는 차원에서 편의상 그녀를 Samantha라고 부르기로 하겠다. 하지만 그녀가 지나치게 프라이버시를 중시하는 것은 아니다. 그녀는 체성·감성 풀어주기 수업과 세 가지 코스의 전문 두개천골요법 수업을 받은 여성이다.

Samantha는 그녀가 처음 방문했던 1988년의 2월 4일에는 성공한 비즈니스 중역이었다. 그녀는 이 만남 전에 15년간 빠르게 달려온 전문 경영인이었다.

그녀는 자궁내막염으로 20대 초반부터 고통 받았다. 이러한 조건은 자궁의 내층 조직이 자궁의 외부로 삐져나와 월경 기간에 통증을 주었다. 월경 기간이 돌아올 때면 이 부정확하게 삐져나온 조직에서 피가 흘러나왔다. 혈액낭포들은 골반강과 창자에서 또는 자궁 밖에서 난소들, 인대들 등 기타 여러 기관의 내부에서 형성되었다. Samantha는 그녀가 성공적으로 몇 가지의 치료를 받았었다고 얘기했지만 무엇인지는 기억하지 못했다.

그녀는 10여년간 피임약을 복용하다 중단하기를 반복해 왔지만 여기에 방문하기 2년 전에 복용을 완전히 중단했다고 했다. 그녀는 임신한 경험이 없을 뿐 아니라 결혼을 한 적도 없었다. 그녀는 몇 년간 하루에 스무 개에서 서른개피의 담배를 피워 왔었다.

그녀는 적당하게 음주한다고 했다. 그리고 적절하게 몇 년간 성관계를 가졌다고 했다. 그녀의 이번 방문의 이유는 그녀의 가슴에서 혹이 발견된 데서 오는 절박한 걱정에 의한 것이었다. 나를 만나기 이틀 전 그녀는 유방 엑스선 사진 촬영, 소노그래프, 투사 진단 평가를 받았고 왼쪽 가슴의 의심스러운 덩어리는 0.5에서 2센티미터 정도 되는 것으로 밝혀졌다. 이 혹 덩어리는 직경 1.1센티미터의 작고 둥근 덩어리에 붙어있었다. 겨드랑이에서는 어떠한 덩어리도 발견되지 않았다. 오른쪽 가슴에선 의심스러운 덩어리가 발견되지 않았지만 양쪽 가슴 모두 작은 양의 지방을 가진 조밀한 유선 섬유 조직이 있었다.

이 때의 나의 진단평가는 위의 테스트 결과들을 전혀 모르는 상태에서 시행되었다. 나는 나의 평가를 마치고 난 뒤에야 리포트들을 받아볼 수 있었다. 나는 왼쪽 가슴 유두 바로 위의 의심스러운 덩어리의 위치를 11시에 기록했다. 덩어리는 피부 깊숙한 곳에 붙어 있었고 악성종양을 의심케 했다. 나는 이것의 크기를 어림잡아 1.5에서 3센티미터 정도로 수직으로 늑골부위에 위치하고 있다고 보았다. 그녀의 겨드랑이에서는 의심되는 종양을 찾을 수 없었다. 양쪽 가슴 모두 전형적인 섬유 낭포성 유선증의 조직 질감을 보였다.

내 진단평가와 내가 찾아낸 것들과 관련 사항들에 대한 토론 끝에 나는 왜 그녀가 그녀의 문제를 갖고 나를 찾았는지에 대해 물었다.

그녀는 유방암 치료에 대한 대안 치료에 대해 듣고 좀 더 자세히 그것에 대해 알고 아마도 시도해 볼 수 있을까 하는 생각에 나를 찾았다고 말했다.

나는 이 대안적 방법이 현재 상황에서는 조금 늦어질 수도 있고 외과의사의 부속된 치료를 따르는 것이 좋을 것이라고 제안했다. 그러자 그녀는 2월 19일에 유방 절제술 치료가 잡혀있다고 했다. 그것은 2월 4일에 찾아왔으므로 우리에게 무엇을 할 수 있는지 지켜보는데 2주라는 시간이 남아있었다. 나는 그녀에게 치료적 연상 대화의 개념에 대해 설명해 주었다. 그녀는 잘 받아들이는 듯 했고 이 접근을 진정으로 시도해 보고자 하는 것처럼 보였다. 두개천골요법중 CV-4를 하는 동안에 그녀는 매우 이완되었다. 그녀는 우리가 햇볕을 쬐며 조용한 해변에 누워있는 것을 머리 속으로 그려보았다(나는 시작부터 그녀의 영상이미지들을 포함하고자 하였다). 그리고 그녀의 내부 의사가 우리와 함께 하도록 초대하였다.

그녀의 내부의사는 우리의 초대에 적극적으로 응하는 듯 보였다. 그의 이름은 Harold였다. 그가 우리에게 얘기하길 그녀의 가슴에 있는 종양은 악성이고, 이름은 Black Mass라고 했다. 그는 Black Mass가 Samantha를 죽일 수도 있다는 걸 완벽하게 숙지하고 있는 듯 했다. 그는 심장 속의 "White Love"가 종양을 정지시킬 수 있다고 제안했다.

그리고는 Black Mass가 우리에게 얘기했다. 그는 분노와 사랑없이 사는 데 지쳤다고 말했다. 그는 Samantha가 죽고 새로운 형태로 다시 시작하는 것이 나을지도 모른다고 했다. 이것은 최초로 만남을 시작하는데 아주 강한 자세였다. 나는 Black Mass와 Samantha사이를 중재하였다. 상황이 아주 급박했으므로 나는 우리가 종양을 일시적으로 줄이고 통증을 이용해 Samantha의 태도를 지속시키고 Black Mass의 힘에 대해 계속 깨달을 수 있도록 하는 게 어떠냐고 물었다. Black Mass는 그 제안을 수용했다. Harold도 좋은 생각이라 느끼고 통증을 오른쪽 발끝에 두는 게 어떻겠느냐고 제안했다. Black Mass가 동의했다. 그리고 Harold가 Samantha의 심장에 "loving energy"를 심어 종양을 줄이도록 집중시키겠다고 제안했다. 나는 Harold의 제안들을 따르도록 최선을 다했다. 5분 정도 정신 집중의지를 모은 뒤에 감지가 명확한 두드러진 '툭-툭-투툭'하는 소리가 종양부위에서 있었다. 그리고 우리는 첫 번째 세션을 끝마쳤고 종양은 50퍼센트 정도가 감소되었다.

Samantha가 현실로 다시 돌아왔을 때 그녀는 일어난 일들에 대해 의식적으로 기억하지 못했다. 그녀는 Harold나 Black Mass에 대해 기억하지 못했다. 나는 세션에 대해 설명하고 그녀의 종양에 대한 느낌이 어떤지 물었다. 그녀는 한 시간 전과는 확연히 다른 종양의 크기의 감소와 부드러워진 것을 알아차리고 크게 기뻐했다. 나는 이 문제에 대해 우리가 행할 수 있는 것이 꽤 낙관적임을 느꼈고 그녀는 그것을 듣고자 했다.

나는 그녀에게 분노와 사랑에 대해 물었다. 그녀는 어린시절에 아버지와 George라는 남자에게서 받은 성적인 간섭에 대해 언급했다. 우리는 그 때 이 이야기를 계속할 시간이 없었다. 그녀는 나중에 상담 중에 이 문제를 먼저 다뤘어야한다고 생각했다고 말했다. 나는 그 문제에 대해 그리 중요하게 생각하지는 않았다. 우리 중 누구도 수술이 절박했던 종양에서 초점을 돌릴 필요가 있다고 느끼지 않았다.

Samantha의 다음 방문은 8일 뒤인 2월 12일에-그녀의 수술 일주일 선이었다. 왼쪽 가슴의 종양은 첫 번째 방문의 시작 때보다 절반 정도의 크기였다. 나는 Samantha와 같이 매우 흥분했었음을 고백해야겠다.

내가 그녀의 머리에 손을 올리고 세션을 시작하자 그녀는 무의식의 상태로 즉시 바뀌었다. 나는 그녀의 내부의사인 Harold에게 함께할 것을 요청했다. 그는 나머지 화들을 없애는데 돕고 있었고 상황이 아주 좋다고 말했다.

그리고는 Samantha에게서 아주 강한 영국식 악센트의 목소리가 흘러나왔다. 나는 이것이 어디에서 나오는 것인지 전혀 몰랐다. 나는 누구인지 물었고, 그 목소리가 대답하길, "John, 나를 벌써 잊은건가?"라고 말했다. 나는 정말 깜짝 놀랐지만 이것을 표현하지 않으려 노력했다. 나는 침착하려 노력했다. 나는 이 목소리에게 화신이 된 것과 과거의 화신에 대한 기억들과 현세의 간섭 그리고 영혼의 존재들에 대해 설명했다. 나는 그 목소리가 누구인지 다시 한번 물었다. 그가 그의 이름은 HAWKINS라고 말했고 우리는 200년 전에 일찍이 케임브리지에서 생물학에 관련한 연구를 함께 했다고 했다. 그는 내가 언제나 너무 심각했고 종종 나를 휴식을 취하도록 연구실 밖으로 데리고 나가곤 했다고 말했다. 그는 언제나 나를 호프집에 데리고 가 맥주를 함께 마시고 "원샷!"이라고 했다.

그는 그가 Samantha에게 지명된 이들 중 하나라고 했다. 그들은 내가 그들과 함께 할 줄 알았으며 그래서 그녀를 나에게 이끌고 왔다 했다. HAWKINS가 그녀는 구제될 수 있고 만약 그녀가 이러한 장애들을 넘어서도록 이끌어 진다면 좋은 일들을 많이 할 수 있을 것이라고 말했다. 그는 우리가 그녀를 암으로부터 구할 수 있음을 확신했다.

그리고 HAWKINS는 그녀가 백혈구들이 암 세포를 잡아먹는 것을 머릿속으로 그리도록 했다. 그는 또한 나에게 가슴에 직접 에너지를 집어넣도록 지시했다. 그는 나와 함께 일하겠다고 말했다. 나는 그의 존재를 느낄 수 있었다. 그리고 Harold는 우리가 Black Mass의 에너지를 공간으로 놓아주어야 한다고 제안했다. 우리는-나라고 하는 편이 낫겠지만- 방출이 발생하는 걸 느낄 수 있었다. 치료세션의 끝에 종양은 콩알 크기로 느껴졌다. HAWKINS는 나에게 Samantha가 백혈구가 나머지 암세포를 잡아먹는 걸 머리 속으로 그리도록 가르치게 지시했다. 그는 우리가 충분히 빠르게 움직인다면 그녀가 수술을 하지 않아도 될 것이라 생각했다.

Samantha는 또 다시 치료세션에 대한 기억없이 깨어났다. 그녀는 그녀의 종양을 느꼈고 즉시 이것이 많이 작아진 것을 알아차렸다. 나는 백혈구들이(그것들은 Pac-Man처럼 생겼다) 몸안에 있는 잔여 암세포를 잡아먹는 것을 상상하는 기술을 그녀에게 가르쳤다. 그녀는

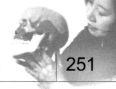

이 형상화를 매일 실행하겠다고 말했다. 그녀가 그녀의 오른쪽 새끼 발가락의 쓰린 통증에 대해 물었을 때 나는 매우 애매하게 대답을 피했다. 나는 이 HAWKINS라는 친구에 대해 깊이 생각했다.

1988년 2월 19일에 Samantha는 계획됐던 유방 절제술 mastectomy 대신에 유방 생검법 a breast biopsy을 받았다. 외과의사가 종양이 현재 얼마나 작아졌는지 발견했기 때문이다. 직경 1센티미터에 달했던 암 조직은 없어졌다. 병리학자는 종양이 완벽하게 잘라내졌다고 믿지 못했다. 외과의사가 덩어리가 완전히 없어졌다고 느꼈기 때문에 거기에는 큰 혼란이 생겼다. 내가 도울 순 없지만 만약 그 외과 의사가 악성종양의 침투/침해 분야보다는 퇴보/퇴행 분야에 대해 공부하는 시기를 갖게되지 않았을지 생각했다. 나는 이러한 종류의 혼란을 리포트에서 거의 보질 못했었다. 정상적인 범위와 제한 안의 모든 다른 실험실 테스트, 엑스레이들, 심전계들, 그리고 신체적 평가들 등이다.

Samantha와 나의 다음 만남은, 그녀의 가슴 수술이 한 주 지난 뒤인 2월 26일에 있었다. 그녀는 외과의사가 암의 크기의 빠른 퇴행에 대해 혼란스러워하는 것에 대해서 매우 즐거워 했다. 왜냐하면 보통 이런 종류의 암은 양쪽의 가슴에 다 나타나기 때문인데 그녀는 다른 쪽 가슴도 확실히 알아보기 위해 생체검사를 받으러 외과의사를 찾았던 것이다. 생체검사는 이틀 뒤인 2월 28일에 잡혀있었다. Samantha는 두 번째 생체검사를 받을 정도로 자연치유능력에 대한 확신이 크지는 않았다. 그녀는 오른쪽 가슴의 생체검사를 위해 부인과 의사의 지시를 따랐지만 그 전의 왼쪽 가슴의 방사선 요법과 화학 요법을 이용한 유방 절제술은 따르지 않기로 했다.

내가 Samantha의 머리에 내 손을 올려놓음과 동시에 그녀는 거의 즉시 비의식의 상태로 변한다. 내 사무 보조원이 지금 나와 함께 하는데 왜냐하면 모든 게 너무나 복잡해 내가 이것들을 다 기억하는 것이 힘들기 때문이다. 내 손들이 그녀의 몸에 놓아진 뒤에는 정확하고 완전하게 차트에 기록하는 것이 불가능했다. 우리는 내부의사에게 우리와 상담해 줄 것을 요청했다. "Dr. Visor"가 등장했다. 그는 항암 백혈구가 자신의 전문 분야라고 했다. 그것들은 골수 속에서 만들어지는 것이었다(치료세션의 거의 마지막 우리의 대화 중에 Samantha가 나중에 얘기하길 자신은 백혈구가 무엇이며 어디서 만들어지는지 전혀 모른다고 했다).

Dr. Visor는 다량의 비타민B 복합체와 비타민 C를 지금부터 복용하기를 권했다. 그는 또한 Samantha가 하루 세 컵의 당근주스와 아연, 칼슘, 크롬과 셀레늄이 포함된 킬레이트 화합물chelated form (중심금속원자가 리간드(배위자)라고 하는 큰 분자에 달라붙이 고리구조를 이루고 있는 착화합물 또는 배위화합물. 의학적으로 킬레이트제, 특히 EDTA-에틸렌디아민테트라아세트산-의 염은 금속중독을 치료하는 데 직접 사용된다. 이것은 킬레이트제가 생체의 상처 입기쉬운 조직에 결합하는 것보다 독성이 있는 금속에 보다 강하게 결합하기 때문이다. 킬레이트제는 산업에서나 실험실에서 중금속을 분리해내는 데 사용되며 분석화학에서 금속 이온 완충제나 지시약으로 쓰인다-역자 주) 을 추가로 복용해야 한다고 했다. 또한 브로멜라인과 파파인 효소도 섭취해야 한다고 했다.

Dr.Visor와의 이 상담 뒤에 상당히 고무되어서 나는 누가 암의 진행에 책임을 맡고 있는지 물어보았다. 이 때 "Bic C"가 전면에 등장했다. 깊고, 음산한 목소리가 Samantha의 매우 여성스런 발성기관에서 흘러나와 그가 암의 진행 책임을 맡고 있다고 말했다.

그는 암이 Samantha가 일찍이 여러 해 동안 앓았던 자궁내막증과 미네랄 결핍에서 오는 남성호르몬 Danocrine으로부터 비롯된다고 말했다. 이것은 Samantha의 관심을 부분적으로 Danocrine에 의해 정복된 그녀의 여성적인 부분으로 이끌기 위한 Bic C의 현재 목적이었다고 했다. 그는 더 나아가 Dr.Visor가 제안한 미네랄의 섭취는 여성성을 회복하기 위해 필요하다고 말했다.

나는 Big C와 협상을 진행했다. 나는 그에게 그가 Samantha의 관심을 얻었고 그녀가 여성성을 회복하려 한다는 노력을 아주 잘 알고

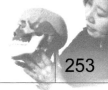

있다고 전했다. Samantha가 이 이야기의 밖에 있고 대화로 끌어들일 수가 없었기 때문에 협상은 아주 어려웠다. 나는 마치 우리가 그녀의 운명을 그녀의 개입없이 결정하려든다고 느꼈다. 나는 피고인의 사형을 막기 위해 노력하는 변호사처럼 느껴졌다. 어쨌든 Bic C는 그의 암 세포들을 어느 정도 포기하는데 동의했다. 그는 백혈구에게 세포들을 넘기고 악성 세포들의 분자 구조를 정상적인 기능과 상태로 돌려놓는데 동의했다. 이번에 나는 에너지를 정수리 챠크라에 불어넣도록 지시받았다. 그리고 나는 Samantha에게 우리와 함께 대화 할 수 있는지 물었다.

그녀가 깊은 트랜스상태에 있음에도 이번에는 반응을 했다. 그녀는 Big C에게 하얀색 코트를 입히도록 지시받았다(그는 검정색 망토를 입고 있었다). Samantha는 성공적으로 Bic C에게 하얀색 코트를 입혔고 나는 에너지를 그녀의 왼쪽 상체와 가슴에 불어넣도록 지시 받았다. 이것이 끝나자 나는 오른쪽 가슴에도 에너지를 불어넣도록 지시 받았다. 암의 진행 책임을 맡고 있는 Big C는 보험방침에 따라 오른쪽 가슴에 두개의 암세포를 남겨둔다고 말했다.

다음으로 동양적인 악센트의 목소리가 들려왔다. 그 목소리는 자신을 LU CHOW PIN이라고 소개한 가이드 존재에 속하는 것이었다. 그는 자신이 에너지를 돕고 있다고 했다. LU CHOW PIN은 HAWKINS와 함께 이 일에 지명된 또 다른 가이드 중 하나였다. 내가 LU CHOW PIN에 대해 잘 알게 되자 호르몬을 활성화하도록 내 손들을 이끌고서 목부위, 왼쪽 팔과 하복부등을 이완시키고 있었다. "영리한 사람, 잘하고 있네." LU CHOW PIN이 말했고 그는 세션을 떠났다. Bic C는 Samantha가 여자가 되는 것을 그녀의 최우선으로 여긴다는 확신을 느꼈다. 그는 당분간 하얀색 코트를 입는데 동의했다(나는 이것을 암세포가 당분간 악의적인 활동을 보류한다는 것을 의미하는 것으로 받아들였다).

이틀 뒤인 1988년 2월 28일에, Samantha는 오른쪽 가슴의 생체 검사를 위해 병원을 찾았다. 어떠한 악성종양도 발견되지 않았다. 왼쪽 가슴의 생체검사 리포트는 이미 완료되었다. 이것은 공식적으로 콜로이드 암종colloid carcinoma으로 지름이 1센티미터도 안되는 것이었다(이것은 공식적으로 제공되었고 사실이 아니라면 첫 번째 생체검사의 결과가 애매모호한 것이다). 이것은 Samantha가 그녀의 문제의 해결에 중요한 발전을 가져왔음을 나타냈다.

Samantha는 그후로 그녀의 첫 번째 방문의 딱 한 달 뒤인 3월 2일에 다시 나를 찾아왔다. 그 짧은 한 달 동안에 우리에게는 엄청나게 많은 일들이 일어났다.

우리가 영리하게도 지료과성의 처음부터 끝까지 녹음을 해놨을 것이라고 생각했다. 우리가 처음에 들었을 땐 괜찮았지만, 일주일 뒤에 다시 이것을 들으려 했을 때는 잡음밖에 들리지 않았다(나는 오디오테잎이 스스로 파괴되었다고 언급하는데 왜냐하면 이것은 이 세션에서 나의 노트 스케치를 설명하고 있기 때문이다. 나는 오디오테잎으로 자세한 사항을 잡을 수 있도록 의지했었다. 다행스럽게도 나에게는 일어났던 일을 일깨워 줄 두 명의 지도자가 있었다).

이 세션은 영혼의 지도자인 LU CHOW PIN의 큰 지도아래 시행되었다. 헤아릴 수 없는 표정이 그녀의 얼굴위로 떠오르며 Samantha는 동양적인 악센트로 다시금 말하기 시작했다. 이것은 정말 놀랄만한 일이었다. LU CHOW PIN은 Samantha가 Taheebo 차를 마시고 Taheebo 껍질로 만든 습포제를 그녀의 난소 위와 가슴에 매일 30분 동안 붙어야 한다고 추천했다. 또한 그는 Samantha에게 인삼jinseng을 먹을 것을 제안했다. 그는 일찍이 성적 학대에 의해 방해받은 그녀의 여성성을 회복하고 Danoc-rine에 의한 자궁내막증을 치료하고, 남성 비즈니스 세계에서 존재하던 그녀의 양기를 북돋을 것을 말했다. LU CHOW PIN 은 또한 위대한 지도자인 LURIE가 지켜보고 있다고 우리에게 언급했다. 게다가 Big C의 태도와 에너지가 한결 부드러워졌다; 그는 여전히 조금 회의적이고 방어적이긴 했지만 그렇게 나쁘진 않았다. 이것은 정말 훌륭한 세션이었다. 난 그저 내가 너무 오디오테잎에 의지하지 않고 내 노트들이 좀더 광범위했으면 하고 바랬을 뿐이다.

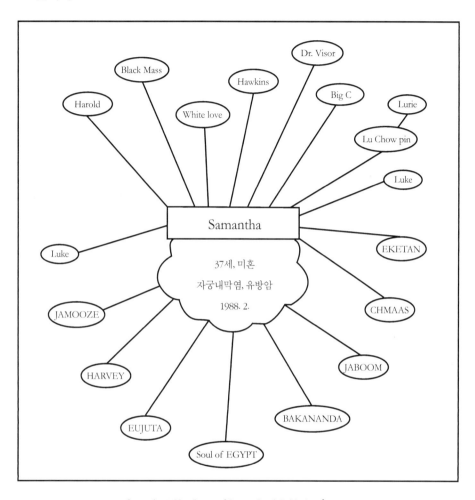

Samantha & Her Group of International Guides(17명)

 이것이 끝났을 때 Samantha는 기분이 좋아보였다. 하지만 그녀가
무슨 일이 일어났는지 하나도 기억하지 못하기 때문에 우리는 그녀
에게 모든 것을 지도해주어야 했다. 그녀는 Taheebo 차와 습포제, 인
삼에 대한 지시를 받아들였다. 이때까지 그녀는 이상한 지시와 설명
을 잘 따라왔었다.
 다시 이틀후에 Samantha는 다음 세션을 위해 3월 4일에 방문했
다. 나는 그저 그녀의 머리를 한번 만졌을 뿐인데 그녀는 즉시 반듯

이 드러누운 자세를 취하고 트랜스상태로 되어 LU CHOW PIN으로 변해있었다. LU CHOW PIN이 얘기하길 암은 모두 사라졌다고 했다. Luke라는 이름의 새로운 캐릭터가 백혈구의 활동을 지속시키며 좋은 숫자로 유지시킨다고 했다. Bic C는 행복했다. 우리는 실제활동을 되풀이하고 LU CHOW PIN에 대해 좀 더 알아갔다. 이것은 매우 재미있었다.

Samantha의 다음 방문은 4주 뒤 정도인 3월 31일에 있었다. 나에게 시간 착오를 지적하며 그녀는 자신을 믿고 전문적 기술과 그녀의 수호자들인 영적 가이드들의 힘을 빌는나고 했다. 나는 LU CHOW PIN과 HAWKINS와 함께 대화를 나눴다. 그들 모두 상황이 좋아지고 있음에 동의했다. Samantha는 이제 이것들이 함께 하도록 우아한 시간을 보내며, 진정한 여성으로 거듭 날 수 있을 것이었다. 그녀는 또한 다른 이들을 발전시키는 것을 돕는 그녀에게 주어진 과제를 시작해야 했다. 그녀가 1차 금융 비즈니스 세계에서 더 이상 일하지 않을 것임을 알았다. 나는 그녀에게 이것을 얘기해 줄 수 있었지만 나는 점잖게 참아야 했고 그녀를 두렵게 해서는 안되었다. LU CHOW PIN은 덧붙여 그녀의 음(왼쪽) 부분의 몸이 여전히 혼란스럽고 내가 이것들이 자리를 잡을 수 있도록 에너지를 불어 넣어줘야 한다고 했다. 또한 만약 그녀가 그녀의 여성적인 부분의 발전에 힘을 쏟지 않는다면 그녀의 왼쪽 부분은 고통을 갖게 될 것이라고 했다. 그녀가 그녀의 새로운 삶에 반감을 가지지 않는 이상 더 이상 암은 없을 것이었다.

나는 1988년 9월 15일 까지 Samantha를 보지 못하였다. 그녀는 부모님이 살고 계신 뉴욕으로 갔었다. 그녀가 거기에 있는 동안에 가족과 친구들에게 완전한 의학적 정밀검사를 받기를 설득 당했다. 그들은 유방절제술 방사선 치료와 키모테라피를 거부한 것은 자살행위와 같다고 생각했다. 검사결과들이 어떠한 암의 증세도 나타내지 않았음에도 불구하고 말이다. 그녀가 많은 비난과 협박을 받은 것은 명백한 사실이었다. 그녀는 내가 처음 그녀를 봤을 때 보다 더 많은 자기회의를 갖게 되었다. 그녀는 또한 왼쪽 팔과 어깨 그리고 목의 통증을

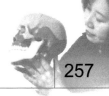

호소했다. 그녀는 이것이 암이 재발한 것이라며 두려워 했다.

치료과정동안 그녀는 보통의 자신의 트랜스상태로 빠져들었다. 첫 번째로 자신을 소개한 것은 EKETAN이었다. 그는 그가 개인적으로 Samantha의 상황을 맡고 있으며 지금은 그녀가 그녀의 믿음의 깊이를 파괴하는 때라고 했다. 그는 나에게 최대한 많은 시간을 그녀에게 충고를 하면서 지내야한다고 했다. 왜냐하면 그녀는 지금 그녀의 비판적인 기로에 서있기 때문이었다. 그가 말하길 그녀의 암을 계속해서 걱정하는 가족과 친구들에게 설득 당하면서도 그녀는 적당한 정도의 믿음을 파괴하지 않았다고 했다. EKETAN은 나에게 만약 그녀에게 나타난 기로에서 크게 벗어나지만 않는다면 괜찮을 것이라고 말해주었다. 그리고 그녀가 일을 다 끝마칠 때까지 오래 살 것이며 그녀의 성장을 성취하고 그녀의 과제들을 이행했을 때 평화롭게 죽을 것임을 알게 해 주었다.

그러자 정말 놀랄만한 일이 일어났다. LU CHOW PIN이

나와 얘기하고 싶다고 물었다. EKETAN이 이 요청에 응했다. 그는 이번엔 침술이 필요하다고 제안했다. 나는 LU CHOW PIN에게 어떻게 침을 놓아야 하는지 말해달라고 했다. 그는 그것들을 중국어로 이름을 대기 시작했다(나는 중국식 이름들에 의해 침 끝을 유능하게 놓을 수 없었지만, 이름이 중국어라는 것은 알아차릴 수 있었다). 나는 LU CHOW PIN에게 서구식 시스템인 경락의 이름들과 포인트 번호들을 연관시켜 말해달라고 부탁했다. 그는 시스템에 대해 알지 못했다. 나는 잠시 생각한 뒤에 그가 Samantha의 손가락을 이용해 정확히 어느 곳에 침을 놓기 원하는지 지시하도록 부탁했다.

이 모든 대화가 Samantha 그녀의 동양적인 얼굴과 말 실수 없는 동양적 악센트로 이루어졌다는 것을 언급하고 싶다. 망설임 없이 Samantha의 오른쪽 집게손가락이 대장 4번, 삼초 8번, 담낭 4번, 그리고 간 8번을 가리켰다. LU CHOW PIN이 "이 포인트들의 양쪽에 침을 놓아야 하네."라고 말했다.

나는 내게 도움이 되려 했고, 우리가 침술 포인트들을 규명하여

사용하는 이름과 숫자들을 설명하려 했다고 생각했다. LU CHOW PIN은 이러한 정보가 자신에겐 별로 흥미가 없다고 말했다. 나중에 Samantha는 그녀가 침술의 포인트 이름들과 위치에 대해 전에 전혀 아는 바 없다고 얘기했다.

완벽한 영국식 억양의 HAWKINS의 목소리가 Samantha의 목에서 흘러나왔다. 그는 내가 너무 심각하다고 얘기했다. 그는 나와 함께 술이나 한잔하러 나갔으면 좋겠다고 말했다. 나는 그에게 일이 끝나고 저녁에 같이 집에 갈수 있는지 물었고 그는 그렇다고 대답했다. 나는 "만약 내가 샴페인을 마시는데 당신이 나와 함께 있고 또한 이것을 함께 즐길 수 있겠는가?"라고 물었다. 그가 "Jolly 또한 그걸 좋아할 걸세."라고 말했다. 나는 일을 마치고 집에 갔고 샴페인 병의 뚜껑을 열었다. 그 날 저녁에 나는 혼자였고 그래서 나는 샴페인을 마시며 HAWKINS와 이야기를 나눴다. 그날 밤 그는 나에게 너무 걱정하지 말라고 얘기했다. 그는 언제나 나와 함께 할 것이며 내가 조정을 필요로 하면 언제나 나의 진로를 수정해 줄 것이라고 했다. 나는 그저 열려있는 상태로 있으면 됐다. 그래서 나는 혼자서 샴페인을 마셨고 스스로에게 얘기했었다.

그러나 Samantha와의 세션에 대한 얘기로 돌아가 보자. EKETAN은 치료세션이 끝나기 전에 돌아왔다. 그는 우리가 전에 이집트에서 같이 일한 적이 있기 때문에 내가 하는 일에 대해 특별한 관심을 갖는다고 말했다. 우리는 마비를 일으키는 뇌에 관련된 질병을 연구하던 의사들이었다. "질병이라고요?" 내가 물었다. 그는 나에게 작은 용서를 구했다. 그는 현대 언어의 모든 뉘앙스를 이해하지 못했다. 그는 "뇌손상brain injury"을 의미했었다. 그는 내가 꼭 열려있는 상태로 있어야 한다고 말했다.

나는 1989년 3월 8일까지 Samantha와 그녀의 가이드들을 만나지 못했다. 그녀는 팔, 어깨, 그리고 목의 문제가 좀 더 지속적이라고 했다. 그녀는 빠르게 비즈니스 업무로 어느 정도 되돌아갔었고-이전만큼은 아니지만 그녀는 서비스/교육 경력을 더 발전시키려는 행동은

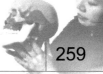

하지 않았다. 나는 통증이 주목을 끄는 역할을 한다고 생각했다. 어떠한 구조적 문제도 나의 관심을 끌지 않았다. 에너지는 왼쪽 가슴의 젖꼭지를 주변으로 중점되고 비조직화 된 것처럼 보였다. 오른쪽 가슴은 조용하고 조직화된 것처럼 보였다.

이번 세션에 전면에 나선 가이드는 CHAMAAS였다(나는 언제나 그들에게 가능하면 이름의 스펠링을 말해달라고 한다). CHAMAAS가 그가 그녀의 고차원 수준의 정신적치료를 위해 힘쓰는 동안 저진동 수준의 물리적 치료가 나에게서 필요로 한다고 말했다. 그는 한 주 동안 그녀를 봐야 한다고 요청했다. 나는 CHAMAAS가 제안하는 것은 물론 무엇이든 수긍했다. 나는 내가 무얼 하고 있는 것인지 몰랐지만, 그는 내가 깊은 차원의 레벨을 잘 알고 있다고 했다. 왜냐하면 내가 그가 어떻게 하기를 원하는지 정확하게 하고 있었기 때문이다. 나는 내가 그 과정에서 무엇을 하고 있는지 지적으로 이해하지 못하고 있었다. 나는 그저 "저진동the lower-vibration"을 내 마음에 새기고 그들이 원하는 데로 내 손이 움직이도록 했다.

3월 19일에 Samantha는 돌아왔다. 이 때의 가이드는 JABOOM이었다. 그는 내가 그의 메시지를 전달받았는지 물었다. 나는 몰랐다고 답했다. 나는 내가 지난 주 동안 닫혀있었다고 덧붙이고 용서를 구했다. 그는 현세의 몸으로 일할 때는 완벽함을 기대하지 말라고 얘기했다. 내가 잘하고 있다는 것이다.

Samantha는 3월 9일과 3월 14일에 있은 두 번의 세션 모두를 기억하지 못했다. 그녀의 여성성에 완전한 자유를 여전히 주지 못하고 있기 때문에 통증이 그녀로 하여금 그것을 상기시키도록 한다는 나의 얘기를 받아들였다. 그녀는 여자가 되어야 했다. 그녀는 그녀가 경영전문인으로써 성취해온 성공과 갈채를 놓아버리는데 크게 어려움을 겪고 있었다(그 당시에 그녀는 38세의 중견 건축개발회사의 부회장이었다).

다음에 내가 그녀를 본것은 3월 23일이었다. 그녀는 보험이 더 이상 그녀에게 치료비를 대주지 않아서 이제 나를 보러 오지 못할 것 같다고 했다. 그녀는 치료테이블위에 눕지 않았지만, 이것도 좋은 세션 이었다. 그녀는 이 모든 것에 크게 노여움을 드러냈다. 우리는 그녀의 "망쳐진 유아 신드롬"과 영적인 가이드들에 의해 무엇을 할지 지시 받아야하는 심각한 인생의 전환 위험과 희생에 대해 이야기를 나눴 다. 그녀는 어깨 쪽 통증이 사라졌으면 좋겠다고 했고 암이 다시 재발 하지 않는다는 확실한 증거를 원했다. 우리는 믿음에 대해 이야기했 다. 나는 그녀에게 그녀가 만약 유방 X-선 사진, 초음파, 투조와 혈액 검사 등을 원한다면 내가 하게 해 주겠노라고 얘기했다. 그녀는 테스 트들을 받을 것인지 받지 않을 것인지에 대해 한 주 정도 생삭해봐야 했다. 이것은 그녀의 결정에 달려 있었다. 나는 그녀가 테스트를 받든 받지 않든 그녀의 믿음의 정도를 반영해야 한다는 것을 확실히 했다.

다음에 내가 Samantha를 본 것은 4월 14일이었다. 그녀는 테스트 들을 받았고 그것들은 모두 암의 존재 여부에 모두 음성으로 나타났 다. 우리는 믿음과 그녀가 치료방향이 흔들리지 않도록 저항하는 것 에 대해 계속해서 얘기했다. 그녀는 침착해졌다. 계속해서 암을 찾 으려 하는 그녀의 가족의 압력은 더욱 커져 갔다. 그의 가족들은 그 녀가 의사들의 조언을 따르지 않더라도 암에서 완쾌할 수 있다는 것 을 전혀 믿지 못했다. 또한 그녀가 의사들의 지시를 따르지 않은 때 부터 그들에게 자신의 건강에 대한 책임을 질 수 없다는 경고서한을 받았다. 우리는 이 대화에서 벗어났고 조금 도약해서 조금 균형을 맞 추고 포인트를 찾았다. Samantha는 트랜스 상태로 다시 한번 바뀌었 다. 깊은 목소리가 그녀에게서 흘러나왔다. "사랑하는 아들아. 나는 BAKANANDA이다. 나는 이 시간에 책임을 지고 있지. 내가 너를 안 내하겠다." 그리고는 그가 나의 에너지를 이용해 왼쪽 가슴, 흉부, 어 깨, 그리고 목의 내분비선과 도관을 열도록 했다. 나는 그에 응하려 노력했다. BAKANANDA가 잘하고 있다고 얘기했다. 나는 조직의 반 응을 느낄 수 있었다.

그리고 나는 용기를 불러 모아 우리가 이미지를 이용해 섬유낭포 성 유전증the fibrocystic breast disaese을 해결할 수 있는지에 대해 물

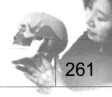

었다. 그가 "할 수 있네. 하지만 내 수준엔 별 걱정거리가 아니라네. Samantha의 섬유 조직은 부적절하게 작용하고 있는 것이네." 라고 말했다. 나는 이것을 긍정의 의미로 받아들였다. Samantha가 현실의 시간과 장소로 돌아온 뒤에 우리는 그녀의 유선조직이 정상이었다면 어떻게 생겼을지 상상하는 것을 연습했다. 그녀는 대략 15분 정도씩 날마다 이것에 시간을 보내기로 동의했다. 나는 그녀의 유선 조직의 질감이 명백하게 개선되는 것이 그녀가 필요로 하는 것이며 그것을 줄 수 있기를 희망했다.

Samantha는 4월 27일에 나를 보기위해 다시 왔다. 그녀는 그녀가 진료 테이블 위에 눕자마자 바로 트랜스 상태로 변하였다. 다시한번 영혼의 가이드인 BAKANANDA가 나타났다. 그는 나에게 Samantha가 지난 몇 달 동안에 어떤 어려움을 겪었는지 이제 그녀에게 말해야 한다고 했다. 그는 Samantha가 고대 이집트에서 노예 신분이었지만 반역자 그룹에 의해 노예의 신분에서 해방되었다고 말해주었다. 그러나 그녀는 힘을 축적해서 자신을 해방시킨 사람을 다시 노예로 만들었다고 했다. 그녀는 여전히 그녀가 저지른 일에 대한 양심적인 죄책감을 지니고 있었다. 그래서 그녀의 여성성을 찾기 위해서는-이 삶 동안에 여성으로서 예속되어진 것에 대한 거부인-그녀는 또한 그녀의 해방자들에게 드리워진 비인간적인 죄책감을 해소시켜야 한다고 했다. 이것은 그녀가 나머지 다른 그녀의 문제들을 완전히 몰아내기 전에 시행되어야 한다고 했다.

BAKANANDA는 그녀의 비장에 에너지를 불어넣고 그녀의 챠크라 근원(에너지 중심)을 열도록 지시했다. 나는 이것을 별 어려움이 해내었다(영혼의 가이드들에게서 지시되어진 일들은 언제나 쉽게 해결되곤 했다). 나는 BAKANANDA에게 내가 지시되어진 일을 하는 것이 얼마나 쉬운지 알게 해주었다. 그는 내가 지시되어진 일에 전혀 질문이 없기 때문에 나와 일하는 것이 큰 기쁨이라고 얘기 했다. 그리고 나는 그에게 내가 어떻게 지시되어진 것들이 확실하다고 느낄 수 있는지 물어 보았다. 그가 말하길 어떠한 일이 진실일 때 내 명치가 이것을 느낄 수 있다고 했다. 만약 내 자신과 하위의 영혼에 의해 내가 잘못 인도될 경우엔 나는 내 명치에 아무런 느낌도 없을 것이라고 했다. 그래서 지금 나는 마음속에서 무슨 생각이 떠오르면 나의 명치를 경계하려 노력한다.

그리고 나는 BAKANANDA에게 내가 그에게서 나의 삶에 대해 좀 더 이해를 구할 수 있는지에 대해 물었다. 그가 어떠한 방법으로든 나를 도울 것이라고 말했다. 나는 높은 목적으로 의도된 접촉의 가르침을 내가 화나 폭력을 발산하는 방법으로 느낀다고 설명했다. 그는 그것에 대해 자신이 아는 것과 우리가 무엇을 하고 있는지에 대해 얘기해주었다. 그는 이것이 마무리되어져야 하는 한 부분이라 설명했다. 나는 우리의 치료작업에 대한 소득을 어떻게 계속해서 얻을 수 있을지 물었다. BAKANANDA가 말하길 고차원 세계의 진동 레벨에선 보상이란 별 걱정이 아니라고 했다. 나는 우리가 이 현실세계 수준에 존재하고 있는 한 보상(-치료비용)은 우리에게 걱정거리임을 그에게 얘기했다. 이상하게도 그는 우리가 다루어야할 M-O-N-E-T-A-R-Y (그는 단어에 스펠링을 댔다) SYSTEM을 갖고 있는 것을 그가 잊었다고 반응했다. 이것은 영적으로 중요하지 않은 것이며 저진동 수준인 현실세계의 삶을 더 어렵고 복잡하게 만들어내는 우스운 것 중 하나라고 하였다. 그는 그들이 가능한 한 도울 것이지만 육신의 세계에서 시스템이 만들어진 것이라 우선적으로 육신의 레벨에서 현실적으로 금전적인 해결이 가능해야 한다고 말했다. 그 대답은 내 질문에 꽤 명쾌하게 답했다. 우리는 좁은 도랑 속에서 계속해서 일을 하는 것과 같다. 이것은 또한 수 많은 좋은 영적 집중프로젝트들이 실패하고 파산하는 이유를 설명해주고 있다. 두개천골요법 치료중에도 현실적인 금전문제로 60~70%의 효과만 나타내고 중단되는 경우가 발생하기 때문이다. 환자들이 적당히 통증이 사라지면 완전히 나은 것처럼 생각하는 경우가 많다. 주어진 자신의 삶에 대한 깊은 통찰이 필요하다.

나는 BAKANANDA가 전해준 정보에 대해 감사했다. 나는 그가 나에게 더 말하고 싶은 것이나 치료세션을 끝내기 전에 해야 할 것이

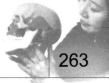

있는지에 대해 물었다. 그는 그녀가 이집트에서 그녀의 해방자들을 다시 노예로 예속시킨 것에 대한 죄를 지고 있다는 것을 Samantha가 이해할 수 있도록 도와달라고 내게 부드럽게 상기시켰다.

나는 Samantha가 깨어난 뒤에 그녀에게 이집트인으로서의 경험에 대하여 부드럽게 얘기하도록 시도했다. 그는 우리의 세션의 어떤 부분도 기억하지 못했다. 그녀는 만약 이것을 믿고, 받아들이고, 행동하도록 한다면 내 말을 받아들일 것이다. 이것은 진정한 신뢰를 필요로 했다. 그녀의 왼쪽 어깨는 여전히 아픈 듯 했다. 그 통증이 나에게 그녀의 신뢰 수준이 내가 원하는 만큼이 아니라는 것을 보여주었다. 우리는 그녀의 신뢰의 약간의 결함에 대해 이야기 했고 Samantha는 노력하겠다고 동의했다. 그리고 우리는 우리가 이것이 이익이 된다고 느낄 때까지는 한달에 한번 씩 같이 치료를 하기로 동의했다.

다음으로 나는 Samantha를 5월 31일에 보았다. 그녀는 여전히 어깨 통증에 시달리고 있었고 약간 이것에 화가 난 듯 했다. 그녀는 이 통증의 경감을 위해 테스트를 시행하길 원했다. 나는 그녀에게 우리가 테스트를 할 수는 있지만 나는 우리가 이미 통증을 경감시켰고 단지 그녀가 이것을 보기 원하지 않는 것뿐이라고 얘기했다. 나는 그렇게 얘기하긴 했지만 관절염 혈장 테스트와 화학 검사 (multifaceted screening blood test)를 시행했다.

피를 뽑은 뒤에 Samantha는 자리를 잡았다. 그녀는 그녀가 원하는 것을 얻었다. 이제 그녀는 다시 CST치료로 돌아올 준비가 되었다. 그녀는 테이블 위에 눕고 나는 그녀의 두개천골 리듬의 균형을 맞추기 시작했다. 그녀는 매우 편안한 휴식 상태로 빠져들었다. 갑자기 그녀의 두개천골 리듬이 멈추었다. 중대한 탐지자가 무슨 일인가 일어났다는 것을 말해주고 있었다. 나는 거기에 있는 것이 누구인지 물었다. 아름답고, 사랑스러운, 여성스런 목소리가 대답했다. "나야 나, 아들아, SOUL OF EGYPT란다." 나는 내가 지금까지 경험한 것 중 가장 아름답고, 조용하고, 안전하고 완벽한 분위기에 둘러 쌓였다. 나는 SOUL OF EGYPT에게 나에게 무엇을 한 것인지 물었다. 이 완벽한 목소리가 "만지고 들으렴."이라고 말했다.

꿈에 그리던 소년이나 소녀를 처음 보고 미치도록 사랑에 빠진 것을 기억해 보라. 나는 그것을 느꼈다. 나는 머리부터 발끝까지 전율을 느꼈다. 나는 절대적으로 SOUL OF EGYPT와 사랑에 빠졌다. 나는 그녀에게 내가 그녀를 알 수 있도록 이름을 물었다. 그녀는 SOUL OF EGYPT가 나에게 얘기해 주고픈 전부라고 말했다.

그리고 그녀는 계속해서 Samantha가 이집트 파라오 왕조시기에 파라오의 노예로 있었을 때 그녀의 영혼이었다고 말했다. 그녀는 그녀 자신을 짙은 눈과 긴 검은 머리와 아름다운 올리브색으로 탄 살결을 가진 아름다운 여자로 묘사했다. 정치적 정략수단으로 그녀의 아버지는 그녀를 겨우 15살이었을때 파라오에게 바쳤다고 했다. 곧 파라오는 그녀를 성적으로 학대하기 시작했다. SOUL OF EGYP가 설명하길 그 성적 학대는 결국 파라오의 노예를 죽음으로 이끌었다고 했다. 나는 이제 이 에너지 낭포와 수반하는 감정을 놓아주어야 했다. 방출은 잘 진행되었다. 나는 치골부분에 한 손을 가볍게 올려놓았고 (Samantha는 편안한 옷을 입고 있었다) 다른 한 손은 장골의 왼편 중앙 뒤쪽에 올려놓았다. 방출은 매우 쉽고 매우 힘차게 음부밖으로 에너지 벡터를 보내며 분출되었다. 나는 파라오의 분노와 욕구불만이 그녀의 몸을 떠남을 느끼는 것을 상상했다. 아마도 나는 이것을 느꼈을지도 모르지만 이것에 대해 더 이상 확신할 수가 없다.

그리고 SOUL OF EGYPT는 많은 도움을 준 것에 대해 나에게 감사했다. 그녀는 나에게 작별을 고했고, 나는 경이로운 진동들이 부드럽고 조용하게 방을 떠나는 것을 느낄 수 있었다. 거기에 나는 내 손을 사만다의 골반에 올려놓은 채로 완전히 쇼크상태로 앉아있었다. 나는 Samantha의 머리로 다시 손을 옮겨가고 위트를 모아 그녀를 다시 현실로 깨어나게했다. 보통 때처럼 그녀는 아무것도 기억하지 못했다. 내가 SOUL OF EGYPT에 대해 설명하자 Samantha의 눈이 내가 그 전에 본 어떤 때보다 더 빛났다. 그녀는 부드러워지고 갑자기 믿음이 생긴 듯 했다. 나는 그녀에게 그녀와 파라오와의 관계와 그녀의 죽음에 대해 얘기했다. 나는 어떻게 파라오의 힘들이 그녀의 몸으로부터 방출되었는지 설명했다. 그러자 그녀는 이것이 이번 삶에서 그녀의 여성성이 부정된 또 하나의 이유로 느껴진다고 나에게 말했다. 이번은 좋게 종결된 세션이었다. 내가 SOUL OF EGYPT에 대해 생각하면 나는 여전히 완전한 경외와 홀딱 반한 십대처럼 느껴진다.

나는 그녀의 지난번 검사결과가 정상임을 알려주기 위해 몇일 뒤에 Samantha를 불렀다. 처음으로 그녀는 그것들에 대해서 관심이 없는 듯 보였다. 그녀는 그 결과들이 정상임을 알았고 나를 한주일에 3번에서 4번 정도 보길 원한다고 말했다.

나와 Samantha의 마지막 만남은 1989년 6월 28일에 발생한 우리가 함께 겪은 경험들을 이 보고서에 기록하기 전에 있었다. 그녀는 그날 매우 좋은 정신상태에 있었다. 그녀는 더 이상 그녀의 몸에 있는 암에 대해 걱정하지 않는 듯 보였다. 우리는 내가 그녀의 두개천골리듬과 함께 치료를 시작하기 전에 짧은 대화를 나눴다. 급하게 깊은 트랜스상태로 빠지는 것보다 더 나은 듯 했다. 오늘은 누가 나와 얘기하고 싶은 지 조용히 물어보았다. 질문이 있고 몇 분 뒤에 Samantha는 그녀의 다른 의식상태로 빠져들었다. 부드러운 여자의 목소리가 Samantha로부터 흘러나왔다. 그 목소리는 우리에게 그녀의 이름은 EUJUTA이고 SOUL OF EGYPT가 안부를 전한다고 소개했다. 그리고 EUJUTA는 나에게 그녀의 심장 챠크라(에너지중심)가 열리고 풍부해지는 것이 유지될 때까지 그녀와 계속 치료를 해야 한다고 말했다. 나는 그것을 얼마나 자주하여야 하는지 물었고 그녀는 한달에 한번 정도면 적당하다고 했다.

다음에 EUJUTA는 육체적 섹스physical sex와 정신적인 사랑 spiritual love에 대해 우리에게 정보를 주길 원했다. 그녀는 사랑이 있는 육체적 섹스는 적절하게 영적 연결을 관계하는 두 사람 사이를 증진시킨다고 말했다. 이러한 영적 결합spiritual union은 무조건적인 사랑unconditional love을 증진시키고 이런 식의 영적 발전spiritual evolution을 진전시킨다. 높은 영적 상태가 아닌 육체적 섹스는 단순한 정욕for lust을 의미한다. 정욕은 영적 진보spiritual advancement를 향하는 길을 방해한다.

이미 몇몇의 연결하기로 준비된 영혼들의 결합하는 방법의 경우를 제외한, 약간의 영적인 중요성의 새생명 창조 a human creation는 육체적 수준 위에 있는 일부일처제monogamy이다. 우리는 육체적 섹스가 영적 연결을 위해 필요한 것이 아니라는 것을 알아야 한다. 이것은 그렇지만 욕망의 이유가 아닌 좋은 의도에 의해 이뤄진 육체적인 섹스는 영적인 연결을 쉽게 한다. 이 조언들과 함께 EUJUTA는 치료 세션을 떠났다. 심장 챠크라(에너지 중심)는 열려있었다. Samantha가 30대 후반의 싱글 여성이었으며 영적 사랑과 육체적 섹스의 관계에 대한 EUJUTA의 조언이 Samantha의 마음속에 무엇인가 있는 어떤 혼란을 분명히 하는 것을 의미하는게 아닌가하는 생각이 들었다.

채널링 추신
Channeling Postscript

좀 더 뛰어난 경험들이 내가 환자들과 함께 치료작업을 하는 동안에 있었다. 이것들은 물론 이러한 경험들을 정신의 무의식 부분이 만들어내는 그들 자신의 존재하는 앎이라던가 또는 아마도 "다중인격장애"의 징후 혹은 환자들이나 나를 정신병자 psychotic나 무당 psychic으로 만드는 이야기로 흘러버릴 수도 있을 것이다. 사람들은 자신의 잣대로 세상을 잰다. 세상은 아는 만큼 크게 느끼는 것이다. 그러나 당신이 아마 거기에 있었다면 그 모든 것을 비영혼적인 경험들로 떨쳐내 버리기가 쉽지가 않았을 것이다. 내 경험들에 대해 서술한 이 전의 장에서 나는 내가 몇 년 전에는 상당히 회의적이었다는 것을 분명히 했었다. 현재 나는 분명히 열려있고 영혼의 가이드들이 우리처럼 받아들이려 하는 이들에게 제공해주는 많은 좋은 지혜들에 대한 생각에 더욱 기대는 편이다. 나는 내가 여러 해 동안, 심지어 내

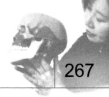

가 회의적이라고 생각하는 동안에도 많은 지혜로운 충고들을 받아들였다.

내가 서술했던 일들은 다 실제로 있었다. 대부분 거기에는 안내자가 방안에 우리와 함께 있었고 그 일들이 일어났다는 것을 입증한다. 거기에는 몇몇의 다른 경험들이 있다. 여기에 내가 서술하는 것은 전형적인 것들이다. 지금까지 Samantha와 1년 6개월 동안의 세선을 하였으며 영적 가이드들의 도움 없이는 온전한 치료는 불가능했을 것으로 생각한다.

몇 개월이 지난 뒤에 나는 Samantha를 한번 더 만났었다. 나는 Harvey라는 안내자와 함께 했었다. 우리의 회고 중 아래의 의역된 대화 내용은 최고이다. 우리중 누구도 이 경험에 대해 잊을 수가 없었다.

Samantha는 매우 긍정적인 태도로 그 세선에 참여했었다. 그녀는 여전히 전문 경영인으로 일하고 있으며 주말에 열리는 "에너지 치료 energy healing"에 대한 세미나에 후원자로 참여하게 됐다고 얘기했다. 그녀는 이번 참여에 상당히 의기양양 해 했다.

그녀는 이번 방문에 그녀의 몸에 대해서 단 하나의 걱정이 있다고 했다. 그것은 그녀의 왼쪽 겨드랑이에서 만져지는 작은 혹이었다. 그녀는 나에게 이것을 가리켰다. 그것은 분명히 거기에 있었다. 그것은 콩알만한 크기였다. 나는 그녀보다 더 내가 즉시 전형적인 의사로써의 모습으로 그 혹이 그녀의 악성종양의 위치인 왼쪽 가슴에서 퍼지는 전이종양일지도 모른다고 생각하는 것에 대해서 더 걱정이 되었다.

나는 도약이 멈춰진 그녀의 두개골을 잡고서 두개천골리듬을 조율하였다. Harvey는 그녀의 머리맡에 조용한 목격자로 앉아있었다. 그녀는 쉽게 이완되었다. 몇 분 만에 그녀는 깊은 트랜스 상태와 같은 휴식 상태로 들어갔다. 나는 매우 부드럽고 조용하게 누군가 그날의 세션동안에 우리를 도와주고 조언해 줄 이가 있는지 물었다. 그녀의 얼굴이 틀어지고 입과 입술이 오므라들었다. 깊은 목소리로 "두명이 있네."라고 말했다. 나는 잘 못 이해하고 내가 Too 나 Tuo라는 이름을 가진 존재와 만나고 있다고 생각했다. 나는 이름의 철자에 대해 물었다. Samantha로부터 나오는 목소리가 조금 성급하게 말하길 "오늘은 두명이라네."라고 했다. 거기에는 'two,"too' 그리고 'Tuo'사이에 작은 혼란이 있었고 나는 그것을 사과했다. 그리고 Samantha로부터 나오는 목소리는 자신을 JAMOOZE 라 소개했다.

나는 내가 Samantha와 지난 1년 6개월이상의 치료 작업 동안에 만났던 가이드들의 이름들의 아름다움과 독특함에 대해 언급했다. JAMOOZE가 우리가 치료하기 위해서는 이름들이 필요할 것 같이 보여서 우리의 편리를 위해 그 이름들이 만들어진 것이라 설명했다. 그의 고차원 수준에서는 그들은 이름의 사용이 필요치 않았다. 이것은 우리가 영적 존재들에게 이름에 대해 물었을 때 가끔씩 조금 천천히 반응이 오는 이유였다. JAMOOZE는 높은 수준의 존재들은 다른 이들의 진동으로 알아차린다고 했다. 그는 HAWKINS가 내게 애정어린 안부를 전한다고 했다. HAWKINS는 두번째 치료 세션에 나타났던 영적 가이드였다.

JAMOOZE는 Samantha와 관련된 일들이 순조롭게 진행된다고 나에게 알렸다. 그가 외과술 생체검사the surgical biopsy에 의한 가슴의 "단단함hardness"이 끊어지고 미해결 됐다고 했다. 나는 Samantha가 나에게 가리켰던 혹에 대해 물었다. 그는 "팔구멍pit arm 에 있는 것 말인가?"라고 말했다. 나는 팔구멍에 대해서 이해하지 못했다. 그는 조금 성급하게 팔구멍을 되풀이 했고 나는 마침내 그가 무엇을 의미하는지 알게되었다. 나는 "아, 겨드랑armpit이 말씀이시군요?"라고 말했다. 그는 "팔 구멍, 겨드랑이, 뭐가 달라?"라고 중얼거렸다. JAMOOZE는 그녀의 몸의 척추 채널을 관통하는 근원 챠크라와 정수리 챠크라 사이를 수직으로 열도록 지시했다. 그리고 그는 내 자신에 더하여서 Harvey의 보이지 않는 손들도 사용하도록 지시했다. 그가 Harvey는 그저 우연하게 거기에 있는 것이 아니라고 말했다. 그의 접속은 필요에 의한 것이었다.

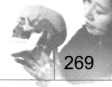

Harvey는 한 손으로 몸의 하부를 열고 다른 손으로 비장을 열었다. 나는 한 손을 정수리 챠크라에 올리고 JAMOOZE의 지시대로 한 손가락을 Samantha의 "겨드랑이-팔 구멍" 안의 혹에 갖다 대었다. JAMOOZE가 우리에게 몸의 위쪽과 아래쪽을 코어의 열림을 이용해 연결하도록 했다. 동시에 내가 혹을 해결하지 못하는 중에 Harvey가 비장에 에너지를 불어넣었다. 몇 분이 지난 뒤에 모든 것이 JAMOOZE가 말한 대로 이루어졌다.

Samantha의 얼굴이 부드럽고 밝아졌다. 당신은 공간에 가득한 사랑의 흐름을 느낄 수 있었을 것이다. 당신은 이것이 너무나 세밀해 칼로 자를 수 있을 정도일 것이다. 아름다운 목소리가 Samantha의 새 얼굴에서 흘러나왔다. 그 목소리가 "나는 ILNA란다. 나는 사랑과 온화함을 이번 치료에 불러 왔단다."라고 말했다. 그리고 ILNA는 Samantha가 매우 좋아졌다고 나에게 말했다. 내가 지금부터 해야 할 모든 것들이 심장 챠크라가 열려있도록 확실히 하기 위해 하는 것이었다. 그녀가 "이것이 열려있는 채로 유지되어 사랑이 쉽게 들어오고 나갈 수 있게 해야 해. 심장 챠크라가 열려 있어서 사랑이 쉽게 오고 가는 한 질병은 발생하지 않을 거야."라고 말했다. 그리고 ILNA는 대화나 언쟁을 허용하지 않는 무난한 이야기를 했다. 그녀가 "갈등이 없는 질병은 있을 수가 없어."라고 말했다. 나는 내가 이것을 정확하게 이해하는지 세 네 번 되풀이 해보았다. ILNA는 나의 매 반응을 되풀이했다. "그래, 아들아, 사실이란다. 갈등이 없는 질병은 있을 수 없어." 나는 마침내 이 말에 넓게 적용되는 의미를 이해하게 되었다.

그리고 ILNA에게서 나온 그 조언은 나를 전체적으로 놀랍게 했다. 그녀가 "당신이 생각하는 것보다 두 배 많게 책을 찍어내도록 해야해. 아마 많은 수요가 있을거야."라고 말했다. 나는 그녀가 무슨 책을 의미하는지 물었다. 그녀는 내가 막 끝마친 책이라고 했다. 그리고 그녀는 내가 그들의 제안을 따른 것에 대해 그들이 기뻐한다고 말했다. 나는 무슨 제안인지 물었다. ILNA가 그들이 일년 전에 나에게 이 책을 쓰기 시작하기 전에 한 얘기라고 했다. 나는 이것을 조금 거절했으나 그들이 나에게 앉아서 글쓰기를 시작하라고 메시지를 전했을 때 그렇게 했고 그리고 그들은 기뻐했다.

그리고 나는 우리가 책의 주제가 되는 한 궁금한 점을 해결해 주기 위해 아마도 그녀가 대화를 하러 나타나야 할 거라고 얘기했다. 이것은 내가 참가자로서 특권을 받은 다소 놀라운 경험의 세부적인 묘사를 출판함으로 해서 겪을 수 있는 신뢰성의 손실 가능성을 포함한다.

우리는 우리가 지지하는 어떤 것을 잃는 두려움을 표현한 것과 또 그것을 수정할 가능성에 대해 논의하기 시작했을 때 ILNA가 단순히 "수정하지 마세요. 스스로 일어나세요. 머리를 똑바로 들고 진실을 말하세요."라고 말했다. 그녀의 말을 의심할 여지는 없었다. 내가 쓴 모든 것은 기억하고 알고 있는 내 능력중 최고의 진실이다. 이것은 수정되어서는 안된다. ILNA는 그리고 나서 계속 말했다.

나와 가까이 있어서 수정하라고 조언하는 사람들은 적정한 때인지 모르고 그 메시지의 중요성도 이해하지 못한다. 몇몇 사람들은 내가 말하는 것에 어려움을 느낄 것이다. 그녀는 우리가 새로운 수준으로 진보하고 성장하고 발전하도록 도전하게 되기를 바란다고 했다.

하지만 우리들이 하지않는다 해도 그것은 우리들의 선택사항이다. ILNA는 말했다. "평화로워라, 내 아들아. 우리는 즐거웠다…." 그녀는 떠났다. Samantha는 천천히 현시점으로 돌아왔다. 나는 그녀에게 그녀의 왼쪽 겨드랑이나 그 밑에서 혹을 발견할 수 있는 지 물었다. 그녀는 그것을 찾을 수 없었고 매우 기분 좋아 했다. 나는 그녀에게 내가 새로운 책의 원고를 방금 끝냈음을 아는지 물었다. 그녀는 모른다고 대답했다. 그리고 나서 그녀는 잠시 생각을 한 뒤 그녀가 아마도 약 1년 전에 새로운 책을 쓰기 시작한다는 내 소식을 들은 것 같지만 확실하진 않다고 대답했다.

그래서 당신이 손에 가지고 있는 이 책은 무삭제 원고로 완성되었다. 나는 나의 영적 가이드들을 사랑하고 완전한 신뢰를 형성했다.

제 7 장

다른 경우들

Some Additional Case histories

건강을 관리하는 전문가에게 시스템과 장기와 조직등과의
악의 없는 대화를 시도하는 것은 매우 가치있는 일이다.

이 장에서는 내가 치료 모델로써 두개천골요법을 시도한 이래로 수년간
모아 두었던 경험의 샘플들을 보여줄 것이다.

20년 만성두통-두개천골요법으로 치료하다
Case of Long-Standing Cephalgia

36살의 건강해 보이고 영양상태도 좋은 카프카스 출신의 여성이 1974년 7월 7일에 사무실로 왔다. 그녀는 심한 두통과 현기증 때문에 걸을 수 없었고 혀와 왼쪽팔의 마비를 호소했다. 또한 왼쪽 시력의 문제를 호소했다. 시각적인 문제는 사실상 수년간 계속되어 왔다. 그녀는 그녀의 오른쪽 모든 부분이 매우 아프다고 말했다. 그녀는 그녀가 기억하는 것만 해도 일주일에 서너번을 겪었다. 그녀는 지역 신경과 의사에게 받은 진료기록을 가져왔는데 이 기록은 중추신경계(CNS)의 장애나 종양의 가능성을 배제한 것만 제외하고는 도움이 되지 않았다. 그 환자는 지난 15~20년간 적어도 20명 이상의 의사를 만났다고 말했다.

그녀는 카이로프랙틱 치료를 받은 후 잠시 동안의 도움을 받았었다. 하지만 그 경감은 보통 몇 시간밖에 지속되지 않았다. 두통은 거의 항상 메스꺼움과 구토를 동반했다. 불행하게도 이 환자는 보통의 편두통 치료법으로 어떤 고통 경감도 얻을 수 없었다. 그녀의 혈압은 110/70으로 정상이었다. 그녀의 폐에는 어떤 이상한 소리도 들리지 않았고 그녀의 심장도 정상이었다. 이 환자가 이러한 괴로운 상황에 있어서 처음 병원에 왔을 때 관례적인 신체검사가 나중으로 미뤄졌었다. 척추와 척추 주변의 근육의 검사에서 오른쪽 근육의 경직이 있었다. 머리에서의 고통이 증가해서 목의 움직임에 제한이 있었다.

두개천골요법중 CV-4를 실시하였다. 이 과정은 환자의 두통을 약 50%정도의 경감시켜 준다. 그리고 나서 나는 두개골과 그들의 기능을 검사하기 시작했다. 검사결과는 오른쪽 접형골의 Side bending 장애가 뚜렷이 나타났다. 이 장애는 환자 자신의 호흡 절차에 의해 교정되고 도움을 받았다. 오른쪽에서 측두후두 봉합과 두정측두 봉합의 장애 또한 있었다. 이러한 장애는 반대쪽의 체액조절에 의해 교정되었다.

그 환자는 접형골 기저부에서 Side bending 장애를 교정하자 거의 바로 두통이 경감되었다. 그녀는 매우 피곤해 졌다. 그녀의 남편에게 그녀를 침대로 데려가 그녀가 원하는 만큼 자도록 했다.

그 환자를 5일 뒤에 다시 보게 되었다. 그녀는 매우 피곤했었고 처음 치료한 날은 메스꺼움을 경험했다고 말했다. 목의 뻣뻣함은 이틀 간 지속되었다. 머리는 맑으나 하체는 묵직하다. 심각한 두통은 처음 병원에 왔을 때 이후로 재발되지 않았다. 이러한 증상들은 치료시 일반적으로 나타나는 호전반응들이다. 신체 반응들이 느리게 나타날수록 몸의 상태가 안 좋은 것이다. 이는 이완반응, 과민반응, 배출반응 등으로 구별할 수가 있다. 다시 두개골 검사에서는 이때 내가 인식할 수 없는 두개장애 패턴을 보였고 천골 메커니즘의 검사에서는 이 기능을 잘 하고 있었다. 그녀의 혈압은 110/66이었다. 경부의 문제는 별로 없는 것 같았다. 경추의 움직임은 좋았다. 척추부위에서 특별한 정골요법적인 장애는 없었다. 근육조직은 양방향에서 정상적인 긴장을 보이는 것 같았다.

그 환자를 두 번째 치료를 한 뒤 5주 뒤인 한 달 만에 다시 찾아왔다. 그녀는 한동안 두통이 사라졌다고 했다. 그녀는 지난 20년동안에 3일 이상을 심한 두통 없이 지낸 것이 그녀의 일생에 처음 있는 일이라고 말했다. 두개골 검사에서 현저한 두개골의 장애패턴이 없었다. 오른쪽에서 환추 후두골의 장애가 있었다. 이것은 손으로 치료하는 동안에 교정되었다.

이 환자를 이 진찰을 한 세 달 뒤에 마지막으로 보았다. 두개천골 메커니즘의 치료는 더 이상 필요가 없게 되었다. 그 환자는 처음 진찰 받은 이후로 두통이 재발한 적이 없다고 말했다. 20년 두통이 사라진 것이다. 이 환자가 아마도 이전에(아마도 출생 당시에) 접형골 바닥의 결합부에서의 장애를 겪은 것으로 느껴졌다. 이 접형골 장애가 아마도 두통의 원인이었던 것 같다.

소아 뇌성마비:Olivier Scheps의 경우
Cerebral Palsy:the Case of Oliver Scheps

나는 1979년 7월에 프랑스의 Nice(니스)에서 열린 국제 두개천 골요법 세미나에서 시범의 한 부분으로 벨기에서 태어난 Olivier Scheps라는 아이를 처음 보았다.

1975년 11월 25일에 태어난 Oliver는 그가 15개월이 되었을 때 소아뇌성마비 진단을 받았었다. 그 이후로 관례적인 병원치료를 집중적으로 받은 뒤 4살 6개월 정도가 되었을 때 나타난 증상들을 살펴보면 그는 걸을 수가 없었고, 대소변을 가리지 못했으며, 내사시가 되었고, 안구 진탕증(안구의 경련성 움직임)이 생겼다. 또한 올바르게 씹을수가 없고 삼킬 수도 없으며 딱딱한 음식을 먹어본 적이 없는 중증 뇌병변 장애를 겪고있었다.

신체 발달
Physical Development

Oliver의 엄마는 그의 APGAR score에서 정상범위 안에 들었다고 말했다. (APGAR는 출산을 한 직후의 신생아의 생리적 기능평가이다.-〈뇌의 탄생〉 참조) 하지만 5일째 여전히 입원 중일 때 올리버는 이유를 알 수 없는 구토와 설사와 저 체온증을 겪게 되었다. 눈과 얼굴의 근육의 움직임 없이 혼수 상태와 같은 잠에 오랫동안 빠져 있었다.

15개월이 되었을 때 Oliver는 그가 놓여있던 곳에만 누울 수 있게 되었다. 뇌성마비 진단이후 4개월간 물리치료를 한 뒤 그는 한 방향으로 뒤집을 수 있었다. 그는 후에 런던의 Bobath박사와 서 독일의 Voyta박사에 의해 뇌성마비를 위한 특별한 치료를 받았다. 3살이 되었을 때 그는 게처럼 옆으로 가는 방향으로 기어가기 시작했다. 그는

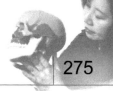

그의 왼쪽 팔과 다리를 사용해서 오른쪽을 잡아 당겼다. 그의 경직성은 너무 심해서 그는 혼자 앉을 수 없었다.

Oliver의 지각
Oliver's Perception

Oliver의 엄마는 그가 2살일 때 음악을 듣는 것과 완전한 문장으로 이야기 하는 것을 좋아했다고 말했다. 15개월에 그는 정원에서 뛰어 놀고 싶음을 엄마에게 말함으로 해서 그의 신체적인 상태의 욕구 불만을 표현 했다.

그는 결국 두 사람을 언급해서 그의 상황을 표현하고 개념화 했다. "B"는 모든 것을 할 수 있는 좋은 소년, "gros batard"는 아무것도 할 수 없는 무능한 소년이라고. 그는 또한 그의 오른쪽 두정측두 봉합면 내측에서 똑똑 거리는 소리가 있다고 알려주었다. 그는 종종 움직이고 싶지 않기 때문에 마음의 문을 닫고서 움츠러 들어서 그의 엄마가 시키는대로 모든 것을 따라서 하였다.

두개천골 요법
CranioSacral Therapy

두개천골요법에 대한 Oliver의 반응은 너무나 놀라워서 한명은 정상이고 한명은 소아마비를 가진 쌍둥이가 아닐까 생각할 정도이므로 Nice 세미나에서 그를 CST치료 전문가들을 위한 시범에 초청되었다.

첫 번째 날 치료한 지 15분에서 30분후 Oliver는 자신이 혼자 걷겠다고 졸랐다. 두 번째 날 치료 후에 그는 화장실에 가고 싶을 때를 처음으로 알려 주었다. 세 번째 날에는 혼자서 딱딱한 음식을 먹었다.

세 번째 치료를 하는 동안 나는 운동피질을 덮고 있는 왼쪽 두정 봉합선의 이완됨을 알아차렸다. 이후에 Oliver의 경직성은 완화되었다. 다음날 Oliver는 그의 엄마 손만을 붙잡고 방으로 걸어 들어갔다.

Oliver의 행동은 그의 신체 상태에 따라 극적으로 변화 했다. 그는 자신의 성취에 매우 자랑스러워 했고 처음 발견한 자립의 시작을 선언하는 듯 보였다. 그는 활동적이고 바쁜 아이가 되었고 퍼즐과 수직으로 쌓기와 같은 운동신경을 다룰 수 있게 되었다.

Oliver는 나와 함께 치료를 계속하기 위해 1979년 9월에 미국으로 왔었다. 치료가 끝날 무렵에 이완되고 풀어짐이 똑똑 소리가 나던 오른쪽 두정측두 봉합면에서 나타났다. 30초 뒤에 Oliver는 깊은 잠에 빠졌다.

이 세션 후에 Oliver는 그의 무릎과 발과 팔꿈치와 손목에서 경험했던 고통처럼 똑똑 거리는 소리가 머릿 속에서 없어졌다고 알려 주었다. 게다가 그는 "B"와 "gros batard"모두 휴가중이라고 말했다. 그의 엄마는 내가 그의 치료연구를 완성했으며 그가 얼마나 편하게 느끼는지 반복해서 말하는 것 같다고 말했다.

5살 난 아이일 때 두개천골요법을 하는 동안 Oliver의 행동은 놀라웠다. 그는 30분간의 세션 동안 기꺼이 움직이지 않고 안정되어 있었다. 그리고 치료를 함에 있어서 그와 치료사의 즐거움은 명백했다. 그는 그 직원에게 불어를 가르치는데 많은 시간을 보냈다. 그는 또한 세련된 언어능력을 치료세션 중에 구사했다. 그의 약간의 근육위축의 결과만 제외한다면 Oliver의 운동신경은 이제 정상적으로 발전되었다. 그는 잘 걸을 수 있고 점프할 수 있고 세발 자전거를 탈수도 있다. 그 후 나는 수년간 Oliver를 치료하였다.

그는 점점 좋아졌으며, 내가 마지막으로 전화했을 때 20년전 소아뇌성마비 진단을 받았던 그는 벨기에의 Brussels(브뤼셀)에 있는 법과 대학원에 들어가려고 준비 중에 있었다.

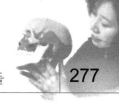

두개천골 요법과 동물
CST and Animals

나는 종종 두개천골요법이 동물에게도 효과가 있는지에 대한 질문을 받는다. 내가 강아지를 이용한 실험만을 했지만 동물에게도 효과가 있다고 확신한다. 7개월 된 Bichon Frise(비숑 프리제, 애완견종류)종인 Maddie와의 경험을 공유할 가치가 있다고 느꼈다. 왜냐하면 나는 이것이 두개천골요법 효과의 한계와 동물의 세계에서의 잠재성을 시험했다고 생각했기 때문이다.

우리가 Judith Sullivan이라는 친구의 애완견이 새끼를 낳았을 때 Maddie를 받은 것은 행운이었다. Maddie는 약 5kg이었고 순백색이었으며 눈망울이 단추처럼 귀여워서 우리는 그 강아지를 너무 사랑했다.

1986년 11월 1일 일요일 저녁에 Maddie는 돌담이 있는 연못으로 나왔다. 돌담의 양쪽에는 식물들이 많이 있었다. 이 안에 개구리와 도마뱀이 종종 있었고 약 3년쯤 된 세 마리 뱀도 있었다.

Maddie는 이 집으로 와서 호기심 어린 눈으로 이곳 저곳을 돌아다니기 시작했다. 그 강아지는 불안해 하면서 거실을 뛰어다니며 깽깽거리기 시작했다. 왼쪽 입이 매우 부어서 빨갛게 되어 있었다. 나는 그 강아지가 도마뱀이나 뱀에게 물렸을 것이라 생각했다. 강아지는 급격히 맥이 빠지고 혼미하게 쳐다보는 증상을 보였다. 우리는 동물병원 응급실에 전화해서 이 상황을 설명했다. 의사는 그 설명을 듣고 Maddie가 아마도 독이 있는 두꺼비한테 등을 물린 것 같다고 말했다. 그는 그 독이 신경독성이면 치명적일 수 있으니 우리가 당장 병원으로 데려오는 것이 좋을 것 같다고 말했다. 내가 통화하는 동안 Maddie는 구역질과 설사를 했다. 나는 흡수되지 않아 입에서 나오는 독을 닦아냈다. 이때까지 강아지의 잇몸과 귀 안쪽은 매우 창백했었다.

우리는 재빨리 동물병원으로 향했다. 아내가 운전하고 나는 Maddie를 데리고 있었다. Maddie는 점점 더 기운이 빠졌고, 깨어나지 않았다. 그 강아지는 또한 어렴풋이 심장박동이 만져지는 것처럼 얕은 숨을 매우 빠르게 쉬었다. 병원으로 반쯤 가던 길, 약 30분쯤 운전해서 가는 동안에 나는 어떤 임상적인 치료를 해보기로 생각했다. 강아지의 머리는 축 늘어져있었다. 나는 막의 이완과 팽창에 대해 골똘히 생각했다. 나는 진폭이 크고 매우 빨리 움직이는 두개골 리듬을 찾아내기 시작했다. 이 두개천골시스템에 변화가 생겼을 때, 강아지의 숨은 늦춰졌고, 더 강하게 박동하는 것 같았으며, 나는 강아지의 몸에 에너지가 차기 시작함을 느낄 수 있었다. 잠시 후에 강아지가 내 품에서 죽지 않으리라 확실해졌다.

우리가 동물병원에 도착했을 때, 강아지는 깨어났고 안정을 찾았다. 이것은 두개천골요법이 독이 퍼진 동물에게 사용할 최근에 생긴 좋은 기술이라는 것을 알려준다.

출산장애-경기, 발작, 언어장애
In the Nick of Time

1996년 가을, 나는 태어날 때부터 고치기 어려운 경기와 발작으로 고생하고 있는 2살박이 남자아이로부터 5가지의 강력한 두개천골요법을 완성했다. 처음 세션 동안 나는 극심한 경기와 발작의 원인은 좌측 측두엽이라고 확신했었다. 그 아버지는 PET스캔(양전자 방사 단층 촬영법)으로 측두부에 실제로 문제의 원인이 있었음을 확인했었다고 말했다.

우리의 치료작업은 태아의 고통으로 인해 출산시 성급하게 겸자를 사용했을 시에 다소 두개골 뼈의 구조와 기능에 뒤틀림이 발생한 것이 원인이라고 진단 했다. 출산시 탯줄은 목주위에 위치해 있으며 하악골은 심하게 후부에 압축되어 있는 것 또한 명백하다.

이러한 출산후의 관찰은 앞면부의(star gazer)의 태아의 머리에 압축되어 있음을 보여주는 데 이는 하악골 위쪽뿐만이 아니라 임신중에 치골부위로부터 코 위와 미간 위까지 압축되어 있음을 나타낸 것이다.

이러한 모든 발견은 출산에 참여한 아버지에 의해 확인 되었다. 내가 추정하건데 비틀린 경막관은 아마 출산을 위해 괴로워 하는 아기를 급하게 겸자를 사용하여 끌어내는 데 따른 종속적 결과일 것이다(아기의 심장 박동수는 정상치 이하로 천천히 뛰고 있었다).

나중에 수차례의 세션을 통해서 측두엽과 심한 두개골 비틀림을 교정하고 이마와 얼굴 그리고 하악골의 완화를 가능하게 될 때까지 우리가 치료를 하는 동안 아이는 울부짖으며 힘들게 싸웠다. 그 후에 점차 아이는 과도한 울음을 그쳤으며 발작 경기가 멈췄고 치료세션 내내 잠을 잤었다.

그 아이의 치료 중에 또한 몇 가지 발작에 관한 에피소드가 있었다.

이러한 발작들은 내가 적재 적소에서 치료하고 있다는 것을 말해 주었다. 측두엽 분야와 소뇌천막. 우선 좌측의 귀에서 또는 좌측의 천막에서의 수축은 발작의 활성을 증가시킨다. 그리고 나서 이러한 긴장의 패턴이 호전되면 발작은 강력하게 줄어들기 시작한다. 이 아이에 대한 나의 진단은 아주 훌륭했다. 여기에 두려운 부분이 있었다. 이 아이는 태어날 때부터 항경련 발작 약물치료를 했었다. 이 약물치료는 개별적으로나 종합적으로나 효과가 없었다. 약물치료가 오래 지속되거나 전신마취 수술한 환자들은 생체 반응이 늦고 치료회복에도 더 많은 시간이 필요하다. 그 결과 두개압력은 수술당시 겸자 개입의 외부 인위적 충격을 해소하고 멈추기 위한 발작인 것임을 알았다.

측두엽은 해마가 있는 곳이다. 해마는 기억이 저장되고 기억을 책임지는 역할을 한다. 귀는 측두엽을 통해 듣는다. 게다가 측두 평면과 대뇌 변연계 둘 다 측두엽의 큰 부분을 차지한다. 측두 평면은 다른 사람을 이해시킬 수 있는 단어와 문단, 문장을 생각나게 한다. 대뇌 변연계는 자율신경계의 기능과 특정 감정과 행동에 관련되어 있다. 그래서 측두엽의 제거는 감정 등을 줄이게 될 것이다. 이 모든 것의 의미는 의사가 이 발작을 완화시키는 방법을 이해할 수 없었기 때문에 측두엽의 제거수술로 이 아이를 감정이 없도록 바꾸어서 사람을 로봇처럼 만들 수 있다는 것이다.

우리가 같이 연구하는 그 주 동안에 이 어린 아이는 소리를 듣는 것에 어려움이 없었으며 말을 하기 시작했고 소리를 좀 더 효과적으로 정확하게 구성하기 시작했다. 또한 주변 상황판단 능력과 인지능력이 크게 개선되었다. 나는 두개천골요법으로 숙련된 임상전문 치료사가 한 두시간 정도 세션 치료를 일정기간 이상 지속한다면 교정할 수 있을 것이라고 기꺼이 내기를 할 것이다. 이렇게 된다면 아마도 모든 고통에서 약물치료와 미뤄진 수술 등을 피하게 될 것이다.

자가면역질환-면역시스템이 간을 공격한 이유
When the Immune System Attacks the Liver, Find Out Why

나는 70살의 여성인 Edith를 딱 한번 보았다. 그녀는 간의 자가면역질환 진단서를 들고 2000년 6월에 나를 찾아 왔다. 이 진단서는 Minnesota, Rochester Mayo 병원에서 만들어졌다. 그녀의 혈액 화학 검사 보고서에는 심각한 간질환이 포함되어 있었다. 자가면역질환 진단서는 간의 생체검사에 의해 만들어졌다.

나는 그녀를 일반적인 두개천골요법을 이용하여 진찰했다. 나의 손이 그녀의 간으로 가고 두 번째로 그녀의 흉선에 있는 목부위의 하부로 옮겨갔다. 그녀의 두개천골 시스템의 생명력은 뚜렷이 감소했다.

나와 그녀를 동화시켜 우리가 하나가 되어 그녀의 면역시스템 세포와 이야기하기 위해 SER로 이끌어갔다. 이 세포들이 기꺼이 나와 대화를 하게 된다면 나는 아마도 왜 그들이 간세포를 공격하는지 알 수 있게 될 것이다. 우선 나는 Edith에게 그녀가 그녀의 목소리로 나와 이야기하도록 자신의 면역시스템 구성요소를 허락할 것인지 물어

보았다. 그녀는 동의했다. 이제 그녀의 의식은 트랜스 상태로 깊이 빠져 있었다.

나는 흉선에게 나와 기꺼이 대화할 것인지 물었다. Edith의 목소리는 "yes"라고 매우 열광적으로 답했다. 나는 흉선에게 면역세포가 간세포를 파괴하고 있는 것을 아는지 물었다. 이것은 다시 "yes"라고 대답했고 덧붙여 파괴되고 있는 간세포들은 비정상이라고 대답했다. 공격하는 면역세포들은 흉선의 지시 아래서 작용하는 T-세포와 대식세포들이었다. 나는 흉선에게 간세포에 비정상적인 일이 일어나고 있는 이유를 알고 있는지 물었다. 다시 대답은 "yes"였다. 그 설명은 다음과 같다.

약 4년 전인 66세에 Edith는 그녀의 결장에 있는 악성종양의 제거를 위해 X-ray치료를 받았었다. 그 X-ray의 노출은 약간의 간세포에 DNA의 변화를 가져왔다. 이 변화된 세포들은 분열되면서 나뉘어져서 비정상적 세포를 만들어냈다. 이것은 흉선이 이 비정상적으로 변화된 간세포의 증식과 존재에 대한 정보를 받기 전까지 얼마간 계속되었다. 이제 간에 있는 모든 비정상적인 세포를 없애는 것이 면역시스템의 주요 임무가 되었다.

분명 이 간의 '자가면역'질환은 간의 건강을 회복하는데 힘쓰는 면역시스템이다. 단순히 간기능 테스트를 보고나서 현미경을 통해 생체검사를 연구한다면 이것은 확실히 자가면역질환이 될 수 있는 것 같나. 이런 특정한 때에 이러한 생리학적 관점으로 본다면 현미경을 통해 본 면역시스템의 세포는 '건강한' 간세포를 파괴하고 있는 것이다. 하지만 현미경은 파괴되고 있는 간세포가 비정상적인 기능장애 dysfunctional라는 것을 보여주지 않는다.

나는 정상적인 간을 보호하기 위해 이런 비정상적인 간세포들의 침입을 제거하는 흉선thymus과 모든 면역시스템 whole immune system에 박수를 보낸다. 혈액 샘플은 사실상 높아진 간효소를 알려준다. 이러한 효소enzymes는 간세포가 손상을 입거나 파괴당할 때 혈액으로 도피한다. 또한 혈액 속의 빌리루빈의 정도도 올라 간다. 빌리루빈은 적혈구의 일반적인 감소의 부산물 중 하나이다. 이 감소는 다른 것들 사이에서 빌리루빈의 정도를 더 떨어뜨리는 헤모글로빈을 생산한다. 이런 비정상적인 혈액 검사는 간 생체검사를 촉구하는 것이다.

나는 흉선thymus에게 이것이 진행되고 교정되고 필요함에도 불구하고 우리는 파괴되고 있는 비정상적인 세포를 대신하기 위해 새롭고 정상적인 간세포를 만들어내는 것을 해야 한다고 알려 주었다. 흉선도 동의했다. 나는 우리가 골수bone marrow에서 간까지 가서 줄기세포stem cells를 만들고 새롭고 징상적인 긴세포를 만들어 낼 수 있다고 제안했다. 흉선은 또다시 동의했다. 나는 흉선에게 우리의 계획을 고려하면서 흉골수the sternum`s breast bone와도 의사소통을 할 수 있을지 물어보았다. 흉선은 어서 빨리 하자고 말했다.

나는 흉골수에게 나와 이야기할 수 있는지 물어보았다. 대답은 "yes"였다. 나는 이제까지의 상황을 설명했다. 그리고 흉골수가 줄기세포를 간세포와 연결하고 정상적인 기능을 회복하도록 요청했다. 이 요청 기간 동안 나는 흉골세포sternum 위에 내 손을 얹어 놓았다. 손바닥에서 활동적인 에너지를 느꼈으며 나의 요청에 흉골수는 자랑스러운 듯 했다. 잠시후 나는 손을 간쪽으로 옮겼다. 1분도 안되어서 나는 새롭고 다른 활동을 간에서 느낄 수 있었다. 나는 이 새로운 에너지가 줄기세포의 활동을 나타내고 있다고 생각했다. 줄기세포는 거의 모든 조직에서 새롭고 호환성 있는 세포를 만드는 능력이 있다. 그 척수는 이런 줄기세포를 위한 거처를 잡는 것 같다. 거기서 그들은 여러가지 부족한 장기와 조직으로 가는 지시를 기다린다. 이것이 끝나면 나는 두개천골요법 발란싱을 실시 하였다.

Edith는 현실로 다시 돌아와서 지금 우리가 무엇을 했는가에 대한 의식과 모든 기억을 가지고 왔다. 그녀는 UI-Health plex치료사 중 한명인 CST전문가 Francine과 두 차례의 연속적인 세션을 가졌다. Francine은 면역 시스템과 줄기세포와의 치료적 연상 대화를 확립했고 간세포들에게 축하를 보냈다.

Francine이 Edith를 마지막 치료한 후 11일 뒤에 있었던 혈액검사는 간 기능의 굉장한 향상을 보여 주었다. Edith 자신은 더 에너지가 생기고 활력이 생기는 것처럼 느껴진다고 말했다. 2000년 6월에 간의 자가면역 진단서를 가지고 찾아온 이래로 면역 시스템의 특수 치료후 다시 검사한 결과 (2000년 9월 29일) 간 생체검사에서 정상범위 안에 들었다. 이것은 우리와 치료한 이후 3개월 이내의 결과이다. 자가면역질환autoimmuno disease을 두개천골요법으로 치료한 연구실험의 예이다.

자가면역질환이란 우리 몸의 면역기능이 오히려 자신을 공격함으로써 일어나는 질병이다. 때문에 자가면역증을 치료하기 위해서는 우리 몸을 보호하는 면역기능을 억제해야하며, 결과적으로는 저항력이 약화되고 감염성 질환이나 암 등에 쉽게 노출되므로 치료가 어려운 난치병이 된다. 이러한 질환들의 대표적인 종류는 약 80여종이다.

중증 근무력증, 아디손병, 류마티스 관절염, 인슐린의존형 당뇨병, 갑상선질환, 전신성 경피증, 전신 홍반성 낭창(lupus), 약물유도성 아토피피부염, 건선, 원형탈모증, 천식, 아프타구내염, 만성 갑상선염, 일부 후천성 재생불량성 빈혈, 일차성 간경변(원발성 담즙성 간경변), 궤양성 대장염, 베체씨병, 크론씨병, 실리코시스(규소폐증), 아스베스토시스(석면폐증), 신장질환, 연쇄상구균 감염후 사구체신염, 쇼그렌증후군, 길리안-바레증후군, 피부근염, 다발성근염, 다발성경화증, 자가면역성 용혈성 빈혈, 자가면역성 뇌척수염, 그레이브씨 갑상선 항진증, 결절성 다발성 동맥염, 강직성 척추염, 섬유조직염, 측두동맥염, 자가면역심근염, 재발성 다발연골염 등이며, 무엇보다 면역 기능이 떨어진 것을 강력하게 되살려 주는 것이 중요하다. 두개천골요법을 통해서 Edith의 면역시스템과 골수줄기세포와의 대화와 관계를 성립하지 못했다면 그녀는 면역세포가 간을 공격하는 것을 막기 위해 면역억제제를 먹어야 했을 것이다. 비정상적인 간세포는 아마도 간부전이나 간암의 결과를 가져오면서 계속해서 세포증식을 하였을 것이다. 두개천골요법은 신경계와 내분비계와 면역계에 긴밀하게 관여하며 자연 치유력 향상을 유도하는 생체 시스템이다. 건강을 관리하는 전문가에게 시스템과 장기와 조직등과의 악의없는 대화를 시도하는 것은 매우 가치있는 일이다. 물론 이것은 조직세포의 자기 희생과 함께 또한 각개의 세포도 의식을 가지고 있다는 가능성을 받아들이는 것을 요한다.

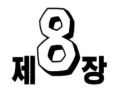

Upledger Institute 집중 프로그램

Intensive Programs at Upledger Institute

나에게 이것은 하나님께서 주신 선물이었어요. 말하는 것과 마음이
모두 너무 좋아졌어요. 그리고 악수를 할 수 있게 된 손도요….

Upledger Institute(UI) 건강 임상서비스
The Upledger Institute HealthPlex Clinical Services

UI에서 우리는 두개천골요법과 체성·감성 풀어주기, 또 다른 관련 있는 보조 치료법들을 의학적 경험이 있는 사람들에게 가르치고 있다. 우리 UI 건강임상 서비스는 특별한 요구에 맞도록 발전된 집중 치료세션을 외래 환자에게 1~2주간 제공하고 있다. 각각의 집중 프로그램은 참가 인원에 제한이 있고, 특별히 선출된 두개천골치료사와 각각의 치료에 특정 건강 문제를 해결하기 위해 함께 일하는 다른 임상치료사들에 의해서 다양한 프로그램이 진행중이다. 건강프로그램은 훈련 중 두개천골요법이 도움이 되었던 넓은 범위의 질환들을 대상으로 한다.

여기에는 편두통 migraine headaches, 뇌와 척수 외상성 손상 traumatic brain & spinal cord injuries, 만성 요통과 목의 고통 chronic neck & back pain, 운동능력 감소 motor-coordination impairments, 스트레스 stress, 긴장과 관련된 문제 tension-related problem, 중추신경계 장애 cen-tral nerves system, 악관절증 tem-poromandiblar joint dysfuction, 정형외과상의 문제 ortho-pedic problems, 만성피로 clonic fatigue, 척추측만증 scoliosis, 신경혈관 장애 neurovascular disorders, 면역장애 immune disorders, 유아기 장애 infantile disorders, 산통 colic, 심적 외상후 스트레스 장애 post traumatic stress disorder, 자폐증 autism, ADHD, 정신지체장애, 수술 후 기능장애 postsurgical disorder, 모든 종류의 학습장애 learning disabilities of all types, 섬유근육통 fibromyal-gia, 그리고 모든 결합조직 장애 other connective-tissue disorders가 포함되어 있다.

이런 프로그램은 기본적으로 두개천골요법을 사용하는 데 적합해 보이는 모든 양식을 포함 한다. 환자들은 다양한 두개천골 치료사로부터 개별적으로 치료를 받는다. 그들은 또한 참가한 다른 환자들과 함께 치료세션을 지지하는 그룹에 참여 한다. 남편, 아내, 부모, 그

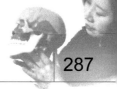

리고 다른 돌보는 사람들은 ShareCare workshops에 참가하도록 초청을 받는다. 이것은 각각의 환자와 그들을 돌봐주는 사람, 가족, 친구와 다른 관련 있는 사람에게 상세한 두개천골 시스템과 치료법을 더 잘 이해하도록 하는 1일 세미나이다. ShareCare는 치료법의 발전과 연구에 따라 시스템의 생리기능과 기본 해부학을 포함한다. 참가자들은 또한 그들이 안전하게 스트레스를 줄이고 고통을 경감시킬 수 있는 몇몇 치료법을 배우게 된다.

UI Health plex는 진료의와 환자 그리고 연구 프로젝트와 치료법 개발 등에 계속 참여한 관심있는 독자들을 위해 `UpClose라는 회보를 출판했다. 다음에 이어질 대부분의 이야기는 수년간의 UpClose지에서 발췌한 것이다. 그 발췌록은 한 집중 프로그램에 참가했던 소년의 어머니가 가지고 있던 세부 기사의 맨 끝에 있던 내용이다. 이것은 실제의 집중 프로그램에 대한 훌륭한 이야기를 전해 준다.

두개천골요법, 편두통과 뇌출혈 발작
CranioSacral Therapy Helps Migranes and More

1998년 4월-1988년 Lisa가 그녀의 뇌에서 터진 동맥류 때문에 발작을 겪을 때 그녀는 오른쪽 다리의 감각을 잃었고 오른쪽 팔의 움직임이 제한되었으며 편두통이 더 심해 졌다. 그녀의 남편은 아내의 병뿐만 아니라 급격히 변하는 건강관리 시스템에도 대처할 필요가 있었다.

"저는 의사가 아닌 배우자와 보호자로서 Lisa의 상태에 대처해야 했어요." 정신과 의사인 남편 Barry가 생각해 냈다. "담당 의사는 우리와 얘기하고싶어 하지 않았어요. 그들은 그녀가 걸을 수 있는지, 이야기 할 수 있는지, 아니면 운전할 수 있는지와 같은 감정이 실린 주제로 논의하고 싶어 하지 않았어요. 그들의 말 한마디가 환자가 미래에 대해 희망을 갖게 한다거나 희망을 갖지 못하게 한다는 것을 그들이 알지 못하는 것 같아요."

그리고 Lisa의 회복은 1992년 두 명의 외과의사에 의해 오히려 방해를 받았다. 의사들 또한 그녀가 약물치료로 그녀의 간염이 좋아졌다고 알았다. 또한 몇 달 뒤에 Hurricane Andrew가 그들의 집과 아들의 집과 남편 Barry가 일하고 있는 병원을 파괴 했다.

그녀가 어렸을 때부터 겪은 편두통을 완화하는 방법을 찾기 위해 UI 건강센터로 가라는 세 명의 다른 치료사들의 추천을 받았을 때 그들은 다시 모였다. Lisa는 Aventura에 있는 그들의 새로운 집 가까이에서 또 다른 재활 프로그램을 하고 있었다.

"우리가 Upledger 박사님을 만났을 때 우리는 그가 좋은 사람이라고 생각했어요." Barry가 상기시켰다. "우리는 그가 현실적이고 두개천골요법에 대해 과장하지 않은 점이 맘에 들었어요."

다섯 번의 세션 안에 Lisa의 두통을 줄였을 뿐 아니라, 그녀는 중풍 발작 이후에 잃었던 오른쪽 다리의 감각을 다시 찾았다. 오른쪽 팔의 움직임과 감각도 나아졌고 그녀의 시력도 향상 되었다. 그녀는 더 향상될 수 있음에 용기를 얻어서 UI 집중치료 프로그램에 서명하고 새로운 긍정적인 건강관리 프로그램에 참여 하였다.

두개천골요법, 발작증상의 재활운동치료
CST Add the Missing piece to stroke Rehab

1998년 11월-Larry가 1996년 10월에 건강진단을 위해 Florida 남부에 있는 병원을 찾아왔을 때 그는 그가 일주일 후에 그 병원을 떠나게 될 것이라는 것을 상상도 하지 못했다. 검사가 진행되는 동안 Larry는 그의 언어와 오른쪽 팔을 사용하는데 영향을 미치는 발작을 일으켰다. 언어치료 speech therapy와 작업요법 occupational therapy과 심장재활치료 cardiac rehabilitation가 그의 회복을 도와주는 데 추천되었다. 하지만 Larry가 기대한 만큼의 회복을 얻지 못하자 그의 아내

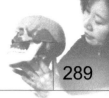

는 자신의 치료사인 John Upledger 박사를 남편과 만나게 해서 두개
천골요법CranioSacral Therapy을 하겠다고 제안했다.

첫 번째 치료후에 Larry의 부인과 딸은 그가 말하는데 발전을 보
였다고 말했다. 하지만 두 번째 치료에서 발생한 일이 Larry를 포함해
서 모두를 놀라게 했다. 아무 생각없이 그는 펜을 들어서 전에는 할
수 없었던 사인을 했다. 그 사인과 그의 면허증에 있는 사인을 비교하
면서 Larry는 기뻐했다.

Larry의 발작증세는 계속 호전되었고 그는 계획된 심장수술을 했
다. 두 번의 수술동안 그는 계속해서 발작을 일으켰다. 하지만 두개
천골요법은 그를 다시 일어나도록 도와 주었고 1997년 5월에 Rhode
Island에 있는 보석 가게의 판매원으로 다시 일할 수 있도록 도와 주
었다. 그는 4달 후 그가 은퇴할 때까지 계속 일을 했다.

그의 친구들이 기적적인 회복에 대해 물었을 때 Larry는 "신에 대
한 믿음과 나를 돌봐준 의사에 대한 믿음과 Upledger 박사의 좋은 치
료법에 대한 믿음이다"라고 말했다.

지난 11월 담낭 수술을 하는 동안 발생한 네 번째 발작은 Larry를
더 많은 두개천골요법 세션을 하도록 했다. 그는 "나는 지금 내가 가
질 수 있는한 가장 좋은 건강을 가졌어요"라고 말한다.

다발성 경화증(MS) 환자-이 여성을 건강센터로 데려오다
Multiple Sclerosis symptoms Bring Woman to HealthPlex

1996년 10월-이번 가을은 Virginia(버지니아)의 Debbie Sibley에게
새로운 약속을 가져왔다. 그녀는 그녀의 아이들과 함께 자전거를 타
고 특수교육 선생님으로 다시 일할 수 있기를 기대하고 있다.

지난 2년간 Debbie의 삶은, 수술과 의사의 왕진과 대부분 고통으
로 파괴 되었다. 이어진 심각한 수술들로 병원에서 45일간 여섯 번의
집중 수술을 받으면서 합병증이 시작 되었다. 이 수술은 일년도 채 안

되어서 다시 반복 되었다. 이때 그녀는 다섯달 동안 일을 못했다.

Debbie가 기분이 좀 나아지기 시작한 바로 그때 그녀는 왼쪽 다리에서 심한 통증이 있음을 알렸다. 그녀는 허리 디스크가 어긋났다고 생각 했다. 그녀에게 수술은 선택이 아니었다. 정형외과 의사는 물리치료를 추천했다. 다른 의사들은 약물치료를 권했다. 증상은 계속 되었고 퇴행성 디스크로 진단을 받았다. 한 의사는 고통을 완화하기 위해 주사를 처방했다. 하지만 Debbie는 약에 의존하고 싶지 않았다. 그래서 그녀는 다른 의사를 찾아갔다. 요추천자 a spinal tap를 고려하고 있었다…

"그들은 다발성 경화증의 진단처방을 논의하기 시작 했고 나는 공황상태에서 UI에 전화했죠." Debbie가 상기시켰다. "나는 무엇인가를 해야 했어요. 증상이 너무나 심각했거든요."

Debbie는 올 여름 2주간의 집중 프로그램이 있던 UI 건강 클리닉으로 왔다.

"이런 좋은 느낌을 마지막으로 가졌던 때를 기억할 수 없어요." Debbie가 말했다. 두드러지게 달라진 점은 그녀의 균형이 더 좋아졌다는 것이다. 그녀가 자전거 타기를 그만둘 때 나타났다. 이 프로그램을 시작한 1주일 후에 Debbie는 고통으로 인하여 자다가 깨지 않고 밤새 잘 수 있었다. 동시에 그녀는 2층 치료실로 가는 계단에서 이야기 하기 시작했다. 프로그램 첫 째 날은 거의 걸어내려 갈 수 없었다.

그녀의 증상 완화와 더불어 집중 프로그램은 그녀에게 심적 안정과 행복한 감정과 희망감을 주었다고 Debbie가 말했다. 그녀는 Virginia에 있는 집으로 돌아가서도 두개천골요법을 계속 할 계획을 세웠다. 그리고 이제는 그녀가 원할 때마다 자전거를 탈 예정이다.

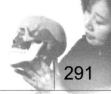

조종사, 꿈이 되살아나다
Pilot Keeps Dream Alive

1997년 10월-Ken의 꿈은 언젠가 다시 한번 하늘을 나는 것이다. 주 공군의 멤버로서 상업용 항공기 조종사로서 그는 하늘을 나는 것에 특별한 즐거움을 느꼈다. 하지만 그 감정은 1993년 6월 그의 F-15 전투기가 New Orleans(뉴올리언스) 외곽에서 충돌되었을 때 사라졌다. 33살의 Louisiana 출신으로 심각한 뇌의 부상을 초래한 사고때문에 Ken은 32일을 혼수상태에 있었다. 국가보훈처의 보호 아래에서 몇 년 뒤에 그는 호전을 보였고 자유로움을 상당히 즐겼다. 하지만 그는 여전히 사고 이전처럼 느껴지지 않았다. 그는 아직 하늘을 날기 위해 돌아갈 준비가 안 되었다.

그의 꿈이 이루어지길 아직도 기다리면서 그는 그의 치료를 계속해 줄 치료법을 찾았다. 그는 두개천골요법을 찾아냈고 New Orleans에 있는 Sue Guynes와 함께 매주 치료를 했다. Guynes는 UI health plex건강센터에서 집중 치료 프로그램을 해보기를 추천 했다.

하지만 Ken이 얼마나 더 멀리 갈 수 있는지에 대한 문제는 국가보훈처의 의사의 손에 달려 있었다. 국가보훈처에서 이 치료를 위해 돈을 지불해 줄 수 있을까?

"국가보훈처 의사는 UI에 대해 들었어요" Ken이 말했다. "하지만 그가 이것을 생각할 가치도 없다고 생각했어요"

하지만 결국 Ken은 아버지의 고집으로 UI 건강센터에 그가 가게 될 것을 믿었다.

"나에게 이것은 하나님께서 주신 선물이었어요. 말하는 것과 마음이 모두 너무 좋아졌어요. 그리고 악수를 할 수 있게 된 손도요." Ken이 말했다. "이것들은 별것 아니지만 나에게는 매우 의미 있는 것이에요."

집중 프로그램동안 향상된 예로써 Ken은 아침마다 큰 소리로 기도하는 것을 언급했다. "아버지께서는 일전에 한 제 기도를 들으시고 달라졌음을 알겠다고 말씀하셨어요. 더 오랜 시간이 걸리곤 했지만 이제 나는 연속으로 두 세 문장을 읽을 수 있어요." Ken이 말했다.

그의 날고자 하는 꿈은 다시 한번 살아났다.

소아 발작의 재발-사고후유증(PTSD)
Child Rebounds From Pediatric Strokes

1998년 4월-노란 옷을 입어 미나리아재비처럼 보이는 세 살 된 Eliane이 하루 동안의 치료를 위해 다시 찾아왔다. 1997년 6월 Ontario, Cornwall에서 많은 발작을 겪은 뒤에 찾아온 작은 소녀가 참여했던 것은 UI 건강센터의 두 번째 집중 프로그램이었다.

"두개천골요법은 그녀에게 인생의 새로운 출발을 주었어요." 엄마인 Ginette가 말했다. "두개천골요법이 오늘의 Eliane을 만들었다는 것을 의심해 본 적이 한번도 없어요. 다른 대안이 없다고 생각했거든요"

이제 Eliane은 금방 기어갈 것 같고 부드러운 음식을 먹고 그녀의 엄마가 방을 건너오면 기쁨을 표현한다. 병원에서는 장님이 되거나 휠체어를 타고 다니게 될 것이라 예견 했었는 데 그런 어린이와는 현격한 차이가 있다.

Ginette는 사고 이후 9주간 병원에 입원해 있던 Eliane이 처음 발작을 일으켰다고 설명했다. 그녀가 병원에서 집으로 왔을 때 그 작은 소녀는 머리와 몸통을 가누지 못했고 한 번 잠들면 한 시간 밖에 못자고 15g의 음료만 마실 수 있었다. 가족의 친구였던 카이로프랙터는 두개천골요법을 시도했다. Ginette는 그 치료법이 도움을 주는 것 같았다고 생각 했다. 이런 결과는 그녀가 인터넷으로 두개천골요법에 대해서 더 많은 정보를 찾았고 연구소 웹 사이트에서 Upledger Institute의 치료 프로그램을 찾아냈다. Eliane은 1997년 9월 병원에서 집으로 온 3주 뒤에 첫 번째 집중 치료 프로그램에 참여 했다.

"첫 번째 프로그램에 참여한 후 Eliane은 입으로 먹기 시작했고 226g정도를 마실 수 있게 되었어요. Eliane이 한번에 3~4시간을 자기 시작했어요. 그리고 저는 처음으로 Eliane이 눈을 어떤 것에 초점을 맞추는 것을 알 수 있었어요. 이것은 물리치료를 하고있을 때 발생했어요."라고 Ginette가 말했다.

그들이 Canada로 돌아왔을 때 Ginette와 카이로프랙터인 남편 Michel은 Eliane에게 음식을 넣어주었던 튜브를 제거했다. 그들은 또한 발작을 멈추기 위해 처방 받았던 약물치료를 서서히 줄이기로 결심 했다. 왜냐하면 발작이 멈추었기 때문이다. Eliane은 Feldenkrais(펠덴크라이스)세션과 카이로프랙틱과 함께 일주일에 두 번 두개천골요법을 계속해서 받았다. 하지만 Eliane가 그녀의 치료를 계속하기 위해 UI 건강센터로 다시 갈 것이라는 생각은 한 적이 없었다.

"우리 아이에게 집중적으로 두개천골요법 치료를 하고 있으며 그 결과에 대해서는 기대이상으로 만족하고 있어요." Ginette가 말했다.

이것은 그 미나리아재비 꼬마 아가씨에게 매우 가치 있는 일이었다.

뇌신경 기능장애-지역공동 사회가 소년을 건강클리닉으로 오게하다
A Cranial Nerves Dysfunction

1998년 7월-Kenny의 엄마 Pat은 금년 어머니의 날에 매우 특별한 선물을 받았다. UI건강 클리닉에서 2주간의 집중 치료 프로그램을 받은 뒤 Kenny는 어린시절 동안 처음으로 입으로 음식을 먹은 것이다. 5월 말에 6살이 되는 이 어린이는 호흡과 삼키는 것과 소리를 내는 능력이 감소된 뇌신경 기능장애를 가지고 태어났다.

"꿈이 이루어졌어요." Pat이 말했다. "우리는 거의 6년간을 이것을 위해 시간을 보냈어요. 그가 우유 마시기와 음식을 씹을 수 없었기 때문에 우리가 할일이 많았어요. 하지만 먹고 마시는 능력을 발전시킴으로 해서 그가 희망적이라고 말할 수 있을 것 같아요."

지금까지 Kenny는 위로 통하는 튜브를 통해 영양분을 섭취했다. 의사들은 Kenny의 모든 검사 결과가 정상이었기 때문에 Kenny의 상태를 보고 난처해 했다. 그들은 물리치료나 작업요법, 언어치료를 추천 했지만 Kenny는 많은 발전을 보이지 않았다. Pat은 Upledger 박사의 책 중 하나에서 뇌신경 기능장애에 대한 부분을 보고 두개천골요법이 도움을 줄 수 있음을 끝까지 읽었다. 다른 치료사에 의해 치료받은 사람이 그들의 집 가까이에 있는 Pennsylvania주의 Prospect 공원 쪽의 두개천골치료소를 알려 주었다.

"Kenny가 약 1년 전 두개천골요법을 받기 시작한 이후부터 그는 손짓언어를 배우기 시작했고, 다른 진전도 보여 주었어요." Pat은 상기시켰다. "치료사는 그가 UI 건강클리닉에서 집중프로그램을 받으면 더 좋아질 것이라고 생각했어요." 하지만 가족의 보험사가 Florida에서 치료하는 것에 보험금을 지불하지 않으려 하여 그들의 희망은 실망으로 바뀌었다. Pat의 오빠는 모금행사로서 32마일의 마라톤에 참여 했다. 마라톤이나 다른 행사 그리고 기부금으로 이 치료 프로그램에 필요한 돈을 마련 했다.

"얼마나 많은 사람들이 Kenny를 도와주기 위해 기꺼이 그들의 시간과 성금을 보내 주었는지 알리는 것이 그들에 대한 감사의 표시예요. 그들이 Upledger박사나 두개천골요법에 대해 듣지 못했다면-많은 이들이 그랬겠지만-이제라도 들어야 해요." 라고 Pat이 말했다.

Pat은 집중프로그램이 끝나고 관심을 가져 준 많은 사람들과 Kenny에 대한 소식을 공유하는 것 때문에 집에 돌아가기를 걱정 했었다. 그러나 그의 엄마에 따르면 Kenny는 감정, 사회, 신체, 정신적으로 이렇게 모든 부분에서 회복을 했다고 한다.

이제 그녀는 Kenny가 치료를 계속함으로 해서 주어진 모든 삶을 즐겁게 살 수 있는 기술들을 습득하기를 희망한다. 집중프로그램으로 6살된 어린 Kenny가 생전 처음으로 자신의 입으로 음식을 먹은 것

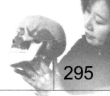
이다."나는 아이에게 그의 첫 번째 생일인것처럼 케익 한 조각을 주려고 해요." 고칠수 없는 병이라 생각하고 더이상 노력은 않고 포기하는 부모들을 볼때마다 안타까운 마음이다. 구하라. 그러면 찾을 것이오. 두드려라. 그러면 열릴 것이다. 신은 모두를 사랑하신다.

출산장애-두개천골요법이 가족의 일
Erb's Palsy-CST is a Family Affair

2000년 4월-아메리카 원주민의 후손인 Osa와 그녀의 4명의 아이들에게 두개천골요법은 신체적으로나 영적으로 매우 가치있는 것이었다. 가족 모두는 건강유지 차원에서 거의 쇠약성 의학적 문제를 완화하고 장애를 극복할 수 있도록 도움을 주는 두개천골요법을 소개받았다. 각각의 경우에 치료의 진전은 극적인 것은 아닐지라도 뚜렷이 나타났다.

Osa와 그녀의 가족은 1994년 Montana 대목장에서 생활하는 동안 두개천골요법을 처음 소개받았다. 한 친구가 출산 사고로 팔 위쪽이 마비된 Erb`s palsy(에르브 마비)를 가진 4살 된 Oge를 위해 소개했다. "우리는 여러 해 동안 병원에서 일반적인 치료를 받아 왔지만 소용이 없었어요." Osa가 말했다. "그래서 우리는 두개천골요법을 해보기로 결정했죠."

첫 번째 치료후 결과는 놀라웠다. "그의 팔에서 통증이 줄었고 마비 때문에 항상 매우 팽팽하고 조여 있었던 어깨가 풀어 졌어요." Osa는 설명했다. 그 치료세션은 Oge에게 새로운 확신을 남겨주었다. "내가 7살이 되면 난 혼자서 말을 탈거에요."그는 목장 주인인 Tag에게 말했다. 같은 해에 Osa는 Oge를 UI 건강클리닉에 John Upledger박사와 Lisa Upledger 박사가 함께 하는 일주일간의 집중치료를 위해 데려갔다. "치료결과는 아주 놀라웠어요." Osa가 말했다. 그의 치료 전에 Oge는 비틀거리지 않고는 거의 걸을 수 없었다. 이 모든 것이 분만시 손상birth trauma때문이라고 그녀는 믿었다. 그녀는 계속 말을 이어갔다. "Lisa가 그를 치료한 뒤에 걸을 뿐 아니라 달리기까지 했어요. 이제 그가 축구를 해요!" 그리고 Oge가 지난 1994년에 목장 주인인 Tag에게 한 약속은 어떻게 되었을까?

그가 말한대로 Oge는 1997년 그의 7번째 생일에 Montana 목장으로 가서 스스로 말을 탔다. 그때부터 가족 모두는 두개천골요법을 경험 했다. 아마 누구도 척추에 심각한 문제를 가졌던 Osa 자신 만큼 깊은 경험을 한 사람은 없을 것이다. 1999년 초까지만 해도 그녀는 스노우보드 사고가 있은 후 심각한 허리 경련과 척추압박 때문에 걸어서는 UI건강클리닉에 도착 할 수 없었다. 치료를 한 1주일 후 그녀는 아무 도움 없이 비행기에 올라 집에 올 수 있었다. Osa는 두개천골요법치료에 대해서 그녀 자신과 가족들에게는 " 믿을 수 없는… 선물"이라고 말했다.

뇌성마비-희망, 한번에 한걸음으로
Cerebral Palsy-Hope, One Step at a time

1999년 11월-의사가 당신에게 당신의 아이가 뇌성마비라고 말하는 것을 상상해 보아라. 당신은 어떻게 반응할 것인가?

"충격trauma과 불신disbelief, 화anger"들은, Trina Bigham이 자신의 7개월된 아들 Brennan이 뇌성마비cerebral palsy에 걸렸다는 것을 알았을 때 그녀를 압도했던 감정들이다. 한편, Trina와 비슷한 경험을 했던 Robin은 말을 더했다. "모든 가족이 같은 마음이었어요." 그녀의 딸 Emily가 2개월이 되었을 때 뇌성마비라는 진단을 받았고 그녀의 삶은 끝이 없이 변했다.

뇌성마비는 고치기 힘든 병으로 세상에 잘 알려져 있다. 누구도 회복될 것이라 감히 희망하지는 않지만 절대 포기하지 않았다. 하지만 오늘날 수년간 치료해온 끝에 Robin과 Trina 둘은 두개천골요법이

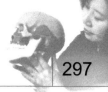

그들의 아이들을 도울 수 있다고 말을 했다. 그리고 그들의 예상대로 극적인 도움이 되었다. "무엇보다 기적을 기대하지 말아야 한다는 것을 하루빨리 배워야합니다. 최상의 방법은 가장 현실적인 일이 무엇인가를 찾아내며 그 어떤 것에 대해서도 편견을 갖고서 당신의 마음을 닫지 마십시요"하고 로빈이 말했다.

Robin은 최근에 4살이 된 가장 사랑하는 Emily에게 두개천골요법을 1998년 1월부터 시작했다. 신장을 줄게 하는 척추 뒤틀림인 척추측후만증kyphoscoliosis으로 Emily의 뇌성마비의 현상이 나타났다. 두개천골요법을 시작한지 얼마 되지 않아서 Emily는 7.6cm정도 더 자란 것 같았다.

Trina의 경우는 이제 8살이 된 그녀의 아들 Brennan이 처음 두개천골요법을 시작했을 때 첫 번째로 나타난 것이 목발에 의지하여 걸을 수 있게 된 것이라고 말했다. 이 전에는 움직이는 것에 대한 희망을 현실적으로 가지고 있지 않았었다.

두 여성 모두 Massachusetts(매사추세츠)에 살았고 자식들의 행복과 건강을 향상시키도록 노력했던 헌신적인 부모였다. 그리고 그 둘은 아이들을 위해 집중치료를 할 수 있도록 UI 건강클리닉 서비스에서 최근 일주일을 지냈다.

"Emily는 나중에 더 많은 힘이 생겼어요." Robin이 말했다. "그녀는 이제 목발 없이도 더 많은 거리를 더 오래 걸을 수 있어요. 그녀는 심지어 뛰기 시작 했어요. 그리고 그녀는 여전히 키가 커지고 있어요. 그녀의 코가 정확히 보이는 것처럼 다른 조그만한 것들을 나도 알아챌 수 있어요. 그녀의 얼굴 형태는 분명해지고 움직이는 데 불편함이 적어지고 그녀의 얼굴에는 밝은 표정이 있어요."

Trina는 Brennan을 보면서 "그를 돕는 게 무척 힘들어요."라고 말하며 자기 가슴에 손을 대었다. "나는 두개천골요법이 내 아들을 회복하도록 도와줄 잠재력이 있다고 생각해요. 그리고 이것이 그의 내부 의사와 접촉해서 그를 치료하도록 도와줄 것이라 믿어요."

기적을 바라는 게 아니라 조금씩 향상하는 현실적인 긍정적인 결과가 그녀들이 추구하는 것이다. 두개천골요법은 그들에게 주어졌고 꾸준한 점차적인 향상의 과정이 계속 될 것이라는 확신을 했다. 그들의 치료에서 미래의 꿈과 희망을 가지는 것에 만족했고 동시에 첫 걸음을 내딛었다.

여성과 전쟁-외상 후 스트레스 장애
Woman and War-Post Traumatic Stress Disorder(PTSD)

2000년 1월-Heidi는 깨닫지 못했지만 병이 있었다. "외로움loneliness, 우울증depression, 고독isolation, 나쁜 관계lousy relationships-이런 것은 매일 매일 내 삶의 한 부분이었어요." 그녀는 베트남전쟁터의 병원에서 간호사로 두 번의 업무를 마쳤던 1970년 이후부터 이처럼 살아왔다. "저는 너무 두려워서 고통없이 사는 것이 가능한지도 몰랐어요." 그녀가 말했다. 그녀의 해결책은 오랫동안 했던 병원 일에서 그녀를 풀어주는 것이다. 그녀는 "내가 계속해서 일을 한다면 내 머릿속에서 전쟁을 인식할 시간이 없어요."라고 말했다.

그리고나서 1991년 재향군인 관리병원에서 그녀는 Jim Shanahan 이라는 예비역 군인을 만났다. 그는 그녀처럼 같은 악몽을 꾸고 같은 고통을 겪으며 같은 무서운 환각을 본다고 했다. 그는 빠져나오는 방법을 알아내기 전까지는 단지 고통을 덮기 위해 약물치료 만을 할 뿐 다른 조치를 취하지 않았다고 인정했다.

Jim은 Heidi에게 그들이 외상후 스트레스 장애나 심적 외상후 스트레스 장애(PTSD)를 겪고 있고 그에 대한 해답은 유일하게 두개천골요법이라고 말했다. Jim은 그 후에 Heidi를 UI 건강클리닉의 PTSD의 2주간의 집중 프로그램에 참가자로써 초대 했다. 하지만 지금 그녀는 또다른 두려움에 직면 했다. 두개천골요법은 Jim을 위한 것이지 자신에게도 소용이 있을까하는 것이다.

"알지 못하는 것에 대한 두려움은 산지옥과 같아요." Heidi가 말했

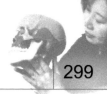

다. 하지만 그녀는 그 어디에서도 도움을 받지 못할 것이라고 알고 있었다. Heidi에 따르면 재향군인병원은 1990년대까지 여성에게 PTSD와 다른 전쟁으로 인한 병의 치료를 시작할 생각조차 하지 않았다고 했다. 그래서 Heidi는 결정을 했다. 그녀는 모든 면에서 건강을 되찾기 위한 자신의 의지는 확고하여 UI건강클리닉 프로그램에 참가 하였다. 그리고 그녀는 자신의 내면에 감추어진 부정적인 것들이 얼마나 많은지 발견하게 되었다. "저는 일하면서 내 우울증dipression을 감춰 왔어요. 하지만 일에 빠지는 것이 문제가 아니라는 것을 알았어요. 문제는 증상이었지요. 저는 결국 PTSD를 인정해야 했어요."

그녀 안에 묶여있는 것을 푸는 것은 기대치 않았던 보상을 동반했다. 그녀의 얼굴의 미소와 호기심과 행복이라는 잃어버렸던 감정들이 이따금 돌아왔다. "저는 내 감정을 너무 깊이 묻어 놨기에 아무것도 느낄 수 없어서 수년간 무미건조하게 살았어요."

이제 감정이 생기려 할 때 그녀는 그것들에 대처한다. "두개천골요법은 저에게 전혀 다른 가능성을 주었어요. 이제 스스로 결정하고 내 자신의 삶에 뛰어들 수 있을 것 같아요."

Heidi는 그녀가 장애를 가진 재향군인 그룹과 함께 베트남으로 돌아가서 얼마전에 다시 찾은 새로운 안전이라는 감정을 시험 했다. 그들은 2주간 자전거로 여러 도시를 다녔고 평화를 느꼈고 그들이 만난 사람들이 자신을 환영함을 느꼈다. 마지막에 그들은 집으로 돌아갈 준비가 되어 있었다.

오늘 Heidi는 Colorado, Boulder에 산다. 그녀는 두개천골요법의 전문과정을 완수했고 이제 치료사가 되었다. 하지만 그녀의 가장 큰 변화는 그녀 내부에 있었다. 전쟁으로 찢겨진 내부의 황무지를 평화의 오아시스로 바꾼 그녀는 강하고 활기가 넘치는 여성이었다. 20년동안 괴롭혀 왔던 두려움이라는 감정에서 해방된 것이다.

"저는 아직 이따금 식은땀을 흘리고 기억할 수 없는 꿈을 꾸곤해요. 하지만 이제 괜찮아요."

Heidi가 웃었다. "나는 두개천골요법을 만난 이후로 지난 몇 년 동안 아주 아주 좋아요."

뇌성마비-과거는 뒤에 두다
Cerebral Palsy-Leaves Past Behind

1997년 10월-Melissa는 뇌성마비가 더 이상 그녀의 삶을 제한하지 못하게했다. 그녀의 엄마인 Patricia는 수년간의 물리치료와 작업요법을 하는 동안 12살의 자신의 아이가 걸을 수 없는 상태에서, 이제는 두개천골요법을 통해서 지팡이를 가지고 혼자서 걸어 다니는 장족의 발전을 만들어 낸 것을 보았다.

Melissa가 몇 년 전에 물리치료와 작업요법을 점차 줄였을 때 그녀의 부모님은 그녀가 좀 더 나아지도록 도와줄 다른 치료사를 찾고 있었다. Georgia주의 Tifton에 있는 집 근처의 한 마사지 치료사가 Patricia에게 두개천골요법에 대해 말했다.

"저는 의심이 들었어요. 왜냐하면 두개천골요법에서 두개골이 움직인다는 개념은 제가 병원에서 치료받는 방법과는 완전히 반대였거든요." Patricia가 당시를 회상했다. "하지만 나는 이것이 Melissa를 도와주기를 간절히 기도하고 바랬어요."

"일주일 뒤에 저는 Melissa의 이전 물리치료사 중 한명과 이야기했어요. 그녀는 두개천골요법을 매우 칭찬했어요. 바로 이것이 우리에게 꼭 필요한 답이라고 말했어요."

UI건강클리닉에서 집중프로그램에 오기 전에 Melissa는 Georgia주의 Albany에서 두개천골요법을 조금 받아 봤다. 그 두개천골요법 치료사는 Melissa의 관상봉합이 제한되었음을 발견 했다. 일단 관상봉합의 제한이 줄어들면 그녀의 주의력은 향상되고 Patricia는 Melissa가 그 동안 복용해왔던 Ritalin(-어린이 주의력 결핍에 쓰이는 약)을 그만 섭취하도록 할 수 있게 될 것이다.

후에 그들이 집중 프로그램을 위해 UI 건강클리닉에 왔을 때

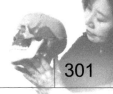

Patricia는 딸에게서 더 많은 변화를 보았다. 그녀는 더 똑바로 섰고 그녀의 균형을 잡아주던 지팡이 없이 더 부드럽게 걸었다. Melissa의 상체는 더 강해진 것 같았고 그녀는 치료시간이 되었을 때 테이블 위로 단숨에 뛰어 올랐다. Patricia는 딸이 더 편안하게 이야기 하면서 감정적인 변화를 표현하는 것을 보았다. 그들이 집으로 가기 전에 Melissa는 더 이상 지팡이가 필요하지 않았기 때문에 그것에 대한 이야기를 하지 않았다. 또 하나의 제한이 사라진 것이다. Melissa는 이제 수영하는 것을 즐긴다. 그리고 'Danceability'라는 수업에 꾸준히 참가하여 지난 2년간 수영 대회에도 출전하였다.

안면마비-(벨 마비) 빠른 안정을 되찾다
CST brings Quick Relief to Bell's Palsy Patient

1997년 4월-어느 날 일어났는데 당신의 얼굴이 마비되어있음을 상상해보라. 당신의 뺨이 한쪽으로 축 늘어져 있다. 당신의 오른쪽 눈은 감을 수 없다. 당신의 혀와 턱은 감각을 잃었다. 이것이 바로 Tom에게 일어난 일이다. 하지만 이것은 매일 아침마다 그러는 것은 아니다. 그에게 이것은 작년 Las Vegas(라스베이거스)에서 있었던 국제 컨벤션 첫날에 시작 되었다.

"저는 너무 힘들게 엎드려 잔 것 같다 생각하면서 제 호텔방에서 일어났어요." Tom이 회상했다. 그의 근육은 꼬여진 것처럼 느껴 졌고 그의 목은 일직선에서 벗어난 것 같이 느껴졌다. 그의 친구들은 그가 발작이 일어났다고 믿는 반면 의사는 이것을 갑자기 이유를 알 수 없이 오는 마비증상으로 얼굴이 일그러지는 벨 마비로 진단을 내렸다.

"그는 내게 Bell`s palsy가 무엇인지 진짜로 알지 못하지만 그는 어쨌든 스테로이드로 규정 지었어요." Tom이 말했다. "그들은 최악이었어요. 그들은 내 속과 신경을 뒤집어 놓고 내 몸 전체가 공격당하는 끔찍한 기분이 들었어요."

Tom이 Florida 주의 Palm Beach Garden에 있는 집으로 돌아왔을 때 그는 즉시 UI 건강클리닉에 있는 두개천골 치료사인 Lisa Upledger를 보러 왔다.

"그녀가 내 얼굴을 만지고 내 근육과 대치되는 힘을 가하자마자 나는 벨 마비에 더 완벽한 치료법은 없다는 생각이 들었어요." Tom이 말했다. "처음 치료를 한 뒤 나는 신체적으로 뿐 아니라 심리적으로도 50%정도 더 좋아진 것 같아요. 이건 정말 극적이에요."

2주의 가치있는 집중치료세션 후에 Tom의 상태는 거의 회복되었다. 그리고 그는 운이 좋은 사람 중 한명이라고 느꼈다.

"안면마비는 한달 두달 시간이 지날수록 더욱 악화됩니다. 이런 상태에 있는 사람들중 약 95%는 장담하건데 두개천골요법에 대해 들어본 적도 없을 것입니다. 하지만 이것은 그들이 찾아봐야 할 첫 번째 치료법입니다. 당신이 6~7개월동안 기분이 좋아지고 있을 때에 우리는 왜 이 문제로 6~7개월을 낭비해야 할까요?

우리의 여정:UI 집중 치료 프로그램 체험기 Eileen M. Clark
Our Journey:The Story of My Experience at UI Intensive Therapy Program

나의 아들 Sean과 나의 어머니와 나는 UI에서 있는 한주간의 집중 치료 프로그램에 참여하기 위해 Florida주의 Palm Beach Gardens로 날아갔다. Sean은 분만 외상birth trauma으로 머리가 기형이 되고 근육의 경련으로 고생해 왔다. 그 치료 프로그램에는 두개천골요법CST과 마사지massage와 에너지 치유법Energy healing을 포함 했다. Sean과 나를 어머니가 뒷바라지해 주셨다. 그녀는 우리에게 점심을 마련해 주고 내가 잊은 빨래를 해 주셨고 역시 내가 기저귀 사는 것을 잊었을 때도 보충해 주셨다.

다음에 이어지는 것은 내 아들과 함께 한 놀라운 여정에 대한 매

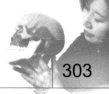

일매일을 적어놓은 것이다. 내가 이 노트를 다시 볼 때마다 나는 더 많은 것을 기억할 수 있다. 몇몇 문장은 이 노트에서 발췌한 것이고 다른 것은 현재에 내가 그것을 표현할 필요가 있다고 느꼈을 때 적은 것이다. 나는 이 경험이 Sean에게 비록 많은 생리적인 변화가 있었지만 어떤 영향을 줄지 확실히는 모른다. 나는 내 관점에서 이야기를 할 것이다. 하지만 나는 Sean이 그 1주 동안에 나를 통해 많은 시간을 이야기 했다고 생각한다.

프로그램과 치료환경 소개
General Description of Program and Environment

치료실은 크고 6개의 테이블이 있는 열린 공간open space이었고 '콩깍지the pod'에는 잡다한 치료 도구가 있었다. 한쪽으로 벗어나면 회의 테이블이 있는 곳이있었다. 매일 아침 치료사 팀과 여섯 명의 환자와 그들의 보호자가 그룹으로 만났다. 팀의 리더인 Ray는 그날의 특별한 계획을 준비 했다. 모든 환자나 보호자는 차례대로 그들의 신체적 감정적인 기분을 공유했다. 의견이나 질문은 여기 저기로 참가자들 간에 공유 되었다. 그리고 나서 우리는 아침 명상에 잠겼다. 환자들이 심리치료사인 Lee에 의해 명상을 시작하는 동안 치료사들은 그날을 준비하기 위해 사무실로 움직인다.

오전 11시쯤이 되면 치료팀이 들어와서 치료를 시작한다. 모든 환자마다 그날의 담당 치료사가 있다. 하루 동안에 한 사람 또는 두사람 정도를 전담한다. 물 마시는 시간과 짧은 점심식사 시간으로 1시간이 주어 졌다. 환자들은 테이블이나 개별적인 치료실에서 손으로 직접 치료를 받는다. 그들은 또한 심리 치료사를 만난다. 보호자들 또한 테이블에서 도움을 주고 치료 세션에 동참하여 ShareCare courses를 하거나 서로를 도와 주면서 시간을 보낸다.

그 '콩깍지the pod'는 지오데식 돔(geodesic dome-이것은 20세기 미국의 R.B. 풀러에 의해 개발되었다. 지오데식 돔은 경량의 벽에 의해 지지되나, 또한 다른 대형 돔과 달리 일체식으로 지면 위에 세울 수 있다. 1967년 몬트리올에서 개최된 67엑스포에서 미국은 전람회장으로 대형 지오데식 돔을 사용했다. 지오데식 돔은 주로 경기장·극장·온실·전람회장 등의 용도로 사용된다. 역자 주)처럼 지어졌다. 내부에는 테이블이 있다. 그 건축물은 특별한 문을 통해 들어가야 한다. 하지만 닫혀있는 것은 아니다. 한 사람이 삼각형의 금속으로 된 구조를 통해 들어갈 수 있다. 스피커는 그 구조물 주변을 둘러싸고 있고 푹신한 테이블 위 어디에서도 진동을 느낄 수 있다. 대부분의 음악은 북이나 아프리카나 자연의 소리 등의 New Age장르이다. 진등은 꺼져 있거나 약하게 조절되어 있으며 자연의 빛이 대부분 유리벽을 통해 들어와 어둡게 드리워져 있다.

Day 1:1997년 7월 28일 월요일

평가가 모든 방에서 있었다. Francine는 Sean을 진단하기 시작 했다. 한 시간 뒤에 그는 한숨을 쉬며 "다 됐어요."라고 하며 테이블에서 내려 왔다. 하지만 하루일정이 모두 끝난 게 아니다. 그의 첫 번째 치료는 그 '콩깍지' 안에서 있었다. 드럼, 심장박동, 구불구불하고 벌레 같아 보이는 것이 첫 번째 였다. 큰 외침소리가 났다. 무슨 일인가가 일어났음이 틀림 없었다. Sean을 보는 게 안타까웠지만 나는 좋은 치료를 하고 있음을 알았다. 이따금 그는 우리를 체크 하면서 이리저리 눈을 Francine에게 두었다가 나에게 두었다. 그리고나서 알고있는 듯한 눈빛을 하고 다시 진정 했다. 치료사의 사랑스러운 어루만짐으로 그들은 연결된 것 같았다. 그녀는 소대 frenulum (혀 아래에 있는 막)를 풀어주기 위해 입속에다 무엇인가를 했다. 그녀의 손이 입 안쪽으로 들어가는 데 쉽지 않았다. 다음 치료 때는 막대를 입에다 물 필요가 있었다.

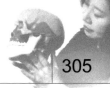

오후 4시. 지금 입에 대한 집중치료를 하고 있다. 두 명의 치료사들과 Sean은 매우 조용했다. 거의 요람처럼 두 사람은 꽉 잡고 있었다. 숨이 막히도록 거친 순간이 있었지만 다시 잠잠해 졌다. 무엇인가가 일어났다. Sean이 이해 했을까? 그는 이것을 위한 준비가 되었을까? 나는 그렇다고 생각한다. 나는 조금 물러나 있었다. 방해를 하고 싶지 않았다. 다만 아들이 내가 가까이에 있음을 알기를 원했다. 그는 이 두꺼운 막대기를 입에 물고 잠이 들었다. 치료사들의 손가락은 그의 입 속에 있었다. 정말 강인하구나. 얼마나 착한 녀석인가. 너를 사랑한다!

Day 2: 1997년 7월 29일 화요일

그 콩깍지(-the pod)! 우하아! 와우! 와우!!! 치료사인 Cathy와 Candace는 함께 치료 했다. 나는 그 '콩깍지'를 좋아한다. 나는 내가 들어가도 좋을지를 물었다. 심장 박동과 함께 음악이 흐르고 자궁의 소리가 들리고 깊은 진동이 테이블을 통해 느껴졌다. 나는 Sean옆에 앉아 그의 배를 어루만졌다. 나는 그 소리들을 들으면서 아들에게 조용히 이야기하기 시작 했다. 어떤 이유에서인지 나는 Sue와 Darlene(에너지 치료사이며 오랜 친구)이 우리와 함께 있는것 같다고 말했다. (Darlene이 후에 나에게 그녀가 잡아당김을 느꼈다고 나에게 전화했다. 우리는 그 날 그 시간을 확인해 보니 그녀가 느꼈던 그 시간이 바로 그때였다!) 나는 아들과 하나되는 느낌을 받았다. 나는 붉은빛이 도는 오렌지색의 튜브를 보았는데 나는 위쪽에 있었다. Sean은 밑에 있었을까? 사실 나는 그를 보지 못했다. 나는 그저 Sean인 것처럼 느꼈을 뿐이다. 나는 그와 함께 그 튜브 속에서 움직이는 듯 했다.

다시 조용히 "Sean, 만약 내가 분만 외상birth trauma으로 머리가 기형이 되고 심한 근육 경련으로 고생하는 너를 바꿀 수 있다면 나는 그렇게 할 것이야. 미안하다 아들아."라고 말했다. 그러자 나는 눈물이 펑펑 쏟아졌다. 눈물은 계속해서 흘렀으며 이것이 다 어디서 오는지 몰랐다. Cathy가 나에게 눈물을 흘리는 상태로 그냥 있게 했고 나는 이렇게 함으로 해서 아들의 이완을 도울 수 있으리라는 생각이 들었다. 처음으로 아들이 어디에 있는지 알기를 갈망하고 4년 전 내가 그를 도와줄 수 있었기를 바라면서 그런 깊은 슬픔과 비탄을 느꼈다.

나는 점차 무의식의 트랜스상태로 도달 했다. "Sean, 나는 너와 함께 있어. 우리는 바로 거기에 있고, 바로 여기에 있어, Sean!"이 말을 되풀이 했다. 나는 큰소리로 말했나고 생각했다. 눈물은 계속해서 흘렀고 나는 그와 처음부터 함께 있다는 그런 즐거움을 느끼기 시작했다. "우리는 처음부터 다시 시작 하는 거야! 우리는 함께 가는 거야!"

가장 격앙되고 긴장되는 순간동안 Cathy는 내 등을 어루 만졌다. 나의 자세는 매우 불편했고 팽팽한 줄처럼 등을 따라 고통을 야기했다. 나는 이것이 끝났을 때 고통이 완전히 사라졌음을 깨달았다.

지금 그러한 맑은 느낌이다. 아들은 시종일관 잠에 들었던 것 같다. 아마도 그는 또 다른 어떤 공간에 있었던 것 같다. 나는 그가 어디에 있는지 알고 있다. 나 또한 거기에 있다.

Sean이 깨어났을 때 그는 빨리 일어나 자석처럼 나에게 착 달라붙어 안겼다. 그를 꼬옥 안아주니 매우 기분좋아 했다.

Candace와 Cathy는 그들의 팔로 우리를 안았다. 누구도 말을 하지 않았지만 나는 그들과 의사소통을 하고 서로에게 끄덕여 표시하는 것을 볼 수 있었다. Sean은 현재로 뛰어 들어온 것 같았다. 현재로서는 치료가 끝이 났다. 우리 모두는 '콩깍지' 밖으로 나왔다.

나는 테이블 귀퉁이에서 Sean을 잡고 있는 그들을 보았다. Cathy가 물었다. "머리를 잡고 있나요?" "네" Candace가 대답했다. 그들은 아들의 머리를 떨구고서 테이블 아래에서 약간 떨어진 곳에서 그에게 쉬 하는 소리를 냈다. 이것이 재탄생(-rebirthing)?

(내가 그 때의 경험을 생각하면 아직도 소름이 돋는다. 나는 이것을 자궁회귀 a rewombing라고 말하겠다. 약간은 좀 다르기는 하지만

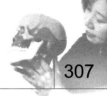

내가 그때 Sean에게 다가갈 수 없는 동안 그 당시에 나는 출산 과정의 건강하고 필요한 분리가 발생했다고 생각 했다. 나는 그것을 경험하도록 Sean에게 허락 했다. 나는 감정적으로 그와 함께 있음을 느꼈다. 누가 아는가? 오늘이 바로 그 좋은날이 될지 그리고 내가 다시 엉망이 될지! 내 남편인 Dave는 내가 Sean과 모든 것을 함께 겪는다면 나는 작은 짐다발 속에 파묻히게 될 것이라고 말했다. 나는 아무래도 좋다. 나는 내 안에 있는 새로 발견된 평화가 계속 되기를 희망 한다. 나는 앞으로 무분별한 나날들을 보낼 것임을 안다. 나는 명쾌함과 인내심과 평화만을 간절히 바란다)

Candace는 남은 기간동안 Sean을 치료했다. 그는 실제로 치료세션 동안 내내 잠에 들어 있었다. 아마 그는 집에서보다 더 낮잠을 잘 자기 시작 했었다. 아들의 머리와 목부위에 신경근육 마사지를 했는데 still point가 발생하였다.

Day 3:1997년 7월 30일 수요일

그룹에서 우리는 모든 사람의 놀라운 변화에 대해 많은 이야기를 들었다. 나에게는 믿어지지 않는 것이었다. 나는 그들에게 무엇이 일어났는지 알 길이 없었다.

나는 ShareCare class를 Gayle과 함께 들었다. 처음은 두개천골시스템의 일반적인 개요였고 두 번째는 그 리듬을 느끼는 것을 배우는 것이었다. 나는 그것을 찾는데 어려움이 있었다. 나는 Sean을 생각했다. 나는 손으로 직접 치료하는 것에 집중 할 수 없었다. 그럼에도 나는 그 수업에 흥미를 느꼈다. Liza Upledger는 Sean을 계속해서 치료 했다. 나는 오후 1시까지 그를 볼 수 없었다. 나는 팀의 리더인 Ray와 이야기 하는 시간을 가졌다.

Ray는 Sean이 자신의 일을 하고 있음을 나에게 상기시켜 주었다.

오직 자신만이 할 수 있는 것이다. 내가 그를 위해 할 수 없었다. "나쁜 소식은 그가 심하게 경직되고 제한되어 있다는 것이에요. 하지만 그것이 좋은 소식이 될 수도 있어요!" 많은 것이 이루어졌다. 하지만 많은 잠재성도 있었다. 그는 스스로 결정해야만 한다.

점심을 먹은 뒤에 나는 Liza와 Sean과 함께 하였다. 그녀는 내가 무릎은 끌어올리고 팔은 가슴위에 교차시켜서 압박하는 자세로 그를 꽉 잡도록 했다. 그녀는 머리와 후두부에서 계속 치료를 했다. 땀이 많이 났고 소리도 많이 질렀다. 극도로 흥분한 것 같은 새빨간 얼굴은 Sean의 어렸을 때를 생각나게 했다. 아들이 소리지르면 지를수록 나는 그를 더욱 더 격려했다. 나는 그가 이것을 견뎌 나가도록 내버려 두는 것에 어떤 죄책감이나 슬픔은 느끼지 않았다. 나는 그가 신체적 고통에 있지 않다는 것을 안다. 그의 폭발의 일부는 갇혀 있는 것에서 오는 좌절감에서 생기는 것이다. 나는 그가 분명히 지난 화에서 오는 고통이 풀어지는 것을 경험하고 있다고 믿는다. 그의 몸과 마음에 어떤 중요한 것이 일어나고 있다는 것이 확실해 졌다. 무엇이든 나는 가능한 길게 계속 되기를 원한다. 그는 완전히 땀범벅이 되었다. 지금 이 경막들이 비끌리면서 퍽 퍽 끓고 있는 것이다. 아가, 어서 계속해, 계속!

Upledger박사가 치료실을 돌아보기 위해 왔다. 나는 그가 ADD라는 정확하지 않은 진단을 받은 6살 된 소년인 Lawrence를 치료하는 것을 보았다(나는 그의 엄마와 친구가 되었다. 그녀는 약간의 도움을 필요로 하는 것 같았다). John Upledger박사는 치료를 했고 Lawrence는 저항하면서 소리를 질렀다. 그는 이런 행동을 일주일동안 보였지만 그의 엄마는 항상 치료실 밖에 있었다. Liza가 Sean을 붙잡고 치료하고 있는 동안 나는 Lawrence의 엄마 Camille를 조심스레 쳐다 보았다. Liza와 나는 Lawrence가 그렇게 힘들어하는 소리를 듣는 것이 엄마에게 힘들 것이라고 염려 했다. 엄마는 울면서 테이블에서 멀리 옮겨갔다. 이제 어떤 에너지 교체some energy transfer를 시도할 때이다. 우리는 이 모든 것을 이번 주에 해야 한다는 이유로 Lawrence의 엄마

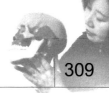

Camille의 도움이 필요했다. 결국 그녀는 안으로 들어와서 그 세션에 참여 하였다. 나중에 그녀는 나에게 Upledger박사가 Lawrence에게 재탄생을 시도했다고 말해 주었다. 엄마는 이것이 매우 감동적인 경험이었다고 말했다.

다른 환자들은 그들의 몸이 마치 고문을 당하는 것 같이 보였다. Jim은 사방으로 팔다리를 움직였다. Rupert는 테이블 위에서 몸부림치는 것 같아 보였다. 후에 나는 그들이 어떤 느낌을 받았는지 물어보았다. 그들 모두는 평화와 신뢰와 더 이상의 고통은 완전히 없음을 느꼈다고 말했다. 놀라운 일이다. 그렇게 고통스럽게 보였는 데…

Sean의 차례가 되었다. John Upledger박사는 그의 머리에서, Cathy는 Sean의 오른쪽 어깨 부분에서, Liza는 발과 허리의 왼쪽 부분에서, Candace는 천골의 오른쪽 부분에 있었다. John Upledger박사는 나에게 Sean과 함께 테이블에 있도록 했지만 나는 뒤로 물러나 앉아 있기로 했다.

나는 이 순간을 위해 여섯 달을 기다려왔다. 내가 처음 『Your Inner Physician and You-인체와의 대화(김 선애 옮김)』이라는 책을 읽었을 때 내가 생각할 수 있었던 모든 것은 내가 내 아이를 위해 John Upledger박사를 만날 수만 있다면 이것이 효과가 있는지 알수 있을텐데 최소한 Sean을 돕기 위한 모든 가능한 시도는 해 봤다는 것을 알 수 있을텐데 하는 것이었다. 이제 우리는 바로 거기에 있고, John Upledger가 나와 겨우 60cm만이 떨어져 있을 뿐이고 Sean의 머리 위에는 그의 손이 있다. 나는 비록 이 스텝들과 3일만을 같이 보냈지만 그들은 매우 유능했고 효과적이며 타고난 재능이 있었다고 말할 수 있다. 나는 Upledger를 만난 것이 얼마나 중요한지에 대해 매우 떠들고 다니는 사람처럼 느껴졌다. 하지만 나는 남편 Dave가 말한대로 "Big Kahuna(최고의 치료사)"인 그를 만나러 왔다.

어쨌든 John박사는 머리에서 치료를 하기 시작 했다. Cathy는 의사의 얼굴을 보고 고개를 끄덕이면서 눈을 감았다. 나는 그들이 서로 의사소통을 하고 있음을 알았다. 그녀는 이것에 대한 이야기를 나에게 해주었다. 그들은 모두 서로 호흡이 잘 맞아서 종종 말이 필요 없었다. John박사는 Candace에게 천골에서 두개골 쪽으로 에너지를 올리라는 지시를 했다. 그의 손을 보고 있는 것은 가장 믿을 수 없는 경험이었다. 그는 물레에서 진흙을 끌어올리는 도예가가 된 것처럼 보였다. 천천히 위쪽방향으로 손을 움직이며 돌렸다. 그는 이것이 병의 코르크 마개가 펑하고 튀어오르는 것 같은 느낌이라고 말했다. 잠시 후에 Upledger박사와 Cathy는 거의 동시에 "좋아요, 왔어요!"라고 말했다. 그리고나서 그는 천천히 그의 손을 빼서 Sean의 머리위에서 공중을 맴돌았다. 이 사람이 바로 치료하는 사람 healer이다.

Sean은 서둘러 보통의 무릎을 꿇는 자세를 취했다. 그는 Upledger에게 돌진 했다. 나는 매우 기뻤다. 나는 이 작은 소년이 얼마나 특별한지 느끼는 몇 분간 그의 팔 안에서 Sean이 머무르게 하고 싶었다(지금 여기 집에 있는 사람들은 그들도 힘든 치료를 하고서도 Sean을 포옹하기 위해 온다. 그는 그자신도 작은 치료사a little healer인 것이다!). Upledger는 Sean을 안았고 Sean이 작은 춤동작을 보였을 때 웃었다. 그는 Sean을 나에게 넘겨주며 수고했다고 말하고서 나갔다. 나는 그와 대화를 충분히 하지 못했다는 약간의 아쉬움을 느꼈다.

다음날 나는 아침 미팅에서 이런 감정들을 이야기했다. Cathy는 Sean과 함께했던 행복한 순간이 사실 John박사의 일반적인 치료방법에서 예외적이었다고 말했다. 또 다른 치료사는 John박사가 때때로 의례적인 인사를 하기도 한다고 말했다. 다른 사람들을 연이어서 치료하여야 하기 때문이다. 그들은 이것을 회의 때마다 경험한다고 했다. 좋아, 기분이 더 좋아졌어! 그럴수도 있겠다고 생각했다. 나는 그와 또 내 아들과 함께 있는 이 사람들과 같이 있음에 기분이 좋아졌다.

Liza는 늦은 오후까지 계속했다. Joanne은 우리와 함께 했다. 그녀는 더욱 더 에너지 치료사an energy healer처럼 움직이기 시작 했다. 그의 머리에서 에너지를 잡아당기고 그녀 뒤편 공중으로 에너지를 던졌다. Sue Dowling이 전에 이런 행동을 하는 것을 보지 않았다면 나

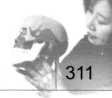

는 무슨 일을 하는지 이해하지 못했을 것이다. 나는 전에 에너지 치료Energy Therapy를 목격하고 연구했던 것이 너무 기뻤다. 나는 그들이 무엇을 하는지와 그들이 무엇을 말하는지 완전히 이해했다. Liza와 Joanne은 대부분 머리, 얼굴에서 치료를 했다. Joanne은 Sean의 왼쪽 눈에 집중 했다. 뛰어오르다가 떨어져서 생긴 붉은 상처 때문에 그녀의 손이 거기로 갈까? 아니면 그 부위에서 그녀 자신이 무엇인가를 찾기 위해 갈까? 그녀는 그 부위에서 전기가 나오는 것을 느꼈고 실제로 "아야!"라고 말했다. 나는 그것을 사랑한다. 나는 이것에 완전히 끌리는 것을 멈출 수가 없다.

그들이 치료할 때 그들은 나에게 많은 이야기를 해주었다. 나는 항상 그것에 고마워했다. 나는 이 과정에 매료 되었고 그들이 느낀 감정 이야기를 듣는 것을 좋아 한다. 당신이 두개천골요법을 치료하는 것을 보고 있다면, 이것은 그들이 그냥 몸을 잡고 눈만 감고 있는 것처럼 보일 것이다. 이 치료에 대해 잘 알지 못하고 배우지 않았다면 당신은 그들이 아무것도 하지 않는다고 생각할지도 모른다. 그것은 100년이상의 역사를 지닌 두개천골요법을 제대로 이해하지 못하는 무례한 생각이다.

"나는 사골이 떨어지는 듯한 느낌을 받았어요. 접형골이 움직이고 있어요. 오! 안와로 가요. 좋아, 오! 그가 나를 밀어내고 있어요."(Sean은 계속 잠을 자고 있었다)

오늘의 일과는 끝났다. 우리 중 세 명은 뒤로 물러나서 그가 자는 것을 바라 보았다. 우리는 마침내 그를 깨워야 했다. 그는 여기서 나갈 수 있는 준비가 되어 있었다. 그는 기어 변속을 할때마다 울었다. 그리고나서 그는 우리가 저녁식사를 마치고 서점에서 책을 보고 T.J. Maxx.(대형할인점 종류)에서 쇼핑을 할 때 매우 행복해하고 끊임없이 지껄이며 낄낄 웃는 소년이 되어 있었다. 차안에서 나는 그에게 바다에서 수영을 하거나 아이스크림을 먹는 것 중 선택하라고 했다. 그는 분명 "크~리~~CRRRR!"이라고 외쳤다. 물론 그는 아이스크림이 나올 때까지 조금 화를 냈다. 이런 긍정적인 의사소통을 하는 것을 보는 것이 참으로 멋졌다. 단지 그를 시험해보기 위해 우리는 아이스크림 가게를 지나쳐 갔다. 물론 Sean은 떼를 썼다. 그는 여기가 아이스크림 가게라는 것을 알고있는 것이다!

정말 멋진 날이었다!! 지금 내가 글을 쓰고 있지만 나는 무슨 일이 일어났는지 정말 믿을수가 없었다. 우리가 완전히 나았음을 의심하지 않는다!

Day 4:1997년 7월 31일 목요일

Ray는 Sean의 담당 치료사였다. 그는 치료실에 내가 없기를 원했다. 내가 어디로 가야할지 그들이 알려주어야 한다고 생각했다. 그는 치료 중에 보호자가 곁에 없는 것이 최선이라고 보호자들에게 말하는 것을 전혀 꺼리지 않는다고 말했다. 그는 "나가서 책을 보는게 어때요?"라고 물었다. 좋아, 마사지나 받자!

한동안 밖에서 시간을 보내다가 다시 들어오니 오후 4시30분이다. Sean과 반대쪽의 방에 앉아 있다. 그러나 나는 행복하지 않다. 나는 지금 테이블로 건너가야만 한다!

나는 다시 치료실로 건너 갔고 Sean은 즉시 내 어깨위로 올라 왔다. 우리는 서로 끌어 안고서 나는 조금 흐느꼈다. 치료를 방해해서 미안 했지만 어쩔 수가 없었다. Ray는 고개를 끄덕이고 우리 둘을 테이블로 오게 했다. Ray는 한손을 Sean의 머리위에 두고 다른 한 손은 내 등 뒤에 두었다. 나는 그가 어떤 나쁜 에너지를 밀어내는 것 같았다. Sean은 가만히 있으려 하지 않았지만 우리는 노래가 끝날 때까지 함께 있었다. 치료에 끼어들어서 미안했다. Ray는 어차피 잠시 후에 나를 막 부르려 하던 참이었다고 말했다. Sean은 하루종일 치료를 받았다. 그들은 나에게 그가 땀을 흘리고 일하면서 하루종일 요리를 조용히 했다고 말했다. 그는 내가 아들을 위해 많은 것을 했음을 다시

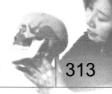

확인하면서 Sean을 위해 할 수있는 일들에 대해 이야기했다. 생각보다 할수 있는 것들이 훨씬 더 많았다.

중요한 생각에 대해 많은 것을 공유 했지만 다시 상기할 필요는 없다. 이것들은 모두 내 마음과 영혼에 들어가 있다. 절대 잊어버리지 않을 것이다.

우리는 그날의 작별인사를 했다. 우리가 나갈 때 Ray가 나에게 와서 에너지 작용에 대한 몇 가지 이야기를 해 주었다. 차크라 시스템에 대한 책을 읽는 동안 내가 했던 두 가지 운동을 그는 자세히 살펴 보았다. 나는 실제로 내 손 사이에서 에너지가 지나감을 느꼈다. 이것은 미세한 전기가 내 한쪽 손의 손가락에서 다른 손의 손가락으로 지나가는 것처럼 느껴졌다. 이런 것을 전에는 느껴본 적이 없었다. "이것이 그렇다고 생각하든 그렇다고 생각하지 않든 당신이 옳을 거예요. 에너지 흐름은 언제 어디서나 존재하고 있는 것입니다" 이 말들이 종종 머리에 떠오르곤 하였다.

97년 8월 19일 메모:집에 온 이후로 나는 가끔 에너지 연습energy exercises을 했지만 아무일도 일어나지 않았다. 나는 이것이 많은 집중을 요한다고 확신 한다. UI에서 내 모든 집중은 그 방안에서 영혼적이고 신체적인 경험으로 쏠려 있었다. 실로 엄청난 양의 에너지가 그 공간에 있었다. 이제 나는 이런 능력으로 사람들을 둘러싸고 있는 힘을 확실히 안다. 나는 또한 내 자신에게도 이러한 능력이 있음을 알게 되었다. 나는 그것들을 찾아내기 위해서 집중하기만하면 된다. 요즈음 집이 조용하고 나 혼자 있을 때 이것을 불러 일으킨다.

Day 5:1997년 8월 1일 금요일

이 여정의 마지막날이다. 나는 일어나자마자 이것을 쓴다.

간밤에 Sean을 안정시키기 위해 오랜 시간이 걸렸다. 나는 보통 그를 침대위에 두고 거실에서 어머니와 시간을 보낸다. Sean을 재우기 위해서 이야기를 들려주기 시작하면 아이는 보통 곧바로 잠이 들고 나는 옆에서 책을 읽을 수가 있었다. 지난 밤 10시쯤에 내가 들어갔지만 그는 아직도 깨어있는 상태였다. 나는 책을 읽으려 했지만 그는 몸부림치면서 방 주변을 즐겁게 걸어 다녔다. 나는 읽는 것을 포기하고 불을 소등하였다.

내가 앉아서 꾸벅꾸벅 졸고 있을때 갑자기 그의 정수리가 내 이마에 닿는 것을 느꼈다. 나는 그가 나와 부딪힌 후 바로 떨어지기를 기대했다. 하지만 그는 머리를 내 머리에 밀면서 거기에 그대로 있었다. 너무 이상했다. 이것은 어둠속에서 일어난 우연한 충돌같지 않았다. '만약 그렇다고 생각하거나 그렇지 않다고 생각거나 당신이 옳다.'라는 이전에 인용했던 말을 마음에 새기면서 나는 열린 마음으로 이것이 무엇이든 간에 해결하려 노력하기로 마음먹었다. 나는 생각했다. 좋아, Sean, 이게 무슨일이지?

눈을 감은채로 있는 나에게 동그란 빛이 보이기 시작했다. 좋아. 나는 이것을 부인하지 않고 바라보았다. 그 동그라미는 열렸고 나는 Sean의 오른쪽 귀를 확실히 볼 수 있었다. 그리고나서 닫혔다. 흠, 귀라. Chloe는 그날 아침에 그 귀를 치료했다. 나는 그것이 무엇이었는지 알 길이 없었다. 어느 날엔가 이해될 것이라 생각 했다….

Sean과 맞닿은 이마가 떨어 졌다. 그리고나서 그는 나의 배위로 올라 왔다. 나는 왼쪽으로 누워 있었다. 그는 내 복부 근처에 올라와 있었고 내 얼굴 쪽으로 향했다. 큰 문제는 아니었다. 우리는 모두 올라타고 달라 붙기를 좋아 했다. 하지만 이때 그는 그의 머리를 화살인양 내 얼굴로 향했다고 말하고싶다. 왜냐하면 그는 내 얼굴 옆면에 닿았고 전과 같은 방식으로 살짝 내려 놓았기 때문이다. Sean은 아마도 잠에 들었던 것 같다. 숨소리도 전과 같았다. 나는 그의 베개와 Sean사이에 있는 내 얼굴이 밀실공포중claustro-phobic같은 것을 느끼기 시작했다. 나는 그가 어떤 메시지를 다시 보내려고 하는 것을 느끼면서 그 자세를 유지하려고 했다. 잠시 후에 나는 더 이상 견딜수가 없어서

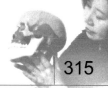

그를 내려놓아야 했다. 또다른 이상한 경험이었다.

오늘 오전에는 Joanne이 '콩깍지'안에서 Sean을 치료했다. 그들은 Sean의 입에서 어떤 일을 하고 있었다. "그가 잘하고 있어요." 이것이 일반적인 대답이다. 자세히 말해주지 않는다. 오늘은 Sean을 그들과 함께 혼자서 치료받도록 할 생각이다.

Gayle은 ShareCare Class에서 우리에게 두개천골리듬을 찾는 방법을 알려주었다. 나의 어머니가 에너지 치료의 실험 모델이었다. 그녀는 수년 동안을 어깨 통증에 시달려왔다. Gayle은 그녀에게 고통없이 그녀의 팔을 얼마나 높이 들 수 있는지 보여주었다. 약 45도 정도처럼 보였다. Gayle은 고통이 있는 부분의 에너지를 교환하면서 그녀의 손으로 부드럽게 어루만져 어머니를 치료했다. 그녀는 어머니에게 힘을 완전히 빼라고 일러주었다. 그녀는 힘을 너무 많이 빼서 세 명이 그녀를 지탱했다. 그녀가 다시 팔을 들자 이번에는 거의 90도에 이르렀다.

정점still point의 유도를 위해 Gayle은 지원자를 요청 했다. 나는 얼른 뛰쳐 나갔다. 나는 내가 내 머릿속으로 들어가는 것처럼 느꼈다. Gayle은 말했다. "지금 경막관을 풀어주는 중입니다…." 나는 어머니가 내게 묻는 것을 들었지만, 분명 말하거나 움직이고 싶지 않았다. 나는 둥둥 떠있는 것처럼 느꼈다. 아…

Sean은 오늘 매우 기분이 좋았다. 와우! 처음으로 나는 울지 않았다! Jim과 Rupert는 Camille과 나에게 좋은 엄마라는 칭찬의 말을 해주었다. 우리는 웃었다. 왜냐하면 Camille도 또한 그때까지 울지 않은 것에 기뻤기 때문이다. 나는 그녀에게 휴지를 건네주면서 매일 아침 회의가 있기 전에 주머니에 휴지를 채워놓는 습관이 생겼다고 말했다. Sean은 회의하는 동안 제일 조용하고 우리가 손을 잡고서 명상을 할 때 매우 말이 많아진다. 내가 조용할 때 그가 떠드는 것에 당황해 하는 동안 치료사들은 특정 순간에 말을 많이 하는 것에 주목을 하였다.

심리치료사인 Lee가 Sean을 데리고 모래놀이를 하러 데려갔을 때 최고의 날이 왔다. 이것은 아이들에게 사용하는 치료 형태이다. 그녀의 사무실 안 진열장에는 작은 장난감과 작은 입상 장식품 등이 있다. 아이들은 그 진열장으로 가서 그들이 원하는 아무 것이나 꺼내 온다. 그들은 이런 장난감을 모래가 있는 테이블로 갖고 가서 그들이 하고픈 대로 가지고 논다. 아이들은 대상을 고르고 그것을 가지고 노는 방법을 통해 그들의 마음이나 두려움, 희망, 문제 등을 나타낸다는 이론이다. 나는 Kyle이나 Cody가 하는 것을 보는데 빠져 버렸다.

Lee는 Sean을 치료실 밖으로 내보내고 Sean이 고른 것을 보여주기 위해 그녀의 치료실로 나를 들어오라 했다. 나는 걸어 들어가서 내려다 보고 깜짝 놀랐다. 거기에는 모래로 만들어진 돌고래 a dolphin가 있었다. 내 충격은 그녀를 놀라게 했고 나는 예전에 영매에게서 받은 정보를 공유했다. 그 영매-심령술사는 나에게 Sean이 돌고래의 주파를 가지고 있다고 말했다(나는 이것에 대해 더 많은 연구를 하고 배워야 한다). 나는 아직도 이 일을 믿을 수가 없었다. 나의 자기방어적 의심많은 한 부분이 나에게 말했다. "나는 아마도 이것을 이번 주에 누군가에게 이야기했고 그들은 그녀Lee에게 말하고 그녀는 다시 내 기분을 좋게 하기위해 말한거야." 하지만 다른 부분에서는 나에게 이렇게 말했다. "이것은 도리에 어긋날 뿐만 아니라 무엇하러 그들을 괴롭혀?" Lee는 Sean이 돌고래를 선택했고 다른 어떤 것에도 눈길을 주지 않았다고 말했다. 그는 창가로 가서 뇌우the thun-derstorm를 보았다. 그녀가 그를 위해 창문을 열었을 때 매우 기뻐하는 것 같았다. 그녀는 전에 이렇게 많은 비를 본 적이 없다고 말했다. 그녀는 우리가 그 돌고래를 집으로 가져가라고 말했다. 그녀는 나에게 돌고래는 평화peace와 부활resurrection, 희망hope과 지성intelligence을 나타낸다고 말했다.

후에 Sean이 고른 다른 아이템은 봄과 희망, 그리고 삶을 나타내는 분홍색 나무와 보물 상자의 모양을 한 수정제품(이것은 깨끗했지만 금으로 된 자물쇠가 있었다. 흠.), 그리고 초록색 바리와 빨간 셔츠를 입은 남성인형이었다. 그의 허리에는 허리띠와 총탄이 있었다. 그는

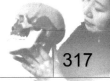

한손은 그의 엉덩이에 그리고 다른 한손은 총을 쥐고 팔을 뻗고 있었다. 이것이 나를 약간 혼란시켰다. 나는 그녀에게 이것이 무슨 의미가 있을 수 있는지 물어보았다.

그녀는 내가 어떻게 생각하는지 물어보았다. 아마도 두려움fear과 방어protection, 겁 없음fearlessness, 힘power?

나는 Sean이 그의 마음속으로는 폭력적인 아이가 아니라는 확신이 있었다.

그날은 Francine에 의한 정규 재평가 a formal re-evaluation로 끝이 났다. Sean은 전반적인 부분에서 저항의 감소를 보였다. 보고서 사본은 우리에게 보내질 것이다. 그들은 입과 그 부분과 관련 있는 막the membranes을 자유롭게 하기 위해 우리가 그의 소대frenulum를 만져주기를 권유했다. 나는 반대하지 않았다. 나는 누군가가 그것을 제안해 주어서 오히려 너무 기뻤다. 2년 전에 그리고 다시 1년 전에 우리는 그것을 하고 싶었지만 구술 치료사나 운동치료사, 언어치료사oral, motor& speech ther-apists들은 그것에 반대했다. 나는 그 당시에 그의 입에 근육긴장이 충분하지 않다고 생각하는 경향이 있었다. 이제 때가 된 것이다. 따뜻하고 눈물어린 작별인사를 모두에게 나누었다. 이제 우리가 돌아갈 것이라고 생각했다.

메모:그날 밤 Sean과 샤워를 하고 있을 때 나는 그의 척추에 변화가 있음을 발견했다. 그는 뼈가 앙상한 소년이었고 등뼈는 항상 쑥 비어져 나왔었다. 이것이 진짜 문제는 아니었다. 이상해보였다. 헛! 그 뼈들은 똑바로 있었고 돌출이 사라졌다!

1997년 8월 2일 토요일

가장 두드러진 변화는 Sean의 걷는 모양에 있었다. 그는 좌우의 발을 어깨넓이로 벌리면서 걸었었다. 그의 발은 이제 2.5cm나 5cm정도

벌리며 나란히 걸었다. 또 다른 신체적인 변화는 이전에 언급했던 척추의 변화에 있다.

그의 머리도 변했다. 나는 사진으로 비교를 할 것이다. 다른 것들도 이것을 증명한다. 나는 이것을 믿는다. 하지만 너무 많아서 볼 수가 없다. 나에게 이것은 그의 머리가 뒤에서 위쪽으로 구부러진 것 같았다. 그의 머리는 보통 뒤쪽으로 쏠리곤 했었다. 지금은 목이 반듯해졌다.

나는 Sean이 더 차분하고 더 느긋해진 것 같았다. 그의 감각기관sensory system은 더 체계화된 것 같았다. 그는 울기 전에 어떤 방법으로든 의사소통-communication을 하려 더 노력하는 것 같았다. 그는 그의 사인signs과 소리sounds를 더 자주 사용 했다. 밥이나 간식을 먹을 준비가 되었을 때 그는 조용히 의사소통을 하거나 그의 의자에 앉았다. 그는 보통 울거나 스낵이 있는 찬장으로 머리를 들이밀거나 허둥대며 찬장으로 돌진하곤 했었다.

남편 Dave는 Sean의 머리에서 일어난 변화에 놀랐다. 그는 나에게 우리가 UI건강클리닉으로 가기 전에 정신감정mental measurements을 받았다고 말했다. Sean의 머리는 모양이 완전히 바뀌었다. Sean의 셔츠를 들어올려 Dave에게 척추를 보여주었을 때 그는 놀라서 그의 턱이 빠졌다. 이것은 내 상상이 아니었다고 생각한다. 우리는 Sean이 거실통로를 걸어 다니는 것을 보았다. 물론 그의 발은 전보다 훨씬 가깝게 모아져 있었다. Dave와 나는 그날밤 서로 크게 하이 파이브 a big high-five를 했다. 우리 가족에게는 이것이 사소한 것일지라도 너무나 소중하고 가치있는 것들이었다.

제 9 장

CST 임상 체험기

CST-Testimonials

때로는 치유의 위기는 지구상의 삶으로부터
벗어나기 위한 입구entrance이다.

이번 마지막 장에서 나는 잠시 옆으로 비켜서서 두개천골요법CranioSacral
Therapy과 체성·감성 풀어주기SomatoEmotional Release, 이밖에 관련된 치
료법related therapies의 도움을 받은 치료사와 환자의 생각을 적을 생각이
다. 우선 두개천골요법으로 숙련된 물리치료사 a physical therapist Don Ash
가 우리에게 중요하고 일반적인 주제인 치료의 위기the healing crisis에 대해
말할 것이다. 그리고 나서 나는 우리가 수년간 UI에서 환자들로부터 받은
많은 편지를 보여주고 싶다.

치유의 위기에서-돈 애쉬. 두개천골 물리치료사
On the Healing Crisis-by Don Ash P.T., CST-D

한 환자는 오늘 나에게 치유의 위기에서 on the crisis 나타나는 현상에 대해 상기시켜 주었다. 이것은 내 자신이 겪은 치유위기healing crisis의 기억과 그것을 발생하게 한 치유healing에 대해서 떠올리게 했다. 내 경우 갱생 시설의 치료 지도자로서 작은 병원에서 일하고 있었다. 하지만 또한 아르바이트로 자택 치료사로서 지역 신문의 특별 기고가로서 교육위원회의 멤버로서 자원 소방관으로서 목양업자로서 남편과 아빠로서 일하고 있기도 했다. 내가 내 삶이 몹시 바쁘다는 것을 인식할 수 없다고 말하는 것은 삼가서 하는 말이다. 그래서 내 몸은 나를 도와주려 노력한다.

내가 고생 끝에 광명의 빛을 보기 위해서 내 몸은 내게 치유의 위기를 주었다. 처음에 나는 담낭염gallbladder disease에 걸렸다. 그래서 나는 말했다. "좋아, 그만하자. 한 2주간 집에 쉬어야지. 하지만 그 뒤에는 다시 일을 할거야." 내가 다시 일상생활로 돌아오고나서 전염성 단핵세포증monocleosis에 걸렸다. "좋아," 나는 말했다. "2주정도 더 쉴거야. 하지만 그 뒤에 다시 일을 시작할거야. 나는 갈 곳이 있고 만날 사람들이 있어." 그리고 나서 내 몸은 더 견딜 수 없게 되었다. 나는 폐렴pneumonia에 걸렸고 숨을 쉴 수가 없었다. 내 몸은 나의 삶을 바꾸거나 집으로 가야 한다고 말하고 있었다.

지난 12개월 동안 복용한 약물들과 현대 의학적 치료modern medical intervention도 내 몸이 내 주의를 끄는 것을 멈추도록 설득할 수 없었다. 어쨌든 그 폐렴은 내가 계속되는 안면골 풀어주기 교육 과정에 참여를 취소하게 만들었다. 누군가가 그때 당시의 내 삶을 보았다면 그들은 나를 매우 성공적이고 헌신적인 사회공동체의 적극적인 활동가로 보았을 것이다. 하지만 진실은 내 삶이 나를 죽이고 있었다. 나는 결국 내가 내 삶을 바꿔야 한다는 것을 깨달았다.

나는 너무 많은 일을 했고 너무 빨리 나아갔고 내 일상에서 일과

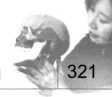

휴식과 오락에 균형 잡힌 시간을 주지 않았다. 나의 똑똑한 몸은 내가 이것을 깨달을 때까지 아프기를 멈추지 않았다. 내가 쉬기 위해서는 시간이 필요했다. 폐렴에서 회복을 해야 다음 수업을 할 수 있었다.

이때는 1987년 내가 들어본 적이 없는 Upledger Institute라는 한 연구소에 의해 후원을 받았었다. 내 삶을 다시 바꾸도록 한 치료 과정이 시작되었다.

이제 나는 자료에만 의존하고data-based 많은 스트레스를 받는 high-stress 제도적인 틀institutional setting로부터 오래된 전통의 작은 두개천골요법을 받는 쪽으로 선회하는 것이 나를 원래의 자리로 돌아가게 한다는 것을 안다. 수술이나 약물로써 신체적 문제를 성급히 해결했다면 나는 나의 삶에서 스트레스의 요인을 처리할 필요가 있는 시간을 가지지 못했을 것이고 두개천골요법으로 알려진 이 일에 대한 나의 열정을 발견하지 못했을 것이다.

치료사로써 내가 배울 수 있었던 더 일반적인 교훈은 두개천골요법 치료시에 환자가 치료에 즉각적인 반응을 보이지 않는다 하더라도 괜찮다는 것이었다. 치료 중에 그들은 누구나 치유의 위기healing crisis를 겪을 것이다. 그들의 몸은 그들의 삶의 문제를 처리하는 데 더 많은 시간이 필요하므로 능숙하지 못한 것처럼 보이는 치료사를 필요로 할 것이다. 고통pain은 그들을 변하도록 격려하는 몸이 주는 선물 a gift from the body일 것이다. 우리가 고통을 알지 못했다면 어떻게 기쁨을 알 수 있을까? 우리가 나쁨을 배우지 않았다면 어떻게 좋음을 깨달을 수 있을까? 우리에게 밤이 없었다면 우리는 어떻게 어둠이 없는 낮이라는 것을 알 수 있을까?

풀어져야 할 것은 풀어질 필요가 있고 감정은 환자의 가장 좋은 감정만을 나타낼 필요가 있고 이런 일들이 언제 어디서 일어날지를 우리가 알고있다고 생각했으니 그 얼마나 오만한가!

때때로 우리가 할 수 있는 가장 좋은 것은 이러하다. 우리가 할 수 있는 가장 최선의 방법은 우리의 손이 하는 얘기를 듣고 환자의 몸이 필요로 하다고 하는 것에 따라 치료하는 것이다. 가끔은 우리가 환자를 위해 할 수 있는 가장 좋은 방법은 아무것도 하지 않는 것이라고 깨닫는 것이다. 그에게 행복한 생활을 기도해주고 그냥 넘어가라. 다시 말하자면 어떤 도움도 주지 않는 것이 그때 환자가 필요로 하는 바로 그것이라는 것이다.

우리가 환자의 삶에 영향을 끼칠 때 우리가 단순히 그 환자의 삶의 길을 따라 지금 어딘가에 있다는 것을 깨닫게 해준다. 우리가 그 길 위에 있거나 그 교차로에 서있다는 것을 아는 것은 우리가 현재 상황을 차분하게 관찰할 때에만 일어날 수 있는 크나 큰 신비로움이다. 때로는 환자들이 그들의 길이 시작되는 곳이나 끝을 볼 수 있도록 그들의 몸을 자극하는 것이 우리 치료사의 역할이다. 임산부가 자신의 자궁경부를 결국 산도로 내주고 자궁은 태아를 내보내기 위한 노력으로 진통을 시작하는 것이 출산을 앞두고 있는 젊은 엄마들의 치유 위기이다. 가끔씩은 그 편안하고 은신처였던 곳에서 나오기를 주저하며 망설이는 태아가 있다.

두개천골요법을 전공한 물리치료사로써 나는 가끔 갓난 아이에게 두개천골요법을 해달라는 부탁을 받기도 한다. 이 어린 영혼들은 모두 지상에서 문제를 가지고 있다. 그들 대부분은 6개월도 채 안되었고 바로 그 생존으로 인해 세상에 있는 가장 훌륭한 종합의료센터를 이미 당황케 했다는 사실을 생각하면서 나는 그들을 위대한 선생님이라고 생각한다.

나는 삶의 첫 주에 죽을 운명을 가졌던 한 어린 아이를 안고 있었다. 집에서 태어난 지 40시간이 됐을 무렵 심각한 무산소증severe anoxia (뇌의 산소부족)을 지니고 있었다. 20분마다 구강흡입oral suction을 필요로 했다. 내가 그를 처음 안았을 때 그는 9주된 아기였다. 두개천골요법으로 긴장된 몸을 풀어주자 잠시후 정점a still point 에 도달했고 그의 목이 아치형으로 휘었으며 20분간 끙끙 신음을 했다. 그의 신음moan은 그의 상황에 대한 슬픔sorrow과 가슴아픔heartache이었다. 그는 전쟁에서 방금 아이를 잃은 나이많은 여성처럼 신음했다. 그것은 명치solar plexus에서부터 왔다. 그의 입술은 오

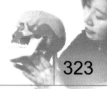

므라 들었고 이마는 주름이 졌으며 그의 주먹은 단단히 쥐어져 있었고 작은 몸은 경직되었다. 그는 자신의 상황과 생존권에 대해 한탄 했다.

그 방에 있는 모든 사람들(그의 엄마, 다른 치료사들과 나)은 그가 그의 치유 위기healing crisis를 말로써 그리고 몸짓으로 표현할 때 등골이 오싹해짐을 느꼈다. 그는 그 후 일년 6개월이 되어 다시 우리에게로 왔다. 그의 눈은 우리를 쫓았다. 그는 웃고 구구소리를 내었다. 어느 누구도 살 수 있으리라고 생각하지 않았던 그가 우리에게 삶이 얼마나 귀중한 것인지 알려 주었다.

때로는 치유의 위기는 지구상의 삶으로부터 벗어나기 위한 입구entrance이다. 이것이 변화transition와 관계가 있을 때 치유의 위기는 때때로 사람에게 갑자기 엄습한 죽음의 개념the notion of death을 허락하기도 한다. 살아있을 날이 얼마 안 남았음을 당신은 알고 있다. 죽음(또는 또 다른 존재로의 변화)은 계속되는 고통과 점차적인 신체 기능 손실의 훌륭한 대안이다. 사람이 나이와 질병에 의해 약해지고, 수면부족으로 피곤해지고 호흡 곤란으로 지치게 되면 조용히 막을 내리고 단념할 것이다. 발버둥질은 멈춘다. 고통과 찌푸린 얼굴은 진정되고 온화해 진다.

마음은 갈등에서 수용으로 바뀌고 시야는 물질적인 공간을 초월한 듯 보인다.

종종 이 과정에 있는 사람은 이 육체 너머를 보고 빛bright이나 따뜻함warm, 기쁨pleasant으로써 친근감with friendly과 애정어린 얼굴loving faces 이면에 있는 커다란 신비함을 묘사한다.

치유의 위기는 환자가 죽어서 진정하고 평화로운 변화가 올 때까지 자극이 끝나지 않으며 변화를 의식하는 촉매 역할을 한다. 내가 크게 깨달은 실제경험은 마지막 숨과 심장박동이 멈춘 후에 죽은 사람의 몸 전체에서 마지막 인지할 수 있었던 신체 움직임은 두개골 리듬the cranial rhythm의 속삭임과 소리없이 사라짐이라는 것이다.

중국에서는 위기crisis를 두 가지 상징symbols으로 표현한다. 하나는 위험danger이고 또 하나는 기회oppotunity이다. 여기서 교훈은 삶의 여정에서 위험한 순간을 인지한 상태의 환자와 같이 있고, 환자의 생을 이해하고 경험하는 그런 기회를 가져보는 일이 두개천골치료사로써 책임이라는 것이다. 환자 자신들의 위험과 기회가 오고 가는 것을 우리가 알지 못한다고 하더라도 그들과 함께하는 것만으로도 그것은 신성한 것이다.

몸으로 재즈를:두개천골 치료 경험
Playing Jazz with the Body: A CranioSacral Healing Experience

나는 치과에서 치료중에 측두-하악골 관절장애(TMJ)가 더 심하게 나타나서 귀 내부의 손상과 턱이 탈구되는 현상을 겪었던 Molly Vass-Lehman을 치료했다. 두개천골요법과 체성·감성 풀어주기 그리고 치료적 연상 대화요법을 사용했다. 다음은 Ms. Vass-Lehman이 쓴 것이다.

나는 지금까지 재즈 음악을 좋아해 본 적이 없다는 것을 인정해야 한다. 이것이 우리를 치료로 이끄는 길이라는 것이 흥미로웠다. 특히 재즈는 가장 가망 없는 길 같았었다. 삶과 함께 예상치 못한 장소로 우리를 이끄는 춤이 있었고 이것은 나를 재즈 음악가인 John Upledger의 문턱으로 오게 했다.

대체 의학분야의 대부분 사람들은 그를 두개천골요법CST의 선구적인 업적과 그의 생물역학bio-mechanics의 연구에 대해서 잘 알고 있다. 나는 정상적인 건강상태로 돌아가는 방법으로 일반 의료치료를 하다가 1년이 지나서야 John에게로 왔다. 물론 내 턱과 귀 내부를 다치기 전의 상태 즉, 정상으로 절대 돌아갈 수 없다는 것을 어느 정도 알고 있었다. 우리는 우리의 내부적이나 외부적인 치료의 여정으로 너무 멀리 와버려서 다시 정상으로 돌아갈 수 없었다.

상처나 질병에 직면했을 때 우선 우리의 몸이 집처럼 친근한 장소

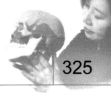

로 돌아갈 수 없다는 것을 참을 수 없는 것 같다. 나에게 이것은 가장 어려운 부분이었다. 집처럼 편안한 몸이 갑자기 바뀐 것은 큰 충격이었다. 나는 내 편안한 몸을 집처럼 좋아 했다. 완벽히 기능을 하고 건강한 에너지를 느꼈다. 그리고 무엇보다도 내가 하고 싶은 모든 것을 하도록 의지할 수 있는 날이면, 날마다 작용하는 신비한 것에 대해 많이 생각하지 않곤 했다. 그러나 그 모든 것은 치과치료 2시간 뒤에 눈 깜짝 할 사이에 변했다. 내 턱은 탈골되고 치과 치료를 방해하는 힘이 내 귀 내부를 다치게 했다. 이제 나는 나의 시각과 균형과 기억과 내 삶의 거의 모든 활동에 영향을 주는 현기증장애A vertigo disorder를 앓고 있다.

자포자기로 나는 많은 것을 시도해 보았다. 물 안마시기water fasting, 동종치료법homeopathic treatments, 미네소타주 로체스터 Mayo clinic 치료, 지역현기증 전문의와 상담, 그리고 심지어 "Space-ball"이라고 불리는 기계에 나를 매달아 줄 의사를 만나기 위해 Florida에 있는 Jupiter까지 여행하기, 나는 거꾸로 매달려서 귀 내부 문제를 교정하기 위해 빙글빙글 돌았다. 이 기계에서 거꾸로 매달린 뒤에 나는 어렸을 적에 텔레비전에서 보았던 "타임머신"과 비슷하게 생겼다는 생각을 했던 것을 기억한다. 이제 47살이 된 지금 나는, 우리가 과거로 되돌아갈 수 있을만큼 충분히 기술을 발전시켜서 내가 치과 예약을 하기 전으로 돌아가서 그 병원으로 들어가는 결정을 바꿀 수 있기를 원했다. 하지만 물론 이것은 불가능하다. 그리고 다른 사람들도 나보다 더 나쁜 경험을 했고 더 나쁜 기능장애를 가지고 살아야만 한다.

이런 저런 치료들로 14개월을 보낸 뒤에 나는 여기서 의사이며 치료사이고 재즈 음악가인 사람의 치료테이블 위에 누워서 치료받을 준비를 하고 있었다. 오늘은 내가 색소폰처럼 느껴졌고 다른 날은 피아노나 트럼펫처럼 느껴졌다. 하지만 Upledger 박사의 치료가 내 몸 속으로 스며들어 즉석에서 몸의 노래가 나타나기 시작할 때까지는 그가 그의 방식대로 감정을 가지고 한번에 한 악절씩 연주가 시작 될 때마다 항상 악기처럼 느껴진 것은 아니다. Upledger박사는 부조화처럼 보이는 것에서 조화를 발견한 그의 능력 때문에 위대한 발명을 한 그리스 시대에 유명한 수학자이자 음악가인 피타고라스와 같았다.

John Upledger는 몸의 천재였다. 왜냐하면 그는 모든 위대한 예술가와 마찬가지로 항상 다음 악보로 이끌며 절대 작곡은 이미 적혀있지 않은 것이라 생각하면서 몸을 악기처럼 다루며 그의 악기 연주에 몰입했다. 예술가들은 그들의 지식 때문만이 아니라 주의산만하지 않고 그들의 재주를 뽐내는 순간을 완벽히 빨아들이게 되는 능력 때문에 천재인 것이다. 이것은 죽음의 위협 아래에서도 지상에서 가장 장엄하고 고귀한 종소리를 만드는 한 지점으로 육체적이고 지적이고 영혼적인 에너지를 흐르도록 할 수 있었던 고대 중국의 한 나무 조각가의 이야기를 떠올리게 했다. 이런 종류의 예술적 재능artisic genius은 모방할 수 없다. 또한 누구나 두개천골요법을 어설프게 흉내낸다고 되는 것도 아니다. 끊임없는 노력과 자기계발, 지속적인 임상결과만이 그 진가를 발휘하게 된다. 우리는 우리 자신만의 내부 창조의 근원을 찾아내고 이것이 발생한 곳에서 활짝 피어나도록 해야 한다.

나는 끊임없이 놀란다. 그는 어떻게 두 번째 경부와 왼쪽 흉부에 고통이 있는지 언제 몸 전체로 퍼질 가능성이 있는지를 아는 것일까? 어디서 이런 지식은 나오는 것일까? 이것은 심령이나 영적 자각이 있거나 신체 해부생리의 충분한 이해와 지식의 축적 아니면 수십 년간 수만명의 사람을 치료하고 겪어 온 이유 때문일까? 물론 치료라는 것 자체가 신비함이라고 생각하지만, 나는 이 모든 것들의 결합combinations of all of these이라고 생각한다. 치유는 인간과 자연, 과거와 현재, 심령술, 우주 너머까지 아우르는 종합예술이라고 할 수 있다.

내 건강한 친구들이 이른 나이에 죽을 때 나는 치료나 적어도 병을 예방하기 위해 필요한 것을 조금 생각해 보곤 한다. 그들은 매우 훌륭한 식이요법을 했고 매일 운동을 했으며 질병을 예방하는데 도움이 된다고 생각했던 모든 것을 했었다. 물론 나는 우리에게 주어진 삶의 매일을 즐기면서 더 많은 활력을 주는데 도움이 되기 때문에 여전히 건강한 생활방식을 선택하는 것은 중요하다고 생각한다. 하지만 치료는 우리가 완전히 이해할 수 있는 것 보다 훨씬 더 신비롭다. 지금은 우리가 완전히 알거나 설명하지 못하는 어떤 것에 확신을 가지고 있다는 정도만 말해두자.

우리가 건강의 문턱에서 병을 발견했을 때 우리는 익숙한 이정표 없이 투석기로 쏘아올려진 돌덩이처럼 낯선 새로운 지역으로 내던져진다. 이것은 쓸쓸한 경험이 될 수 있다. 신념은 심지어 우리의 길을 알지 못하더라도 우리를 다른 곳으로 데리고 가는 요소이다. 만약 우리가 운이 좋다면 우리 삶을 더 큰 환경으로 전개하도록 축복해주는 이 질병의 가능성을 어렴풋이 감지하는 때를 맞게 될 것이다.

나는 솔직히 이것을 내 경험에서 어렴풋이 짐작했었다고 말해야 한다. 여러 날 동안 나는 정상적으로 기능되기만을 원했었다. 하지만 어렴풋이 아는 것은 설득력이 강했고 치료의 신비가 나타날 때까지 우리가 완벽히 이해할 수 없는 방법으로 작용했다. 지금까지 내가 아는 모든 것은 내가 재즈에 감사하는 마음이 커졌다는 것이다. 나는 돌고래 에너지dolphin energy가 우리를 치료할 수 있다고 믿는다. 그들의 영적 에너지가 내게 전해졌다. 그리고 John Upledger의 치료로 나의 악몽이 끝이 났다는 것에 감사한다.

나는 이 치료healing가 예술art이고 과학science이며 영혼sprit이라는 것을 믿는다. 그리고 이 모든 것들이 그 과정에서 치료가 되는 것을 이해하기에는 아직 너무 부족하다는 것도 안다. 치료 에너지의 존재를 존중하도록 노력하는 것으로 충분하다. 그 깊은 신비의 세계로 인도하는 선택된 사람들은 축복을 받아야한다.

그러나 나는 그 치과의사에게 감사하다는 말을 전할 준비가 아직 되지 않았다. 하지만 내가 마음 속에서 그렇게 하라고 재촉할 때 모든 단계의 치료가 끝이 난다는 것을 알게 되었다. 이제 나는 John 당신에게 고맙고 가장 행복한 생일이 되길 바란다는 편지를 보낼 준비가 되었어요. 생일 축하합니다. John.

2000년 2월 10일. 감사하는 마음으로.

Molly Vass-Lehman 드림

임신중의 CST 체험
CST Experience During My Pregnancy-Pamela D. Markert

Upledger 박사님께

박사님의 두개천골요법의 선구적 업적pioneering work with CST에 감사의 편지를 드립니다. 이것은 개인적으로나 물리치료사로써 제 삶에 깊은 변화를 가져 왔습니다.

90년대 초반에 제 남편과 저는 가정을 꾸리고 싶어 했습니다. 비록 제가 12살에 난소의 물혹a paraovarian cyst과 한쪽 나팔관fallopian tube을 제거하는 수술을 받았지만 제 의사 선생님은 아이를 임신하는 데 어려움을 느끼지 않을 것이라고 말했습니다. 의학 검사에서 부정적인 결과가 나온 2년 뒤에 저는 두개골 치료를 받기로 결심했습니다.

골반경막을 풀어주는 동안 a pelvic diaphragm release 수술부위를 따라서 제한a restriction이 발견되었고 끈기있게 풀어주었습니다. 그 치료를 따라 월경통menstrual cramps이 줄어들었고 더 이상 그 통증에 대한 처방전prescription medication이 필요 없게 되었습니다. 우리는 더 이상의 의료의 도움 없이 다음달에 아이를 갖게 되었습니다.

임신중에 저는 하루 24시간동안 지속된 아침 통증에 시달렸습니다. 운 좋게도 그때마다 두개천골 세션에 참여했고 두세번의 치료를 받았습니다. 아침통증morning sickness은 즉시 사라졌습니다. 그 세션을 하고 나서 운이 나쁘게도 약간 다시 재발했지만 완전히 감소 될 것이라 생각했고 조금만 더 하면 다시 재발하지 않을 것이라 생각했습니다. 제가 끔찍하게 느꼈던 것을 치료를 받은 후 얼마나 기분이 좋아졌는지 아직도 놀랍습니다. 치료하기 전에 있던 아침통증이 다시 돌

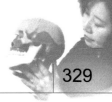

아오지 않음에 정말 감사드립니다.

임신기간이 진행될 때 저는 오른쪽 좌골신경통sciatica을 동반한 요천통증lumbosacral pain만큼 오른쪽 두통headache이 생기기 시작 했습니다. 물리치료사로써 일을 하는 것이 점점 더 어려워 졌습니다. 이번에 저는 당신의 클리닉에 세 가지의 치료를 받기 위해 다녀 왔습니다. 세션이 끝날 무렵 전 새로운 여성이 되었습니다. 두통과 요 천통증, 그리고 좌골 신경통증이 사라져서 재발하지 않았다고 말할 수 있어서 정말 기분이 좋습니다. 치료의 막바지에 자궁the uterus이 돌지 않고 적당한 위치로 돌아온 것처럼 느껴졌습니다. 치골결합부 the pelvic synthesis는 쉽게 출산하도록 열렸습니다. 임신 42주에 흡입 suction이나 집게forceps같은 도움 없이 4.15kg의 아기를 자연분만 했 습니다. 저는 두개천골요법이 없었다면 해 낼 수 없었음을 절대적으 로 확신했습니다.

작년에 저는 두 번째 임신pregnancy을 하는 축복을 받았습니다. 임 신 40주에 쌍둥이twins를 낳을 수 있었고, 둘 다 건강하고 적정한 크 기로 태어났습니다.

제 아들이 자라기 시작하면서 그의 눈이 다른 쪽 눈을 따라가지 못함을 알려드리지 않았네요. 1개월 때 저는 그에게 두개골 평가검사 a cranial evaluation를 해서 그의 뇌신경과 눈을 포함한 구조 근처에 영 향을 미치는 오른쪽 관자놀이의 큰 장애lesion를 발견했습니다. 약간 의 치료로 그 부위의 제한이 풀어졌고 잠시동안 그 눈을 똑바로 쳐다 봤습니다. 두 눈은 이제 완벽히 조화해서 움직입니다. 이 문제가 일찍 치료되지 않았다면 수술이 필요하게 될 지도 모르는 큰 문제로 발전 하게 되었을 것이라고 생각합니다.

이것이 우리 가족과 제가 두개천골요법에서 얻은 이점입니다.

만약 제가 그 모든 것을 얘기한다면 아마 한도 끝도 없을 것입니 다. 저는 이런 최고의 건강관리 방법으로 건강관리 시스템에 혁명을 일으키는 데 도움을 줄 수 있는 것이 두개천골요법이라고 진정으로 생각합니다.

임신한 여성들을 위해 두개천골요법의 치료비를 낮추는 것을 심각하게 생각해보시길 바랍니다. 제 삶에서 매우 편안하고 즐거운 시간을 허락해 주었고 어마어마한 전통적인 의학적 치료개입의 필요성을 줄였고 그래서 비용도 절약되었습니다.

정말 감사드립니다.

Pamela D. Markert, P.T. 물리치료사 드림

학습장애 아동
Learning-disabled children

David가 말을 매우 잘해요. 고마워요!-by Phillip Henderson

1995년 6월 3살 된 David Henderson은 UI 건강클리닉에서 있었던 학습장애 아이들을 위한 집중 프로그램에서 멋진 성공을 거두었다. 그의 치료에서 우리는 두개천골요법과 에너지낭포 풀기요법만을 사용하였다. 이것은 David의 발전과 그 가족의 경험에 대해 그의 아버지가 쓴 보고서이다.

이 말을 매우 편안하고 자신 있게 하는 것은 지난 일년 간의 훌륭한 발전과 놀라움과 감사의 결과이다. 1995년 6월 UI건강클리닉 집중프로그램에 참여하기 전에 내 아들 David는 "다-da-"라는 말밖에 하지 못했다. 이제 1년이 지나서 그는 생각과 감정을 말로 표현하고 쉽고 편하게 경험한다. 처음으로 되돌아 가보자. David는 그의 엄마가 심한 교통사고를 당한 두 달 뒤인 1992년 5월에 태어났다. 태어났을 때 David의 머리는 이상하게도 붉었고 비대칭적이었다. 이것은 다수의 안면근육 제한을 동반한 심각한 오른쪽 변형으로 발전하였다.

우리의 분노와 걱정으로 세상이 뒤집어지고 기쁨과 흥분상태는 꺾였다. David의 처음 3년간은 기능장애와 몸부림으로 고통스러웠고 지쳐갔다. 수많은 치료법이 있었으나 해결책은 없었다. 이 기간동안 나는 두개천골요법과 체성·감성 풀어주기를 공부하고 있었다.

내가 새로운 기술과 테크닉을 배울 때 나는 David에게 부드럽고 조심스럽게 그의 머리가 균형이 잡히도록 정골치료를 해 주시는 Carlisle Holland 박사님께 깊은 감사를 드린다. David는 고정이 되곤 했지만 안면근육 제한을 동반한 오른쪽 변형도 계속해서 다시 돌아가곤 했다. David의 태도와 행동과 자부심은 모두 그의 진행 중인 장애와 불편함을 나타냈다. 언어 표현의 명백한 무능력과 중첩된 그의 좌절감은 너무 애처로웠다.

우리는 David의 상태에 모든 틀에 박힌 의학적 방법으로 접근하는 것에 지쳤다. 뇌지도Brain mapping, 소아신경과pediatric neurology, 평가eval-uation, MRIs, 소아신경계발pediatric neurodevelopment, 언어치료speech therapy, 작업치료occupational therapy, 운동치료motor therapy, 음악치료music therapy 등은 뚜렷한 향상 없이 많은 분석만을 낳았다.

우리의 의문점의 어떤 것도 진실로 대답이 되지 않았다. 우리의 아들 David가 재능이 있고 똑똑하다는 말을 들었을 때 기대를 가졌지만 언어표현 장애expressive language disorder라는 진단과 수화를 배우길 추천하는 것으로 그 희망은 사라졌다. David가 오직 수화로만 의사소통을 할 수 있다는 것은 우리 모두가 가장 받아들일 수 없는 것이었다.

하지만 가족으로써 우리가 이 모든 것을 겪었을 때 우리도 모르는 사이에 역경을 통해 강인함을 얻게 되었다. 가족 중 한명이 아프면 가족 모두가 아프게 될 수 있었다. 이것은 매일을 이겨내는 알 수 없는 끝없는 가능성의 감정의 연속이다. 우리는 몸부림치고 있지만 어쨌든 살아있는 것이다.

나는 삶에서 일어날 수 있는 가장 위대한 것이 무엇인지 물어본 한 친구를 기억한다. 나는 눈에 눈물을 글썽이며 "내 아들이 '아빠'라고 부르는 것"이라고 대답했다. 우울depression과 좌절frustration은 우리 가족의 원동력을 점점 약하게 했다. 도움을 찾을 수 있을 것이라는 확신은 빠르게 희미해 졌다.

신만이 알 수 있는 기적이 일어날지도 모른다는 열망과 필요로 다시 모인 우리는 첫 번째 학습장애 아동을 위한 집중 프로그램을 받기 위해 UI 건강클리닉에 왔다. 다음 5일 동안 우리 가족들은 David가 짧은 문장을 말하기 시작할 때 사랑과 연민과 깊은 두려움과 황홀한 기쁨을 경험 했다. 이것은 David가 임상실험에서 이만큼의 결과를 얻어낸 것은 내 아내인 Julie와 딸 Dana(8세) 그리고 나에게도 또한 큰 성공이었다. 그 실험은 우리의 시련의 결과로 겪게 되었던 가족 기능장애를 고치는데 도움을 주었다. 개개인 만큼 가족구성을 위한 치료 과정의 실험도 놀라웠다.

아이들은 진실의 위대한 거울이다. John박사가 David에게 치료한 것을 관찰하면서 딸Dana는 그의 손으로 그림을 그리고서 "사랑이 지나가다. love passes through"라는 말을 적었다. 그때부터 나는 두개천골요법을 사랑이 지나가게 허락하도록 손을 사용하는 방법이라고 설명해 왔다.

학습장애 아동 집중 프로그램을 끝낸 뒤에 우리 가족 모두는 계속되는 걱정에서 희망을 바라보는 쪽으로 모습을 갖추게 됐다. David의 태도는 좌절감에서 3~4단어의 문장을 표현하는 것을 계속 하도록 의욕을 갖게 바꾸어 놓았다. John박사는 조언했다. "David는 그의 머리 안에 알 필요가 있는 모든 것을 가지고 있어요. 그를 자유롭게 놓아두고 사랑해 주세요. 계속되는 언어 치료나 의학적인 치료에 의해 강요받지 않고 자연스럽게 말하는 방법을 스스로 깨닫게 하세요…"

시간이 지나고 David는 계속해서 급속도로 향상되었다. 나는 최근에 전화로 그와 통화하면서 그의 입 모양과 몸짓을 보지 않고서도 그가 말하는 것을 잘 이해하고 있음을 알고 깜짝 놀랐다.

우리 가족에게 시간이 치료의 가능성을 주었을 때 우리 모두는 편안한 마음을 갖고 치유가 되었다. 이것은 위대한 감정이다. 깊게 자리 잡은 두려움fears과 걱정anxieties을 내보내는 방법을 배우는 것은 사랑love과 연민compassion 그리고 조화harmony의 자리를 만들어 주었다. 그동안 David는 말을 더욱 잘하게 됐다. 너무 고맙다.

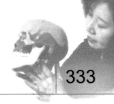

정골의학센터 듀안 테스터의 치료
Michigan Center-Duane M. Tester

1981년 나는 정골의학 평생교육 Michigan센터의 Duane M. Tester
가 교통사고로 머리 손상을 겪은 경우를 접했다. 그는 머리를 자동차
앞 유리에 부딪혀서 왼쪽 눈 망막이 박리a detached retina되었다. 나
는 두개천골요법CST과 체성·감성 풀어주기SER와 에너지 낭포풀기
Treated for an Energy Cyst를 시도했다.

John에게

무엇보다도 나는 1981년 4월 11~12일에 있었던 평생 의학교육
프로그램인 "대체치료 수기접근법Alternative Manupulative Treatment
Approaches"을 알게 된 것에 감사를 표하고 싶네요. 우리는 그 프로그
램에 매우 좋은 논평을 했어요. 그 중에서도 토요일 오후 제게 해 주
셨던 치료에 제일 감사드리고 싶네요. 제가 이번 월요일 아침에 일어
나서 느낀 감정을 당신은 알 수 없을 거에요. 교통사고로 상처입은 내
눈은 거기에 없는 것처럼 느껴졌어요. 불편한 느낌은 전혀 없었어요.
내 머리와 어깨에서 무거운 짐과 무게가 사라진 것처럼 느끼게 했어
요. 삶과 행동에 흥분감이 다시 돌아 왔어요. 교통사고 때문에 눈에
생긴 더 두드러지게는 내 박리된 망막의 회복과 함께 생긴 어떤 것의
풀어짐은 정말 기적적인 일이었어요. 기분이 너무 좋아요! 그리고 나
는 얼마나 무겁고 의기소침한 고통과 불편함이 내가 지금 어떻게 느
끼는지에 관련이 있음을 깨달았어요. 고마워요 그 어떤 것을 풀어준
그리고 나를 과거의 모습으로 회복시켜준 친구여.

당신이 치료하는 동안 내가 보여준 반응은 쉽게 알 수 없을 것이
에요. 하지만 나는 두개천골 치료를 하는 동안 나타나는 반응들을 보
면 짧게 빛나는 따끔거림이 내 오른쪽 손에 있었고 콧날에서는 낮은
전압의 불꽃이 있었던 것 같음을 느꼈어요. 치료 테이블에서 내려오
자마자 내 오른쪽 눈은 더 잘 보이는 것 같았고 목과 어깨의 움직임이
더 자유로워진 것 같았어요. 당신도 알다시피 일요일에 나는 센터에

서 압박을 받고 매우 많은 불편함을 겪었잖아요. 나는 오후 2시에 집에 가서 편안히 앉아서 그냥 쉬었어요. 조용하고 평화로운 밤이에요. 나는 새벽 1시에 침실로 가서 잠을 잘 잤습니다. 오전 8시 45분에 고통과 불편함이 매우 완화된 상태로 일어났고요.

나는 정말 '오늘은 또 얼마나 길까?'라고 생각하기 보다는 오늘을 기대하게 되었어요. 나는 완성하고 성취하고 싶어요. 하룻밤에 나를 억누르는 불편함에 신경 쓰이는 힘든 것들이 사라졌어요. 나는 내 존재에 대해 긍정적인 태도를 갖게 되었어요. 나는 왼쪽 눈으로 볼 수 없다는 것과 이것을 치료해야 한다는 것을 알지만 이제 그 치료 과정에 불편함이나 제한은 없는 것처럼 느껴져요. 와우!!

당신의 치료에 내가 반응한 것을 알려주려다 보니 너무 오래 이야기 했네요. 여기에서 어떤 의미를 찾을 수 있기를 바랄게요. 하지만 내게 해 주었던 것에 대한 감사하는 마음은 알아주세요. 감사합니다.

Duane M. Tester로부터
Eleanor Mauder

나는 San Diego에서 있었던 두개천골요법과 체성·감성 풀어주기 수업에서 시범으로 딱 한번 Eleanor Mauder를 치료 했었다. 그때 그녀의 주요 증상chief complaints은 흉곽rib cage과 허리와 골반통low back & pelvic pain이었다. 종종 현기증dizzness과 만성 피로chronic fatigue 숨 막히는 증상 choking sensations과 요실금urinary incontinence을 일으켰다.

Upledger박사님께

San Diego에서 당신을 보고 돌아온 지 일년이 되어 가네요. 그 경험은 정말 제 에너지 수준을 향상시켰어요. 그 효과가 정말 즉시 오네요!

San Diego로 돌아온 후 바로 그날 밤에 저는 저의 오빠네 집에 가

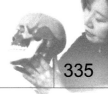

서 한밤중까지 즐겁게 지낼 수 있었어요. 다음날 아침 저는 또 다른 제 목표인 바다로 가서 파도위에 서 있을 수 있었죠. 그 파도가 나를 덮칠 때 얼마나 스릴이 있던지. 그 다음날 아침 우리는 Oregon주로 9시간동안 운전을 해서 돌아갔어요. 에너지는 아직 남아있고요.

모든 것들이 그때부터 계속해서 향상되었어요. 나는 완전히 자제할 수 있었고 남자처럼 여덟 번의 팔굽혀펴기push-ups를 할 수 있고 정원 가꾸기와 빵 굽기 그리고 모든 생활을 즐길 수 있게 되었어요. 요즈음 저는 일요일마다 교회까지 왕복 1km정도를 걸어가고도 에너지가 남아서 강아지 두 마리를 데리고 산책도 다녀요. 침대에서 일어날 때 경험하곤 했던 어지럼증dizzness도 사라지고 숨막히는 증상 choking sensations도 더 약해지고 횟수도 줄었어요. 거의 3개월 후인 7월 24일 일요일에는 교회로 가는 길에 처음으로 나 혼자서 계속해서 걸어갈 수 있었어요.

제 삶은 다시 "정상적regular"으로 돌아왔어요. 아침 5시 30분에 일어나서 6시 25분까지 남편과 함께 기도를 드리고 매일 나만의 3종 경기triathlon를 시작해요. 수영장으로 자전거를 타고 가서 수영을 하고 강아지랑 산책을 하지요. 후에 아침을 먹고 조용한 시간을 가지고 부모님을 찾아뵙기도 하고 식료품점에 가기도 해요. 이미 저는 쇼핑카트만을 사용하고 계산대에서 줄서는 것도 기다릴 수 있어요.

점심은 조용한 시간을 가진 뒤에 먹고 그 뒤에 바느질을 하고 독서도 하고 장난감도 고치는 등 그때그때 즐길 수 있는 모든 것을 해요.

금요일과 토요일 아침은 좀 특별해요. 우리는 벼룩시장에 가요. 벤에서 6~7번 정도 오르락내리락 하고 그 시장을 왔다 갔다 해요. 두개천골요법은 내 다리를 쫙 펼 수 있도록 도와 주었어요. 제 흉곽은 이제 거의 통증이 없어져서 재밌는 것을 할 수 있고 즐길 수도 있어요. 제 남편이 저에게 매일 두개천골요법을 해줘서 전 가장 운이 좋은 사람이에요. 저는 이 두개천골 치료법의 가치를 증명할 산 증인이에요. 박사님이 제 여정에 한 부분을 차지해 주셔서 감사합니다. 진심어린 마음으로.

Eleanor Mauder 드림

Reid Mendenhall
John에게

1991년 10월에 있었던 2주간의 베트남 참전 군인을 위한 집중 프로그램동안 그 연구소에서 있었던 내 경험과 직접적으로 관련되어 있다고 생각하는 내 삶을 나타내고자 이렇게 편지를 씁니다. 내 삶이 완전히 변하였다고 말하는 것으로 그 프로그램을 끝낸 이후로 내가 겪었던 것을 완벽하게 표현한 것은 아니었습니다. 본성 깊은 곳에서 계속해서 변하고 있는 것이 있었습니다. 이런 변화에서 오는 이점은 놀랄만한 것이었습니다. 당신과 당신의 직원에게 감사하는 마음을 말로 충분히 표현할 수가 없습니다.

저는 30세 무렵에 저를 귀찮게 하는 공황depression으로 심하게 정신적 충격을 받았습니다. 그 공황기간은 매년 11월 중반에 시작해서 12월까지 계속 되었고 지난 2000년 2월까지 계속 나타났습니다. 2001년 2월 20일 그 공황은 다시 나타나지 않았습니다. 더 인간처럼 느껴졌습니다. 마음속에 기쁨이 있고 웃을 수도 있습니다. 지난 6년 동안 손도 대지 않았던 내 예술작업을 다시 시작했습니다. 이런 미묘한 변화를 말로 표현할 수는 없습니다. 하지만 2주간의 두개천골요법 집중프로그램 참가 이후에 제 삶의 질은 꾸준히 향상되고 있다는 것은 말씀드릴 수 있습니다. 많은 인간애와 사랑, 선견지명에 의해 한 사람의 삶이 계속해서 영향을 받고 있습니다.

진심으로 Reid Mendenhall 드림

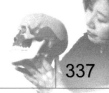

보험회사-치료비청구 서신(자궁 절제술 후유증)
Claims Review-Letter(A Vaginal Hysterectomy)

1999년 5월 21일

치료비청구 재고위원회 귀하

의료비 명세서($6,500) 사본과 Florida주 Palm Beach Garden에 UI 의 2주간의 집중 프로그램의 치료내용 요약을 동봉합니다. 이 치료비 의 보상을 정당화하기 위해서 먼저 지난 11년간의 의료 치료 경험을 이야기할 필요가 있다고 생각합니다.

11년 전 1988년 9월 12일 Kansas(캔자스)주 Wichita(위치타)에서 저는 자궁절제술a vaginal hysterectomy을 받았습니다. 수술 전에 제 의 사선생님은 4주 내에 다시 고등학교 교사로 일을 할 수 있을 것이라 고 말했습니다. 하지만 10월 중순에 학교로 돌아가는 대신에 저는 그 해 대부분을 학교에 가지 못하게 되었습니다. 수술 후에 저는 다음과 같은 수술 후유증이 생겼습니다.

목과 허리 통증neck &back pain(특정한 척추를 만지면 매우 아 팠음), 전반적인 근육통overallmuscle soreness과 근육무력muscle weakness, 편두통migraine headache, 피로fatigue, 과민성 대장 증후군 irritable bowel, 종종 저 체온증과 감염low-grade fevers & infections, 그 리고 6주간의 후두염laryngitis,...

1989년 1월 21에 같은 의사 선생님이 하복부의 고통을 줄이기 위 해 교정하는 복강경술a corrective laparoscopicprocedure을 했습니다. 그 수술이나 원래 수술 후 나타난 증상에 대하여 담당의사의 확실한 설명을 듣지 못했습니다.

1990년 우리는 우리 가족과 친구와 가까이 있는 Wisconsin주의 Madison으로 다시 갔습니다. 이 전의 증상에다가 이제는 더 추워지는 날씨에 비감염sinus infections과 더 심한 근육통과 근육무력을 겪고 피로는 늘어만 가고 있었습니다.

1992년 수술 후 3년이 되었을 때 위스콘신 주립대학의 류머티즘학 박사인 Dan Malone박사는 나에게 섬유근육통 증후군fibromyalgia syndrome(FMS)으로 진단을 내리셨습니다. 다음 4년 동안 Malone박사의 헌신적인 배려로 저는 다양한 약물치료various medications와 주사injections, 걷는 프로그램과 식이요법을 바꾸는 것을 포함해서 여러 의학 치료를 받았습니다. 이런 전통적인 의료치료방법이 내 증상을 조절하는데 도움을 주었지만 오히려 내 전반적인 힘overall strength과 신체적인 지구력physical endurance은 계속해서 떨어졌습니다.

1996년 가을은 대학 수준의 마케팅 과정을 강사로써 가르치는 마지막 학기였습니다. 하루가 진행될 때 자세한 정보를 기억하고 집중하는데 매우 어려움을 느꼈습니다.

게다가 증상은 더 심해졌습니다. 태양광과 내부의 조명에 매우 민감하게 반응하고 시끄러운 소리와 그 소리의 변화에 매우 민감했고, 일상적인 집안과 일하는 환경의 냄새에 메스꺼움을 느꼈으며, 목과 가슴과 배에서 빨갛게 발진이 일어났고, 대부분의 음식이 같은 맛이 나고 같은 냄새가 났습니다. 대부분의 시간에 기운이 빠짐을 느꼈습니다.

1997년 2월 Malone박사의 보호 아래서 저는 직장에서 나와 6개월간 치료를 받았습니다. 1997년 5월 위스콘신 주립대학의 치과의인 John Doyle박사는 악관절증(TMJ)으로 진단을 내렸고 턱 부목을 대었습니다. 내 입안은 계속해서 말랐고 산등성이 같은 흉터는 매우 아팠습니다. 남은 4개월 동안 UW-Spine Center에서 일주일에 3번에서 4번 정도 따뜻한 물에서 물리치료를 받았고 근육강화와 고통 경감을 위해 야외 물리치료를 받았습니다. 1997년 8월 UW-Spine Center의 James Leonard박사는 나를 진찰했습니다. 내 치료계획은 계속해서 따뜻한 물에서와 야외 물리치료를 받고, 운동하고, 심리요법을 받고, 약물치료를 하는 것이었습니다. 8월 중순에 일주일에 15시간 일하는 아르바이트 형식으로 다시 일을 시작했고 일주일에 20시간으로 점차 늘여 갔습니다.

그 뒤 1998년 2월 10일에 보험에 들지 않았던 운전자가 추돌사고를 일으켜 뒤에서 저를 받았습니다. 저는 응급차로 UW-응급실로 옮겨져서 X-ray를 찍고 진찰받고 내 주치의를 따라 지시를 받았습니다. 이틀 후에 UW-여성부 클리닉의 Lorna Belsky박사는 나를 검사했습니다. 그녀는 더 정확한 검사를 하고 치료를 추천받기 위해 UW-Spine Center에 있는 Leonard박사를 찾아가라고 소견서를 써 주었습니다. 저는 왼쪽 엉덩이 부분과 충격을 받은 상처에 고통이 느껴졌고 게다가 눈에 띄게 편두통도 심해졌습니다. (한달에 3~4번에서 일주일에 2~3번으로)

이 차사고로 이전의 제 모든 증상들이 악화되었습니다. 전반적인 고통은 강도와 빈도 양면에서 증가했습니다. 게다가 수면장애 패턴sleep distur-bance pattern은 더 안 좋아졌고 그래서 다크서클dark circles이 눈 밑에 내려오게 되었습니다. 두개천골요법CST과 이온삼투요법iontophoresis을 포함한 새로운 치료법이 제 처방계획에 포함되었습니다. 야외 물리치료 Land P.T. 하는 것을 일주일에 2~3번으로 늘렸습니다. Imitrex(이미트렉스)와 Naproxen(나프록센)의 섭취도 일주일에 2~3알로 늘렸습니다.

1998년 여름 Malone박사는 나에게 신경학 연구를 위한 Chicago Institute에 있는 Daniel Haffex박사를 언급했습니다. 저는 MRI, CT촬영, x-ray, 척수조영상a myeloglam을 포함한 많은 진단검사diagnostic tests를 받았습니다. 사실 1998년 8월에 이런 집중 검사들의 결과로 요통과 목의 통증을 줄이기 위한 시도로 다섯 번째 척추를 제거하는 허리수술back surgery을 추천 받았었습니다. 이 수술의 예상 비용이 $41,000이었습니다. 재활치료rehabilitation도 뒤를 따라야 했습니다. 저는 허리 수술 보다 내 건강상의 문제의 답을 알고 싶었습니다. 지난 10년간의 수술후유증은 신체적인 고통과 영혼의 황폐함을 가져왔습니다.

운이 좋게도 1998년 가을에 저의 물리치료사중 한분이 John Upledger박사님이 쓰신 『Your Inner Physician and You-인체와의 대화(김 선애 옮김)』라는 책을 빌려주셨습니다. 이 책에는 두개천골요법CST, 체성·감성 풀어주기SER, 내장기 치료Visceral Manipulation, 신경근육 재교육neuromuscular re-education, 근막의 움직임myofascial mobilization과 심리치료법psychotherapy과 같은 만성고통의 치료법이 제시되어 있었습니다.

그 책을 읽고 난 후 저는 UI 건강클리닉Health-Plex Clinical Services에 연락을 취했습니다. 저는 그 2주간의 집중 프로그램에 참여하기 위해 UI에서 훈련받은 치료사에 의해 진찰을 먼저 받아야 한다는 연락을 받았습니다. Madison지역에서 이 진찰을 위해 연락을 취한 사람이 Ray Purdy의사였습니다. 1998년 10월부터 1999년 3월까지 한달에 3~4번 Purdy의사한테 치료를 받았습니다. 몇 번 진료를 받고 난 뒤 저는 모든 다른 물리치료와 침술을 그만 두었습니다. 그의 두개천골 치료는 제가 했었던 다른 어떤 의학서비스와 약물치료보다 더 많은 고통 완화를 가져왔기 때문입니다.

10년이 넘게 고통을 받던 저는 믿기지 않을 정도로 심신이 편안해짐을 느꼈습니다. 이런 치료방법은 분명 제가 UI 건강클리닉에서 경험할 수 있는 긍정적인 변화의 기본 토대에 기초를 두었습니다. 희망을 안고 제 남편과 저는 1999년 3월 8일에 있는 2주간의 집중 프로그램에 참여하기 위해 Florida로 갔습니다. 그 클리닉에 있는 치료 테이블로 가는데 약 7시간 정도 걸렸습니다. 그 2주간의 집중 프로그램에는 6명의 환자만이 있었습니다.

건강관리 전문가팀은 제가 필요하다고 느끼는 것을 토대로 적절한 치료 범위를 제공했습니다. Upledger 연구실의 환경은 안전하고 교육적이고 제가 할 치료 과정에 이상적이라고 생각 되었습니다. 제 남편은 ShareCare educational workshops교육 연수회에 참여했습니다. 거기서 2주간의 집중 치료를 하는 동안 가족 구성원이 해야 할 일을 알려주었습니다. 그는 매우 적극적인 자세로 매일 매일의 치료에 참여하는 것을 즐겼습니다.

2주간의 집중 프로그램의 셋째날에 중요한 첫 번째 큰 해결의 실마리first major breakthrough를 경험했습니다. 지난 11년 전 자궁절제술a vaginal hysterectomy을 하는 동안 나에게 일어났던 "진실 TRUTH" 을 결국 알아냈습니다. 치료테이블에 누워있는 동안 John Upledger박사님과 그 직원들은 그 수술에 대한 자세한 이야기를 말로 할 수 있도록 유도했습니다. SER과 치료적 연상 대화TI/D가 억눌린 감정을 일깨운 것입니다. 이로써 제가 수술surgery을 위해 마취 상태에 있는 동안under-anesthetized 있었던 일이 자세히 나타났습니다. 사실 저는 극심한 통증excruciating pain과 죽음에 대한 굉장한 두려움a horrific fear of dying을 겪었습니다. 게다가 수술과 마취로 나를 이렇게 만든 다른 수술실 직원에 대한 격렬한 화anger도 경험 했습니다. 비록 이 수술이 행해지고 있음을 알았지만 마취와 억눌림과 목 아래에 있던 튜브때문에 움직이거나 소리를 지를 수 없었습니다. 그들이 내 자궁을 제거할 때 저는 올가미에 묶여있는 것처럼 느껴졌습니다. 저는 날카로운 수술 나이프가 나를 찌르고 컷팅하는 그 고통을 생생하게 기억합니다. UI 건강 클리닉에서 수요일 오후 2시에 있었던 명확히 말하자면 내 수술을 재현했을 때 그 공포에 떠는 외침my screams of sheer terror을 절대 잊을 수 없을 것입니다. 제 남편도 마찬가지고요. 저에게 실제로 일어났던 일의 깨달음은 매우 강했습니다. 이 고통은 11년간 제 몸 안에 갇혀 있었었습니다. 이제 그 고통은 풀려나와서 밖으로 사라졌습니다.

UI 건강클리닉에서 했던 전통적인 것과 비전통적인 것의 혼합치료a blend treatments는 저의 진행 중인 모든 신체증상을 마침내 이해하도록 도와 주었습니다. 2주간의 집중 프로그램은 저에게 분명히 몸과 마음을 다시 연결해주는 소중한 경험이었습니다.

두 번째로 저의 육체적, 감정적, 정신적 갈등해소는 치료 마지막 주에 발생했습니다. John Upledger박사님과 몇몇 직원들이 다수의 손multiple-hands을 이용하여 척추의 압력을 풀어주는 시도로 골반에서 머리까지 다양한 방법으로 긴장 이완을 도와 주었습니다. 그들의 노력의 결과로 제 척추를 만져도 더 이상 아프지 않게 되었고 고통도 퍼지지 않게 되었습니다. 저는 이 클리닉에 왔을 때보다 2.5cm정도 더 자라서 이제 표준 신장이 되었습니다. 또한 걷는 모양도 정상으로 되었습니다.

척추의 통증이 사라졌지만 저의 계속적인 회복하고자 하는 노력으로 남아있는 근육통과 근육무력, 만성피로, 왼쪽 엉덩이굴곡과 관련된 통증, 그리고 기억을 유발하는 감정 등은 매주 줄어들고 있었습니다.

UW-Spine Center의 Leonard박사는 제가 UI 건강클리닉에 참여한 한 달 뒤에 저를 진찰했습니다. 우리는 계속해서 치료를 더 이상 할 필요가 있을까 하는 제 생각에 대해 이야기했습니다. Leonard박사의 헌신적인 배려로 현재 치료계획current traetment plan은 다음과 같습니다.

- 격월로 Ray Purdy박사를 통해 근막통 풀어주기 치료 myofascial pain release
- 격월로 Katie Camp와 그의 동료를 통해 신경근육 치료 neuromuscular therapy
- 매주 UW-Spine Center에 있는 Lori Thein-Brody를 통해 따뜻한 물에서 물리치료warm water P.T.
- 매일 개별적인 걷기 운동 independent dailiy walking program
- 격월로 UW-Spine Center의 Laurie Sanford를 통해서 야외 물리치료
- UW-Spine Center의 James Leonard박사 정기적으로 방문
- 필요할 때마다 Paul Thoresen박사와 심리치료 psychotherapy sessions
- UW-Spine Center의 James Leonard박사를 정기적으로 방문
- 1년에 한번 UW-여성 건강센터의 Lorna Belsky박사와 신체검사
- 측두하악관절(TMJ) 치료를 위해 John Doyle 치과의사를 정기적으로 방문

저는 제 치료 계획에 매우 열중했고 수술 이전의 힘과 생활 방식을 다시 찾는데에 굉장한 동기부여가 되었습니다. 제 남편 Jim과 딸

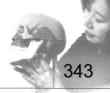

Jennifer와 저는 모두 치료 과정에 매우 만족했습니다. 두 달 전에 UI 건강클리닉에서 나온 이후로 저는 계속 향상되었고 제 몸과 마음에서 변화 all the changes in my body & mind가 계속 되었습니다. 다음과 같은 변화가 있었습니다.

- 이제 걸을 때 땀sweat이 납니다. 2.5km정도를 30~35분동안 씩씩하게 걸을 수 있습니다.
- 제 몸무게에서 35kg정도 더 늘었던 것에서 10kg정도가 줄었습니다.
- 이제 입이 마르는 증상dry mouth symptoms은 줄어들고 눈에 띄게 침이 많아졌습니다.more salvia in my mouth
- 측두하악관절 증상temporomandibular joint symptom이 매우 줄어들었습니다.
- 눈에 물기miosture가 계속해서 증가해서 곧 콘택트렌즈를 낄 수 있을 것 같습니다.
- 얼굴 라인을 따라 있는 머리카락이 눈에 띄게 두껍게noticeably ticker 자라고 있습니다.
- 나에게는 정상인 얼굴에 홍조a slight blush도 약간 살아났습니다.
- 따뜻하고 편안함을 느낍니다. feel warm & relaxed
- 단기간의 기억력short-term memory과 집중력ability to focus이 매우 향상되었습니다.
- 미소와 웃음smile & laugh이 잦아졌습니다.
- 제가 먹고 있는 유일한 약은 가끔 편두통migraine headaches이 왔을 때 먹는 Imitrex뿐입니다.
- 기쁨과 낙천적인 마음with joy & optimism으로 가득 차 있습니다.
- 매일매일 건강well-ness에 가까워지고 있습니다.
- 1999년 5월 3일에 저는 일하는 시간을 일주일에 30시간으로 늘렸습니다.

UI 건강클리닉에 참여하기 전 11년 동안 저에게 일어난 것이 무엇인지 사실 전혀 몰랐습니다. UI 건강클리닉에서 CST/SER 경험을 통해서 사실상 1988년 9월 12일에 시술한 자궁절제술 수술로부터 유발된 섬유근육통 증후군(FMS)과 외상 후 스트레스증후군(PTSD)과 같은 증상이 나에게 나타난 것을 알게되어 정말 감사를 드립니다. 지난 11년간의 고통으로부터 벗어날 수 있게 되었습니다.

제가 UI 건강 클리닉에서 받은 2주간의 집중 치료 프로그램에 마땅히 돈을 지불해야 하고 의학적 필요를 실행 했습니다.

이 편지에 적혀 있듯이 저는 수술 이전의 건강을 다시 찾기 위한 추천된 "전통적인 현대의학 치료방법 traditional mordern treatments"을 모두 부지런히 해 보았습니다. 증상을 치료하는 방법들은 나에게는 한결같이 고통을 가져왔습니다.

그 11년 전반에 걸쳐 저는 육체의 힘과 인내력 모두 계속해서 줄어들었고 게다가 다른 증상들도 계속해서 나타났습니다. 척추 통증의 부재와 다른 모든 증상의 눈에 보이는 감소가 입증하듯이 이런 두개천골치료CST는 그 어떤 치료보다 저에게 가장 유익한 것이었습니다. 저는 저의 이 많은 의학적 경험들이 제 요청을 재검토 할 때 통찰력 있음이 증명되기를 바랍니다. 의문사항이 있으시면 전화연락 바랍니다.

Jill L. Mason 보냄

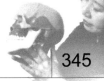

맺음말 Afterword

내가 지나온 길과 그 길을 따라 나를 안내한 모든 지침을 기술한 것을 읽었다면 당신은 축하를 받을 것이다. 이 책에서 말한 모든 것이 당신에게 적합하다는 그런 환상은 갖고 있지 않다. 나는 그저 내 실제 경험과 목격담을 당신에게 제공했고 당신은 당신의 구미가 당긴다고 생각되는 이야기만 받아들일 수도 있고 어떤 이유에서든지 맘에 들지 않는다 생각되는 것은 거절할 수도 있다. 이 시점에서 내가 한 가지 말할 수 있는 것은 나는 진실만을 적었고 내 최고의 능력을 기술했다는 것이다. 이런 일들과 경험은 내 마음을 분명히 열었다. 비록 이것이 왜 일어나는지는 모를지라도 내가 보고 경험한 것들의 증거를 요구하는 강경파 과학자가 되는 것으로부터 나왔다. 이것들이 아직 과학적으로 입증되지 않았기 때문에 내가 겪은 관찰과 경험 또는 훈련을 거부하기 보다는, 나는 내가 본 것을 받아들이는 임상 경험적인 사람이 되었다. 이것이 위험요소가 적고 전반적으로 타당하다고 여겨지면 나는 이것을 시도 할 것이다. 우리가 이것들을 과학적인 증거로 이해할 때까지 그 어떤 것도 사용할 수 없다면, 그렇다면 우리는 결국 아무것도 이용하지 못하게 되는 것이다. 모든것이 확실해진 다음에 시행하기에는 우리에게 주어진 100년이란 시간들이 너무나 짧다.

이 책에서 소개되는 현상에 대해 충분히 거리낌 없이 생각하도록 당신의 마음이 열려있기를 바란다…. 존. 어플레저.

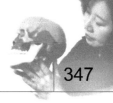

작가에 대해서

John E. Upledger박사는 The Upledger Institute, Inc의 설립자이다. 자연적으로 건강이 증진하는데 헌신하면서 그 연구소는 계속적인 교육 프로그램의 개척과 임상연구, 뇌기능장애 치료 서비스로 세계적으로 인정받았다. 정골 치료사와 의사로써 그의 업적 전반에 걸쳐 Upledger박사는 새로운 뇌신경 전문치료법을 연구하는 선구적인 제안자와 개발자로써 잘 알려져 있다. 그

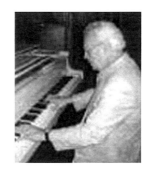

John E. Upledger, D.O., O.M.M.

중에서도 그의 두개천골요법의 발전은 그에게 세계적인 명성을 얻게 해 주었다.

그의 연구 성과는 Good Morning America, ESPN, Oprah, CNN과 USA TODAY, TIME-'미래를 내다보는 발견을 하는 내일의 가장 영향력 있는 사람 100인'등에 특집 소개되었다.

Upledger박사는 정골수기요법의 공인된 전문가이고, 영국 사회의 접골요법의 학술연구원이었으며, 교수이며 과학박사이다. 그는 국립건강연구소(NIH)에서 대체의학부의 대체의학 프로그램 자문회에서 일했다. 그리고 2000년에 Upledger박사는 미국정부 개혁 위원회 회의 중에 자폐증에 대한 두개천골요법의 효과에 대해 입증했다. 올해 81세이며, 건강하게 활동중이다.

역자 후기

　오늘 책 〈체성·감성 이야기-SER〉을 세상에 내보내면서 이 시대의 최첨단을 향한 눈부신 의학의 발전에도 불구하고 여전히 아픔과 불치의 회오리를 벗어나지 못한 환자들에 대해 새삼 송구한 마음을 전하고자 한다. 그것은 지난 20년여 동안 CST를 많은 사람들에게 알리고자 노력해 왔지만 아직도 질병으로 고통받는 사람들에 대한 일종의 노블리스 오블리제 noblesse oblige라고도 할 수 있을 것이다.

　잭 호키키안은 자신의 저서 〈무질서의 과학-기술문명에 던지는 엔트로피의 경고〉에서 말하기를, '과학은 관찰에서 시작한다. 그러나 과학은 단지 사실들을 모으는 것이 아니라, 현상이 그런 방식으로 일어난 이유를 묻기 때문에 진보한다'라고 하였다. 과학의 중심에 의학을 두고 있는 것은 우리들의 삶이 유한하기 때문이다. 또한 의학의 중심에 '웰빙'을 두는 것도 21세기의 노정에서 보면 당연한 일이다. 웰빙은 '참살이'라고 하는데 말 그대로 어떻게 살아야 제대로 사는 것인가? 무엇 때문에 몸이 병명도 없이 아픈 것인가? 고생 고생하다가 조금 살만하니 몸이 아프다. 운동을 열심히 했는데 어느날 병원에 갔더니 암에 걸렸다고 한다. 무엇이 잘못되었나…? 어디서부터 해결해야 하는가…? 프란츠 알렉산더는 〈정신·신체의학 Psychosomatic Medicine-원리와 적용〉에서 말하기를 '이론적으로 모든 질병은 정신.신체적인 것이다. 왜냐하면 정서적인 요소는 신경과 체액경로를 통해 모든 신체적 과정(부분)에 영향을 미치기 때문이다'라고 말하였다.

존 어플레저 박사의 〈체성·감성 이야기-SER〉가 이러한 근원적 문제해결의 실마리를 제공하여 줄 것으로 믿는다. 책을 읽고 난 후의 설레임과 흥분이 오직 나만의 감정만은 아닐 것이다. 존 어플레저 박사는 심령술사이며, 영매, 의사, 침술가, 교수, 재즈 피아니스트로서 그의 뛰어난 업적에 대해서, 감사를 드린다. 20세기 초는 두개골 치료법들의 논쟁으로 떠오른 시기이다. 이러한 치료법은 지난 반세기, 두개골 매니플레이션의 과학성에 대해 확신을 갖지 못하는 불운한 시기를 맞게 되었다. 과학이 발전하지 못하여 따라잡을 수가 없었던 것이다. 그러나 수많은 임상가들과 치료사들은 끊임없이 되풀이되는 시행착오와 빗나간 결과를 딛고 일어나 마침내 새로운 세계를 열게 된 것이다. 아직 CST의 중요성을 알지 못한 무지(無知)의 현실을 탓하기 전에 그 한 복판에 선 사람으로서 일종의 무거운 책임 의식을 다하지 못한 안타까움을 토로하는 것이다. 20세기 초 서덜랜드 박사가 제안한 두개천골 리듬의 주요 5대 구성요소는 오늘날까지 매우 유용하게 논의되고 있으며, 두개천골에 대한 근간이 되는 정당성을 확보하기에 이르렀다. 이러한 업적은 기록화 됨으로써 가치를 지니게 되는데 이 책을 번역하여 이렇게 독자들에게 전달하는 것도 그런 맥락에서 이해된다면 좋을 것이다.

사람의 뇌와 척수는 본래부터 움직임을 지니고 있으며, 뇌척수액은 파동하고 있을 뿐만 아니라 뇌막이나 경막의 움직임, 두개골의 움직임, 천골의 움직임등이 하나씩 밝혀지기에 이르렀다. 두개골의 움직임을 유발하는 근원적인 힘은 무엇인가? 이것은 원래부터 본능적으로 움직이려는 매카니즘이 존재하기 때문이라고 서덜랜드는 밝히고 있다. 이는 뇌실의 반복적 수축과 팽창의 과정으로 뇌척수액을 펌

핑(pumping)시키는 율동적 움직임의 결과로 비롯된다는 점을 의심할 수 없는 단계에 올려놓았다.

이 책에서 빼 놓을 수 없는 대목은 '에너지 낭포'에 대한 것이다. 존 어플레저 박사가 생체역학 연구결과 제시한 내용으로 이는 마치 인간의 상상에서 비롯한 것처럼 생각되지만, 에너지 낭포는 마음을 조금만 열면 독자 여러분도 한껏 느낄 수가 있다. 에너지 낭포는 일종의 외상에 의한 엔트로피의 증가이다. 만일 망치나 교통사고로 인한 순간적인 충격이 우리 몸에 가해진다고 할 때, 우리 몸은 그 순간 어떻게 가해지는 힘을 받아들이는가? 이때, 가해지는 힘이 우리 몸속의 천골이나 미골의 복합체, 즉 천미골 복합체에 첨가된다. 이때의 힘은 몸이 먼저 열로 발산되려는 '과잉'에너지를 발생한다. 만일 이 힘이 열로 방출되지 못한다면 몸은 이 힘을 축척하고 국부화시키며, 에너지 낭포 또는 증가된 엔트로피의 집중처럼 저장하게 된다. 이것이 결국 신체의 에너지를 약화시키고 통증이나 기능의 이상을 일으키게 된다. 에너지 낭포를 형성하는데 강력한 요소가 바로 외상을 입을 때에 가지는 감정 상태이다. 충격의 순간에 부정적 감정 및 사악한 감정 등이 지배적이었다면 손상의 힘은 계속 유지될 것이며, 에너지 낭포가 형성될 것이다. 지금 만일 누군가 까닭 없이 원한에 휩싸이고 분노가 커지며, 공포나 불안으로 겁에 질리는 날이 늘어간다면 지난 날 외상으로 인한 강력한 에너지 낭포의 영향일지도 모른다는 점이다. 한국인의 심리질병 가운데 하나인 '화(火)병' 역시 이와 같은 맥락에서 이해할 수 있다.

〈SER 체성감성 이야기〉은 체성감성 풀어주기 테크닉이 그 핵심에 있는데, SER은 진단과 치료적 요소가 분리되지 않고, 또한 신체적 작용을 정신적 작용에서 분리할 수 없다.

따라서 SER에 의하면 인간의 몸과 정신은 하나요, 동전의 양면과 같이 어느 것이 더 우월한 입장에 놓인다고 할 수 없다. 인체는 정상적 상황에서 두개천골계 리듬과 동시적으로 내회전하며 외회전 한다. 봄날의 조약돌 하나가 연못의 고요함을 깨우는 파장을 일으키며 외상이나 충격 장애 부위는 간섭파장이 만들어진다. 시술자가 간섭파장을 느낄 수 있다면 연못의 어느 지점으로 조약돌이 날아서 들어갔는지도 알 수 있다. 시술자는 인체로부터 이러한 파동을 감지할 수가 있기 때문이다. 또한 우리의 인체는 경험으로 볼 때 조직 세포나 혹은 결합조직이 기억력을 소유한다는 것이다. 육체적으로 또는 정신적으로 받게 되는 충격은 순간 충격에너지를 만들며 따라서 손상된 부위 즉, 타박상의 부위나 내면의 정신세계에 강한 엔트로피를 형성한다. 여기서 엔트로피란 무질서한 에너지라 설명해도 무방할 것이다. 인체는 그 순간 발생하는 에너지를 흡수함으로써 온 몸에 분산시키고 정상으로 돌아온다. 우리의 인체는 참 똑똑하고 현명하다. 충격에너지를 어떻게든지 찾아내어 차단시켜버린다. 이것은 질병이 비활동 상태에 있는 것과 같다. 인체는 누군가와 끊임없는 접촉을 원하고 있다. 심지어 자기 자신과의 영육간 심오한 접촉을 그리워하기도 한다. 접촉은 일종의 마술이 아니라 마술을 뛰어넘는 생명에너지를 지니고 있다. 이 책을 통털어 하나의 언어로 요약한다면 바로 치료적 접촉이 될 것이다.

SER 테크닉, 즉 체성감성 풀어주기는 매우 간단하고 따라하기 쉬울 뿐만 아니라 피시술자의 입장에서 매우 빨리, 그리고 자연스럽게 받아들이는 테크닉이다. 시술자는 반드시 풀리는 현상이 발생할 때까지 그대로 기다려야 한다. 5분 혹은 1시간이 걸릴 수도 있다. 따라서 시술자나 피시술자는 여유 있는 시간을 만들어 접촉해야 한다. 두정골 위에 손을 대고서 상부흉추에 접촉된 다른 손을 통해 머리 위에 가해진 압박이 느껴질 때 피시술자의 몸이 어떤 것을 하기 원한다면 그렇게 하도록 허락한다. 피시술자에게 시술자가 제한할 수 있는 것은 다만 이전 과정으로 되돌아가려는 것을 제한하는 것, 바로 이것뿐이다. 긴장이 풀리는 현상(Release)이 여러 번 발생하며, 우리는 두정골에서 이를 감지하게 된다. 외상이 발생한 위치에 시술자가 다다를 때 두정골의 움직임은 작아진다. 외상의 형태가 풀리면서 두정골은 자유로울 뿐만 아니라 쉬운 방향으로 움직일 것이다. 풀리는 현상은 새로운 균형점을 만들면서 다음 과정이 빠르게 일어나도록 촉진한다. 이때 시술자는 피시술자를 방해하지 않아야 한다. 피시술자의 몸이 어떤 반복적 움직임을 만들어내든지 자유롭도록 유지한다. 우리는 또 하나의 다른 방법을 사용할 수 있다. 피시술자가 서 있는 상태에서 장골 전면을 부드럽게 접촉하는 것이다. 피시술자의 움직임이 시작될 때까지 감미롭고 부드러운 느낌으로 내측을 향해 압박을 가한다. 피시술자가 누운 자세에서도 이런 방법을 사용할 수 있다. 피시술자는 시술이 진행됨에 따라 어느 순간부터는 외상이 발생한 자세를 유지하게 된다. 이때 시술자는 인내를 가지고 기다려야한다. 완벽하게 풀리는 현상이 일어날 때까지 피시술자의 몸은 이완되고 호흡의 모습도 변화한다. 그리고 감정의 격렬함도 고요를 찾고 피시술자 스스로 이완되는 것을 자연스럽게 느끼게 된다. 크고 완만한 충족감을 느끼는 순간이다. 이제 두개천골계의 움직임은 율동적이며 정상적으로 작용한다.

〈SER-체성감성 이야기〉의 번역으로 인체의 조직세포에 잠겨진 충격에너지와 억압된 감정들-체성감성-풀어주기에 대한 전문적 책자가 국내에서 아마 최초로 등장하게 되었다고 생각한다. 〈두개천골 요법〉, 〈에너지 전송〉, 〈뇌의 탄생〉, 〈인체와의 대화〉에서도 강조하고 있지만, 인간의 뇌척수액은 뇌 속에 있는 좌우 뇌실로부터 생산되어 뇌의 여러 부위를 통과한 후 뇌를 싸고 있는 지주막과 연막 사이에 고여 있으며, 척추를 통해 내려가 천골까지 미치고 다시 뇌로 올라와 시상정맥동으로 배출된다. 하루 생산되는 양은 약 450ml정도, 인체에 일정하게 남아 있는 양은 150ml정도 이므로 하루에 3~4번 정도 완벽하게 신선한 뇌척수액으로 대치된다. 뇌척수액은 일정하게 순환되어야 한다. 근육, 뼈, 신경, 내분비의 활성적인 기능이 뇌척수액으로부터 유지된다. 우리의 몸에 산소를 공급하는 활발한 호흡운동, 또한 두개골의 율동적 움직임을 뇌척수액의 원활한 움직임이 결정하게 된다. 이러한 정상적인 두개천골 리듬의 율동이 있는 곳에는 우리가 풀어내야 할 억압된 체성감성은 존재하지 않는다. 모든 것이 정상적이기 때문이다. 그러나 평생 살아가면서 자기가 출산장애를 겪었다는 것도 잘 모르고 산다. 부모와 일찍 떨어진 자식은 여러가지 정서적 장애를 안고 살아간다. 어릴 때 다쳤거나 넘어졌거나 군대가서 심한 기합을 받았거나 사회 생활중에 직장상사에게 심리적 충격을 입지 않은 사람은 단 한 사람도 없다. 그것은 다시 말하면 누구나 풀어내야 할 자기만의 체성 감성 이야기를 지니고 있다는 말이다. 신체적·정신적 외상후 스트레스 장애(PTSD)라고 말한다. 그들만의 이야기를 풀어가는 것이 두개천골요법CST이며 체성감성 풀기SER인 것이다.

SER은 21세기 최첨단 고차원의 생명의학이다. 두개천골요법이 국내에 소개된 것은 겨우 20년여 안팎, 인터넷을 통해서 CST의 확산과 더불어 이제 SER에 대한 관심도 점차 높아지고 있다. KBS 제1라디오 <건강플러스> 프로그램에서 두개천골요법이 소개되기도 하였다.(방송일 - 2012, 2, 26)

재삼 강조하지만, 이 책은 인류의 다양한 지혜 가운데서도 인체 탐구를 통한 지혜 입문서에 해당한다. 그렇다고 신비나 환상의 영역에 속하는 것만은 아니다. 경험과 임상의 결과를 토대로 이끌어낸 과학적 실험체계를 원용한 것이기에 더욱 소중한 것이다. 이러한 책을 독자들에게 소개할 수 있어서 영광으로 생각한다.

때로는 신비롭고 신선하며 놀라운 테크닉, 이것만으로도 우리의 삶이 기적처럼 변화킬 수 있으므로 주저 없이 이 책을 집어 들어야 할 것이다.내 안의 또다른 누군가와 접촉을 통해 강력한 에너지를 생성하고자 한다면 시시때때로 이 책의 내용에 따라 시술해보라. 우리의 잠재의식 속에 숨겨진 고통과 슬픔, 기쁨이나 좌절, 행복과 불행, 아픔과 안정, 두려움과 공포, 그 모든 것들이 우리의 삶 속에서 자유롭게 해방될 수 있는 날이 멀지 않을 것으로 믿는다. 건강해야 행복도 찾아온다. 무엇보다도 형신통일, 몸(形)과 마음(神)의 합일이 우선이며, 이를 토대로 영성 진화(靈性 進化)의 대열에 진입하여야 할 것이다. 형(形)이 무너짐은 초가집이 오래되어 기울어진 것과 마찬가지이다. 몸이 아픈데, 정신이 온전할 리가 없다. 또한 그러한 상태의 영

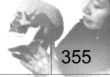

적 각성도 그릇된 것이다. 이런 몸과 마음으로는 가면 갈수록 정도(正道)에서 벗어날 뿐이다. SER을 통해서 두개천골요법은 단순한 몸(形)의 문제뿐 만 아니라, 미처 생각하지도 못했던 마음(神),정신, 영적인 문제들을 다루게 되는 고차원적인 천연자연의 자연의학임을 일깨워준다. 온전한 형신통일(形神 統一)속에서 종교적 각성이나, 영성 깨달음의 초석임을 깨우친다면, 그것은 또다른 의미를 부여하는 것이다.

오로지 깨달음만이 있을 뿐이다. 삶을 전체적으로 관조하면서, 다른 사람들에게 도움을 주는 길은, 남녀노소 지위고하를 막론하고, 각자의 구도의 길이다. 그 길은 바른길, 잘못된 길도 없다. 자신의 깨달음의 가치가 크다거나 작다거나 하는 것은 의미가 없다. 깨달음이란 채움이 아닌 비움이니, 이는 종교의 길이든지, 스스로 구도의 길을 가든지, 자기 자신만의 유일한 경험이며, 자신만의 인생이다.... 이 책은 진리에 다가서는 법을 당신에게 알려줄 것이다. 나는 CST에 대한 믿음이 그 누구보다 강렬하기 때문이다.

2012년도 6월   김선애 배상

CST-Brain 연구소

주소 | 서울시 강남구 선릉로 340, 대치 EM 플라자 502호
홈페이지 | www. cstkorea. com
전화 | (02) 565-9188, 9180 / 팩스 | (02) 565-2218

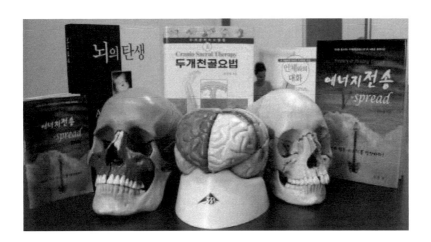

두개천골요법 플러스

SER 체성 · 감성 이야기

초판2쇄 인쇄 / 2020. 09. 20
초판2쇄 발행 / 2020. 09. 25
지은이_ 존 어플레저
옮긴이_ 김선애
발행인_ 김용성
발행처_ 지우출판
출판등록_2003년 8월 19일
서울시 동대문구 휘경로2길 3, 4층
TEL:02-962-9154 / FAX:02-962-9156
ISBN 978-89-91622-36-4   03510
www.LnBpress.com